感染症レジデントマニュアル

感染症診療にたずさわる前に―医療関連感染予防の基本	1
感染症診療のための基本的アプローチ	2
抗菌薬の選択と投与法についての考え方	3
抗菌薬をいつ変更するか	4
抗菌薬をいつ終了するか	5
グラム染色・鏡検の方法	6
抗酸菌染色・鏡検の方法	7
グラム染色と培養の結果が一致しないとき	8
検体の保存法・血液培養の採取法	9
各種感染症	10
主な起炎菌と第1選択薬	11
抗菌薬	12
抗真菌薬	13
抗ウイルス薬	14
菌種別・有効抗菌薬と第1選択薬	15
腎機能障害時における薬剤投与量の調節	16
妊娠および授乳中の抗菌薬投与	17
抗菌薬の許可制・届出制	18

1
感染症
レジデントマニュアル
第2版

藤本卓司　耳原総合病院　救急総合診療科

医学書院

【著者略歴】

藤本卓司（ふじもとたくし）
1958年　広島県生まれ
1984年　京都大学医学部卒業
　同年　京都大学医学部附属病院麻酔科研修
1985年　田附興風会医学研究所北野病院麻酔科研修
1986年　市立堺病院内科勤務
2002年　市立堺病院総合内科部長
2006年　同　臨床研修センター長，京都大学医学部臨床教授
2015年　田附興風会医学研究所北野病院総合内科主任部長
2017年　耳原総合病院救急総合診療科部長
専門：総合内科，感染症，感染制御

謹告　本書に記載されている事項が，最新かつ正確な情報であるよう，著者，出版社は最善の努力をしております．しかし，薬の用法・用量・注意事項等は，基礎研究や臨床データの蓄積による変更されることがあります．したがって，特に新薬などの使い慣れない薬の使用に際しましては，読者ご自身で十分に注意を払われることを要望いたします．本書記載の治療法，医薬品がその後の医学・医療の進歩により，本書発行後に変更された場合，従来の治療法，医薬品による不測の事故に対して，著者ならびに出版社は，その責を負いかねます．

2013年11月　　　　　　　　　　　　　　　　　　　　　　　　　　株式会社　医学書院

感染症レジデントマニュアル

発　行	2004年9月1日	第1版第1刷
	2012年1月6日	第1版第11刷
	2013年11月28日	第2版第1刷 ©
	2019年6月1日	第2版第5刷
著　者	藤本卓司	
発行者	株式会社　医学書院	
	代表取締役　金原　俊	
	〒113-8719　東京都文京区本郷1-28-23	
	電話 03-3817-5600（社内案内）	

印刷・製本　大日本法令印刷

本書の複製権・翻訳権・上映権・譲渡権・貸与権・公衆送信権（送信可能化権を含む）は株式会社医学書院が保有します．

ISBN978-4-260-01760-2

本書を無断で複製する行為（複写，スキャン，デジタルデータ化など）は，「私的使用のための複製」など著作権法上の限られた例外を除き禁じられています．大学，病院，診療所，企業などにおいて，業務上使用する目的（診療，研究活動を含む）で上記の行為を行うことは，その使用範囲が内部的であっても，私的使用には該当せず，違法です．また私的使用に該当する場合であっても，代行業者等の第三者に依頼して上記の行為を行うことは違法となります．

JCOPY　〈出版者著作権管理機構　委託出版物〉
本書の無断複製は著作権法上での例外を除き禁じられています．複製される場合は，そのつど事前に，出版者著作権管理機構（電話 03-5244-5088，FAX 03-5244-5089，info@jcopy.or.jp）の許諾を得てください．

＊「レジデントマニュアル」は株式会社医学書院の登録商標です．

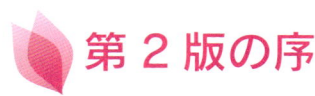
第 2 版の序

　初版の発行から9年が経ちました。感染症をめぐる状況を見渡してみると，検査，抗菌薬の種類，耐性菌の分離率などにある程度の変化はありますが，感染症診療に必要な基本的事項は何も変わっていないと思います。すなわち，病歴，身体診察，グラム染色，培養，ほか最小限の検査を用いて，個々の患者ごとに臨床的な根拠に基づいて治療するという方法です。いまの各種ガイドラインをみると，ひとつの疾患をグループに分け，患者がどの範疇に該当するかを判定してエンピリックに治療を開始する手法が主流です。これはあくまでも情報が十分に得られない場合の次善の策であると私は考えます。臨床医に求められるのは，目の前にいる患者から活きた情報を入手し，患者ひとりひとり個別に方針を考えてゆく能力だと思います。時間と手間がかかる作業ですが，日々の地味な基本の繰り返しがその能力を磨く最良の手段であり，患者の負担を減らし，耐性菌を生み出しにくい診療に結びつくと考えます。

　さて，第二版ではグラム染色アトラスの写真を増やしました。グラム染色の臨床上の有用性は言うまでもありませんが，グラム染色のもうひとつの魅力は，純粋に「絵」として美しいということです。ぜひ読者のみなさんには自ら検体を染めるようになっていただきたいと思います。

　身体診察に関する記述も増やしました。身体診察は一度誰かに直接ベッドサイドで教えてもらわないと理解しにくい項目もありますが，意外に独学が可能なものも少なくありません。背景にある解剖や疾患の成り立ちを理解するように努力すれば，身に付くスピード

は増すと思います。

　最後に，院外からの短期見学と実習を快く受け入れて下さり，感染症を学ぶ貴重なきっかけとご指導をいただいた沖縄県立中部病院の先生方，同病院細菌検査室のスタッフの皆様，さらに市立堺病院の感染症診療の土台を長年にわたり支え続けて来られた細菌検査室の方々に心より感謝を申し上げます。

2013 年 11 月

藤 本 卓 司

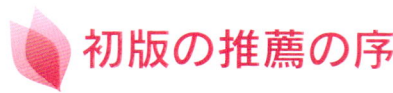
初版の推薦の序

　感染症のトピックスは幅広いが，なかでも「抗菌薬の適正使用と院内感染対策」は臨床医が日々遭遇する難問・最重要項目のひとつである。そしてこの問題が今日のように声高に問題視されるようになる遙か昔から「病院における医師達の抗菌薬の使用に問題がある。何とかしたい」と話しておられた藤本先生に初めてお会いした時のことを今でも鮮明に覚えている。先生は，すでにこの領域でもリーダーとして活躍しておられるが，彼と感染症との接点は院内感染対策からはじまったのではないかと想像している。そしてそれを象徴するかのごとく，この本は院内感染予防策の基本から始まっていてユニークである。

　この本をきわめて有用なものにしている要素のひとつを紹介するならば，「主な起炎菌と第1選択薬」の章が挙げられる。臓器別の切り口だけでなく微生物別の切り口を加えて感染症にアプローチする手法は，感染症の教科書における最もコアなものでありながら，既存の日本の教科書には不足しがちな視点であった。この章では代表的な微生物ごとの臨床像，治療方法などが臨床現場ですぐ使える形で記載されている。とくに秀逸なのは著者によるグラム染色での菌形態・パターンの図と，感覚的に把握しやすい抗菌薬の感受性のグラフが掲載されていることである。長年ご自身の指を染色液で汚しながらひたすら顕微鏡に向かった著者の姿が目に浮かぶようである。顕微鏡の世界に閉じこもる傾向のある人は，時にそのこと自体が主目的になりがちだが，著者は内科診療全般にわたりオールラウンドな知識の持ち主であり，総合内科的視点の入った身体所見の説

明も Memo の形で随所に配置されている。

　私が藤本先生の病院に伺い，感染症のカンファレンスをさせていただく時は常に研修医を全員カンファレンスに参加させ，代わりにご自身は研修医達のポケベルを一手に引き受け病院中を駆け回って診療業務をカバーされている。そんな藤本先生を「たたき上げの先生」と表現するのは失礼かもしれない。しかし厳しい日本の卒前，卒後の臨床研修体制の現実の中で，市中病院において一から総合内科の研修プログラムを創り上げ，研修医達をこよなく愛しここまで導いてこられた先生ならではの第一線の教育者としての姿がこの本に凝集している。数年前故人となられた医学書院の中條幸一氏から「日本の臨床研修の現実の中で，頑張っている若手医師の中から著者を探して欲しい」と依頼され，藤本先生を推薦申し上げたことを心から誇りに思う。

　2004 年 8 月

サクラ精機学術顧問
感染症コンサルタント
米国感染症専門医
青　木　　眞

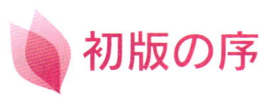

初版の序

　このマニュアルは，日常よく遭遇する感染症に対するスタンダードな考え方をまとめたものです．感染症の患者をどう診てよいか，未だ方向性をつかめていない人たちを対象としています．頭に入れるべき基本的事項は箇条書きにしました．あまり大切でないものは思い切って割愛し，逆に重要なものは何度も繰り返して述べました．

　グラム染色についてはとくに詳しく述べました．グラム染色は感染症診療の一部にすぎませんが，やはり"基本中の基本"です．ほんの数分で行うことができ，臨床上重要な細菌のほとんどを推定することができます．本書では9つの基本パターンを示して，それぞれの推定菌名を明記しました．過度の医療分業が進んだアメリカではグラム染色を医師自ら行うことはなくなったと聞きます．たいへん残念なことです．読者にはぜひ自分でグラム染色が行えるようになってほしいと思います．

　身体診察の所見もできるだけ記述しました．身体診察の知識・技量は感染症診療の大きな支えとなります．実際に自分の目で見て，耳で聴き，手で触ったうえで感染症の診療を行うことのできる能力を培ってほしいと思います．

　抗菌薬感受性率のデータはあえて市立堺病院のものを紹介しました．一病院のデータを挙げることに批判もあると思いますが，抗菌薬の感受性は病院や地域によって異なるはずです．一市中病院の生データを示すことはむしろ重要だと考えました．余白に皆さんの施設の感受性データを書き加えて，市立堺病院のデータと比較しなが

らご利用下さい.なお抗菌薬の表記は略号と最も代表的な商品名を用いました.商品名も併記することによるわかりやすさを優先しましたが,読者にはできるだけ一般名も覚えてほしいと思います.

　最後に,1990,91年,見学・研修を通じて私に感染症を学ぶ機会を与えて下さった沖縄県立中部病院の宮城征四郎先生(現在群星沖縄臨床研修センター長),喜舎場朝和先生,手とり足とりで細菌検査の初歩を教えて下さった同病院細菌検査室の平良恵貴氏(現在沖縄県南部保健所),さらに感染症のみならず感染管理についても多くを教えて下さり,本書刊行にあたって推薦の序をお寄せ下さった青木　眞先生,第一線の性感染症診療を見学させて下さった大國剛先生,本院細菌検査室の新見喜洋氏ほかスタッフの方々,総合内科の強力な同僚である川島篤志先生,そして,このマニュアルの構想から完成までご尽力をいただいた医学書院の故中條幸一氏をはじめ,関係者の方々に心より感謝申し上げます.

2004年8月

藤　本　卓　司

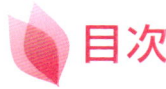
目次

第2版の序　iii
初版の推薦の序　v
初版の序　vii

口絵　グラム染色アトラス
　　　　　グラム染色の手順・鏡検の方法

1. 感染症診療にたずさわる前に──医療関連感染予防の基本 ── 1
2. 感染症診療のための基本的アプローチ ── 8
3. 抗菌薬の選択と投与法についての考え方 ── 14
4. 抗菌薬をいつ変更するか ── 20
5. 抗菌薬をいつ終了するか ── 26
6. グラム染色・鏡検の方法 ── 30
7. 抗酸菌染色・鏡検の方法 ── 36
8. グラム染色と培養の結果が一致しないとき ── 37
9. 検体の保存法・血液培養の採取法 ── 43
10. 各種感染症 ── 49

1. 中枢神経系感染症
髄膜炎 ………………… 50　　脳膿瘍 ………………… 60

2. 呼吸器感染症
かぜ症候群 …………… 62　　市中肺炎 ……………… 87
急性咽頭炎 …………… 69　　院内肺炎 ……………… 102
急性中耳炎 …………… 74　　人工呼吸器関連肺炎 …… 106
急性副鼻腔炎 ………… 78　　高齢者の肺炎 ………… 109
急性喉頭蓋炎 ………… 80　　胸水と膿胸 …………… 114
急性気管支炎 ………… 81　　慢性閉塞性肺疾患の急性増悪
インフルエンザ ……… 82　　　　　　　　　　　…… 122

3. 循環器感染症

- 感染性心内膜炎 …………… 127
- 心外膜炎 …………………… 138
- 血管内カテーテル関連感染症 ………………………… 141
- ペースメーカー，埋め込み型中心静脈ポートの感染症 … 148

4. 尿路感染症　150

- 単純性膀胱炎 ……………… 154
- 急性腎盂腎炎 ……………… 155
- カテーテル関連尿路感染症 … 158
- 無症候性細菌尿 …………… 158
- 妊婦の尿路感染症 ………… 159
- 男性の尿路感染症 ………… 159
- 腎膿瘍，腎周囲膿瘍 ……… 161
- 気腫性腎盂腎炎 …………… 163

5. 消化器感染症

- 感染性下痢症 ……………… 165
- 急性虫垂炎 ………………… 183
- 憩室炎 ……………………… 188
- 腹膜炎 ……………………… 189
- 肝膿瘍 ……………………… 192
- 胆道系感染症 ……………… 195
- 急性膵炎 …………………… 198
- ヘリコバクター・ピロリ感染症 ………………………… 201

6. 皮膚・軟部組織感染症

- 蜂窩織炎と丹毒 …………… 203
- 化膿性筋炎 ………………… 206
- 壊死性筋膜炎 ……………… 207
- ガス壊疽 …………………… 207
- 糖尿病の足病変 …………… 208
- トキシック・ショック症候群 ………………………… 210
- 劇症型A群連鎖球菌感染症 ………………………… 211

7. 骨・関節の感染症

- 骨髄炎 ……………………… 213
- 急性硬膜外膿瘍 …………… 216
- 腸腰筋膿瘍 ………………… 217
- 化膿性関節炎 ……………… 219
- 人工関節の感染症 ………… 222

8. 性感染症

- 尿道炎または子宮頸管炎を主徴とする疾患 ………… 224
- 腟炎 ………………………… 231
- 陰部潰瘍をきたす疾患 …… 232
- 尖圭コンジローマ ………… 239

9. 発熱性好中球減少症　240

10. 手術部位感染症　245

11. 結核

- 総論 ………………………… 253
- 各論
  - 肺結核 ……………… 265
  - 結核性胸膜炎 ……… 267
  - 喉頭結核 …………… 268
  - リンパ節結核 ……… 268
  - 粟粒結核 …………… 268
  - 結核性髄膜炎 ……… 269
  - 結核性心外膜炎 ………… 270
  - 結核性腹膜炎 …………… 270
  - 腸結核 …………………… 271
  - 骨結核 …………………… 271
  - 尿路結核 ………………… 271

12. 真菌感染症 273

- カンジダ感染症 …………… 274
- アスペルギルス感染症 …… 278
- クリプトコッカス感染症 … 282

13. HIV 感染症 285

11 主な起炎菌と第 1 選択薬 ——— 287

- *Staphylococcus aureus* … 289
- Coagulase-negative staphylococci 296
- *Streptococcus* spp. ……… 299
- *Streptococcus pneumoniae* … 302
- *Enterococcus* spp. ……… 309
- *Peptostreptococcus* spp. … 312
- *Corynebacterium* spp. …… 313
- *Clostridium* spp. ………… 315
- *Moraxella catarrhalis* …… 318
- *Neisseria gonorrhoeae* … 320
- *Acinetobacter* spp. ……… 322
- *Haemophilus influenzae* … 324
- *Escherichia coli* ………… 328
- *Proteus mirabilis* ………… 332
- *Proteus vulgaris* ………… 333
- *Klebsiella pneumoniae* … 335
- *Klebsiella oxytoca* ……… 338
- *Enterobacter* spp. ……… 339
- *Citrobacter* spp. ………… 341
- *Serratia* spp. ……………… 343
- *Salmonella* spp. ………… 346
- *Campylobacter* spp. …… 348
- *Pseudomonas aeruginosa* 350
- *Stenotrophomonas maltophilia* 354
- *Bacteroides* spp. ………… 356

12 抗菌薬 ——— 359

- 天然ペニシリン …………… 359
- ペニシリナーゼ産生ブドウ球菌用ペニシリン ……………… 362
- 半合成中域ペニシリン …… 362
- 半合成ペニシリンとβラクタマーゼ阻害剤との合剤 ……… 363
- 抗緑膿菌用ペニシリン …… 364
- 超広域ペニシリン ………… 365
- 経口ペニシリン …………… 365

第 1 世代セファロスポリン… 367
第 2 世代セファロスポリン… 368
第 3 世代セファロスポリン… 370
第 4 世代セファロスポリン… 373
経口セファロスポリン …… 374
経口ペネム ………………… 377
モノバクタム ……………… 377
カルバペネム ……………… 378
アミノグリコシド ………… 380
マクロライド ……………… 384
テトラサイクリン ………… 386
グルシルサイクリン ……… 387
クリンダマイシン ………… 388
ホスホマイシン …………… 388
グリコペプチド …………… 389
オキサゾリジノン ………… 393
環状リポペプチド系 ……… 394
キヌプリスチン／ダルホプリスチン 395
クロラムフェニコール …… 396
ST 合剤 …………………… 396
メトロニダゾール ………… 398
キノロン …………………… 399
抗結核薬…………………… 402

13 抗真菌薬 — 407
ポリエン系 ………………… 408
ピリミジン系 ……………… 409
アゾール系 ………………… 410
キャンディン系 …………… 414

14 抗ウイルス薬 — 416
抗ヘルペスウイルス薬 …… 416
抗インフルエンザウイルス薬 418

15 菌種別・有効抗菌薬と第 1 選択薬 — 421

16 腎機能障害時における薬剤投与量の調節 — 426

17 妊娠および授乳中の抗菌薬投与 — 430

18 抗菌薬の許可制・届出制 — 433

索引 437

付録 1　抗微生物薬　商品名→略号　早見表　448
付録 2　抗微生物薬　略号→一般名→商品名　早見表　452

Memo

培養途中の情報	21
グラム染色は"波打ち際"で見る!	34
グラム染色が米国で廃れた理由 "CLIA 88"	35
好気性菌と嫌気性菌	46
jolt accentuation	52
耳と眼底の診察	53
耳鏡	74
肺の聴診法	91
喀痰が得られないときの方策	94
カルバペネム系の"落とし穴"	97
エンピリック治療	99
de-escalation か? narrow down か?	105
Skoda's zone	115
egophony(山羊音)	115
打診の方法	115
聴打診法	116
subpulmonary pattern の胸水	116
胸腔内へのウロキナーゼ投与	120
crico-sternum	124
呼吸不全の診かた	125
心雑音の聴き方	129
HACEK	130
菌血症の3分類	131
感染症心内膜炎(IE)でのアミノグリコシド系薬	133
奇脈	139
頸静脈圧(JVP)	139
心膜摩擦音:3つの phase	140
S. aureus による菌血症	145
尿のグラム染色	151
10^5 CFU/ml とは?	153
男性の尿路感染症と直腸診	160
"3日のルール"	167
比較的徐脈	171
溶血性尿毒症症候群(HUS)	175
芽胞とアルコール抵抗性	179
急性虫垂炎の身体診察	184
Murphy 徴候	195
Cullen 徴候,Turner 徴候	199
尿素呼気試験	202
P2 亢進	204
S. aureus に対する抗菌薬の選択	206
糖尿病患者の足の診察	208
腸腰筋の解剖	218
男性の外尿道口分泌物の採取	226
PID の身体診察	230
手術部位感染症(SSI)とグラム染色の有用性	246
ドレーンの早期抜去	251
結核の"既感染の再燃"	254
ガフキー号数表示の廃止	256
結核治療における多剤併用療法の理由	260
高分解能 CT(HRCT)による陰影パターン	266
non-*albicans Candida* の fluconazole(ジフルカン)耐性	275
ワーファリンと抗菌薬・抗真菌薬の相互作用	411
Bell 麻痺と抗ヘルペスウイルス薬	417

グラム染色アトラス
グラム染色の手順・鏡検の方法

基本パターン

1. グラム陽性球菌 / 塊状形成
Gram-positive coccus in cluster
GPC-cluster

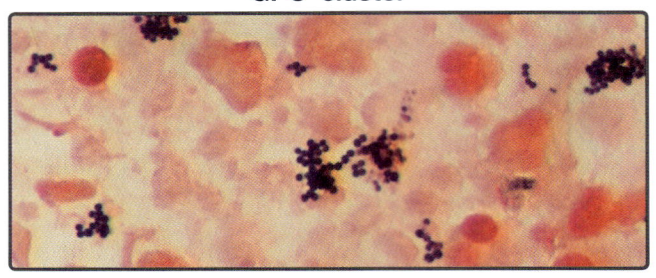

- ぶどうの房状に不規則に集まる。
- 一部，双球菌や連鎖球菌のようにみえる部分もある（p 38 参照）。
- 複数の視野を観察し，4〜6 個以上の球菌が集簇している像を探す。

予想される起炎菌

Staphylococcus aureus	黄色ブドウ球菌
coagulase-negative staphylococci	コアグラーゼ陰性ブドウ球菌

市立堺病院での第 1 選択薬

内服 CEX（ケフレックス）　　第 1 世代 Ceph*系
　　　CLDM（ダラシン）　　　リンコマイシン系
注射 CEZ（セファメジン）　　第 1 世代 Ceph*系
　　　CLDM（ダラシン S）　　　リンコマイシン系
　　　VCM（バンコマイシン）　グリコペプチド系（メモ参照）

*Ceph：セファロスポリン

メモ：残念ながら黄色ブドウ球菌の PCG 感受性菌は外来株であっても 20% 程度にすぎない。よって，PCG（ペニシリン G）を第一選択とすることはできない。通常は MSSA を想定して第 1 世代 Ceph 系を選択する。βラクタム剤アレルギーのある場合は CLDM（ダラシン）を用いる。一方，長期入院，抗菌薬投与歴，免疫能低下のある場合などでは MRSA である可能性が高い。このような背景の患者の検体において GPC-cluster が観察されれば，はじめから抗 MRSA 薬を開始するのが適切である。

S. epidermidis（表皮ブドウ球菌）に代表されるコアグラーゼ陰性ブドウ球菌（CNS）は，主に血管内カテーテル関連感染症の原因となるが，黄色ブドウ球菌よりも耐性化が進んでいる。院内株の約 80% がメチシリン耐性である。すなわち，第 1 世代 Ceph 系に耐性を示す。CNS は少なくとも薬剤感受性結果が得られるまでは VCM（バンコマイシン）などの抗 MRSA 薬を第 1 選択薬として用いるべきである（p 296 参照）。

2. グラム陽性双球菌
Gram-positive diplo-coccus
GPDC

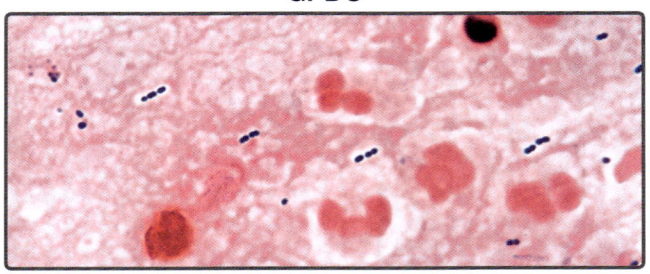

- 楕円形の双球菌が縦に並ぶ。短い連鎖を形成することもある。
- 強拡大で1視野10個以上の双球菌がみられれば，>90%の確率で肺炎球菌である。
- 周囲にhaloが存在すれば莢膜を意味し，肺炎球菌と考えて間違いない。
- 塗抹が薄い場所では脱色されてインフルエンザ菌に似た像を示し，肺炎球菌とインフルエンザ菌の混合感染と見誤まる場合がある。
- ムコイド型肺炎球菌は全く像が異なる（アトラスp 16参照）。

予想される起炎菌

Streptococcus pneumoniae	肺炎球菌
Streptococcus spp.	連鎖球菌

市立堺病院での第1選択薬

内服 PCG（ペニシリンG）　　　　　　　　　　ペニシリン系
　　　AMPC（サワシリン）　　　　　　　　　　半合成ペニシリン系
注射 PCG（ペニシリンG）　　　　　　　　　　ペニシリン系
　　　CTRX（ロセフィン）：髄膜炎のとき　第3世代 Ceph*系：抗緑膿菌（−）
　　　VCM（バンコマイシン）：髄膜炎のとき　グリコペプチド系

*Ceph：セファロスポリン

> **メモ**：肺炎では，PCG（ペニシリンG）が第1選択薬である。肺炎球菌に対するPCG感受性の判定基準が2008年に変更された。肺炎では，旧基準でペニシリン耐性肺炎球菌と判定されていた株も，注射用ペニシリン〔PCGやABPC（ビクシリン）〕を用いれば，ほぼ100%ペニシリン感受性の判定となる（p 306参照）。内服でもAMPC（サワシリン）高用量（750 mg 1日3回など）を用いれば治療可能である。逆に，髄膜炎ではPRSP基準値を示すPCGのMIC値が低く，ペニシリン系が使用できない症例が多い。この場合，第3世代Ceph系，VCM（バンコマイシン），カルバペネム系が必要になる。
> 　残念ながら，マクロライド系は肺炎球菌に対する第2選択薬としては用いにくくなった。2011年の市立堺病院のデータでは，約90%の肺炎球菌がEM耐性である（p 307参照）。EM耐性肺炎球菌に対しては，CAM（クラリシッド，クラリス）やAZM（ジスロマック）も耐性を示す。

基本パターン

3. グラム陽性球菌 / 連鎖形成
Gram-positive coccus in chain
GPC-chain

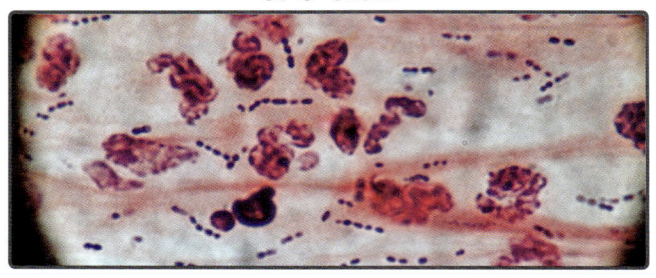

- 連鎖を形成する陽性球菌である。
- 双球状の部分もある。
- 腸球菌では連鎖形成に加えて集簇パターンが見られることがある。ただ腸球菌はブドウ球菌ほどは密集しない（球菌と球菌の間に隙間がある）のが特徴である。

予想される起炎菌

Streptococcus spp.	連鎖球菌
Streptococcus pneumoniae	肺炎球菌
Enterococcus spp.	腸球菌
Peptostreptococcus spp.	ペプトストレプトコッカス（嫌気性陽性球菌）

市立堺病院での第 1 選択薬

内服 PCG（ペニシリンG）　　ペニシリン系
　　　 AMPC（サワシリン）　　半合成ペニシリン系
注射 PCG（ペニシリンG）　　ペニシリン系

メモ：第 1 選択薬は PCG（ペニシリンG）である。内服薬では AMPC（サワシリン）がよい。AMPC は PCG に比べ，抗菌スペクトラムが不必要に広いものの腸管吸収が良好なためである。
　腸球菌は第 1～4 世代すべてのセファロスポリン系に耐性である点が重要である。腸球菌の主なものは 2 つである。*E. faecalis* は，ペニシリン系が第 1 選択薬である。一方，*E. faecium* のほとんどがペニシリン系に耐性である。しかし，*E. faecium* はいきなり初めから起炎菌となることは稀であり，菌交代症として現れる。感受性結果をみてから薬剤を選べばよい。バンコマイシン耐性腸球菌（VRE）は幸い，わが国での頻度はきわめて低い。GPC-chain をみたとき，はじめから想定する必要はない。

基本パターン

4. グラム陽性桿菌
Gram-positive rod
GPR

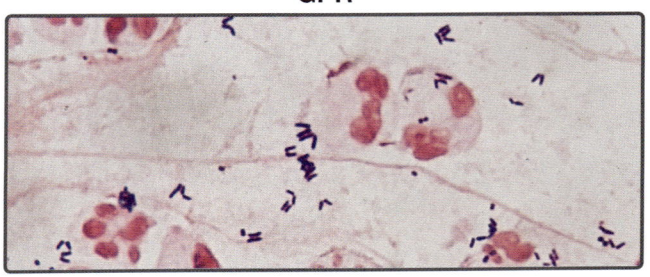

- *Corynebacterium* spp.（写真）はバナナの房状，柵状，あるいはアルファベットの V，M，W の字のように集簇するのが特徴である。
- 他の陽性桿菌は集簇パターンを示さない。
- *Listeria monocytogenes* はグラム陽性で，球菌，桿菌のいずれの形もとりうる。
- *Acinetobacter* spp. がグラム陽性桿菌の像を呈する場合もある。脱色が至適な視野でも，1つの視野の中で，グラム陰性のみならずグラム陽性にも染色され，しかも球菌，桿菌のいずれの形もとりうる。

予想される起炎菌
Corynebacterium spp.	コリネバクテリウム
Clostridium spp.	クロストリジウム
Listeria monocytogenes	リステリア

市立堺病院での第1選択薬
内服 AMPC（サワシリン）　半合成ペニシリン系
注射 ABPC（ビクシリン）　半合成ペニシリン系

メモ：*Corynebacterium* spp. は皮膚常在菌のひとつであるが，時にカテーテル感染症，心内膜炎，髄膜炎，肺炎など重篤な感染症の原因になる。複数セットの血液培養のうち，1セットからのみ分離される場合は，採取時の汚染（コンタミネーション）である可能性が高い。通常ペニシリン系に感受性だが，院内株の 20〜30％ が多剤耐性株であり，キノロン系にさえ耐性を示すものもある。その場合は VCM（バンコマイシン）などを用いる。
　Clostridium perfringens は横隔膜下の嫌気性菌として *Bacteroides* spp. と並んで重要である。*Clostridium difficile* による薬剤性腸炎は便中の毒素や抗原の検出によって診断する。
　Listeria monocytogenes は，セファロスポリン系に耐性で VCM も期待できない。ABPC（ビクシリン）を選択する。

5. グラム陰性双球菌
Gram-negative diplo-coccus
GNDC

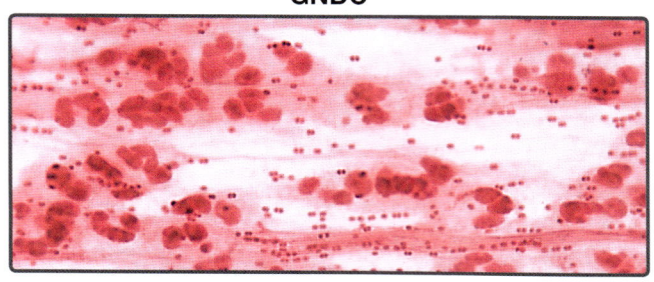

- ふくふくとした空豆型のピンク色〜橙色の双球菌である。
- グラム陽性双球菌である肺炎球菌は縦に並ぶが，これらのグラム陰性双球菌は空豆の陥凹部分を向かい合わせるように並列に並ぶ。

予想される起炎菌

Moraxella catarrhalis	モラクセラカタラリス
Neisseria gonorrhoeae	淋菌
Neisseria meningitidis	髄膜炎菌
Acinetobacter spp.	アシネトバクター

市立堺病院での第1選択薬

M. catarrhalis
- 内服 CAM（クラリシッド，クラリス）　　マクロライド系

N. gonorrhoeae
- 内服 AZM（ジスロマック SR）　　マクロライド系
- 注射 CTRX（ロセフィン）　　第3世代 Ceph*系：抗緑膿菌（−）

N. meningitidis
- 注射 PCG（ペニシリン G）　　ペニシリン系

Acinetobacter spp.
- 内服 LVFX（クラビット）　　キノロン系
- 注射 IPM / CS（チエナム）　　カルバペネム系
- 　　 SBT / ABPC（ユナシン S）　　β阻 / 半合成 PC 系**
- 　　 CAZ（モダシン）　　第3世代 Ceph*系：抗緑膿菌（＋）

> **メモ**：*M. catarrhalis* は約 70〜80% が β ラクラマーゼ産生株であるが，マクロライド系の感受性は保たれている。市立堺病院では 100% 感受性である。幸い軽〜中等症の症例が多く，マクロライドで十分治療できる。もちろん，CXM-AX（オラセフ），SBTPC（ユナシン）でもよい。重症例では，感受性にかかわらず，第3世代セファロスポリン系を用いる。*N. gonorrhoeae* は，ペニシリン系，キノロン系の感受性が低下している。感受性試験に用いる培地の種類，製造元によって結果が大きく異なるので，自施設の方法を確認する必要がある。*Acinetobacter* spp. はぶどう糖非発酵菌である。緑膿菌の場合と同等の抗菌薬を用いるが，SBT そのものに抗菌活性があるため，SBT / ABPC（ユナシン S）も候補となる。上気道常在菌の *Neisseria* spp. も GNDC の形態を示す。

6. グラム陰性球桿菌
Gram-negative cocco-bacillus
GNCB

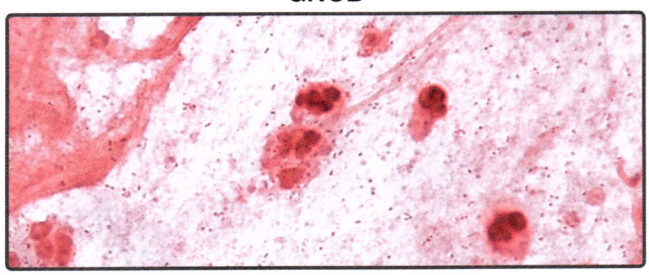

- 小さなサイズのグラム陰性菌が散在する。
- 多形性に富む。1視野の中に単球菌, 双球菌, 桿菌のすべてが見られ, 球桿菌や短桿菌と表現される。
- 桿菌状の部分のみを観察して, 単球状, 双球状の部分を見逃すと GNR-S と誤診しうるので注意する (アトラス p 17 参照)。たいてい桿菌状の部分は GNR-S ほどは長くないが同じくらい長い場合もある。
- 背景に重なり見逃されやすい細菌である。
- *H. parainfluenzae* も同じであるが, 起炎菌としては重要でない。

予想される起炎菌

| *Haemophilus influenzae* | インフルエンザ菌 |

市立堺病院での第 1 選択薬

内服 CXM-AX (オラセフ), SBTPC (ユナシン)　　第 2 世代 Ceph* 系または
注射 CTM (ハロスポア, パンスポリン), SBT/ABPC (ユナシン S)　β阻/半合成 PC 系**
重症の場合
注射 CTX (セフォタックス), CTRX (ロセフィン)　　第 3 世代 Ceph* 系
　　 MEPM (メロペン)　　　　　　　　　　　　　カルバペネム系

*Ceph：セファロスポリン
**β-ラクタマーゼ阻害剤/半合成ペニシリン系

> メモ：約 30% が ABPC 耐性であるために, ABPC (ビクシリン) や AMPC (サワシリン) を第 1 選択薬にできなくなった。β-ラクタマーゼ阻害剤/半合成ペニシリン系や第 2 世代 Ceph 系が第 1 選択薬として推奨される。
> 　SBTPC (ユナシン), SBT/ABPC (ユナシン S), CXM-AX (オラセフ), CTM (ハロスポア, パンスポリン) などが無効ならば, BLNAR (β-ラクタマーゼ非産生 ABPC 耐性インフルエンザ菌) であると判断する。内服ならば CDTR-PI (メイアクト) 大量, 重症ならば, CTX (セフォタックス), CTRX (ロセフィン), カルバペネム系を選択する。BLNAR の占める比率は地域差が大きい。
> 　重症例 (敗血症, 髄膜炎, 喉頭蓋炎など) は b 型による。重症例では, 最初から迷わず第 3 世代 Ceph 系を選択する。
> 　キノロン系はできるだけ温存する。第 1 選択薬として用いない。

7. グラム陰性桿菌　中(大)型
Gram-negative rod middle (or large)-sized
GNR-M (L)

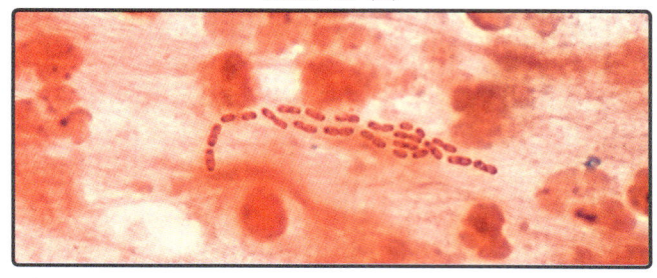

- 幅が中くらい，または太い陰性桿菌。
- 周囲に halo が見られれば *Klebsiella pneumoniae* と判断してよいが，見えないことも多い。
- 中央部がやや細いピーナッツ状の場合は GNDC と誤認しやすいので注意する。

予想される起炎菌

Escherichia coli	大腸菌
Klebsiella pneumoniae	肺炎桿菌
Enterobacter spp., *Citrobacter* spp. etc	他の腸内細菌科

市立堺病院での第1選択薬

Escherichia coli

内服	CEX (ケフレックス)	第1世代 Ceph* 系
注射	CEZ (セファメジン)	第1世代 Ceph* 系

Klebsiella pneumoniae

内服	CEX (ケフレックス)，CXM-AX (オラセフ)	第1, 2世代 Ceph* 系
注射	CEZ (セファメジン)，CTM (ハロスポア，パンスポリン)	第1, 2世代 Ceph* 系

Enterobacter spp., *Citrobacter* spp.
　　第1世代～第3世代 Ceph* 系までさまざま。

*Ceph：セファロスポリン

メモ：抗菌薬投与中でないとき，尿路感染症でこのパターンがみられれば，*E. coli*, *K. pneumoniae*, *P. mirabilis* を想定する。尿路系への抗菌薬移行はよいから，通常は第1世代 Ceph 系を用いればよい。糖尿病や肝硬変の患者の肺炎では，*K. pneumoniae* を考え，第2世代 Ceph 系が奨められる。重症例では第3世代 Ceph 系とアミノグリコシド系を併用する。
　Enterobacter spp. や *Citrobacter* spp. のそれぞれ約70～80%，約15～35% は第3世代 Ceph 系を必要とするが (市立堺病院 2011年)，これらの腸内細菌は最初から起炎菌とはならず，菌交代症によって現れることが多い。すなわち，第1, 2世代 Ceph 系などをすでに投与しているにもかかわらず，GNR-M が観察されれば，*Enterobacter* spp. や *Citrobacter* spp. の可能性を考える。

基本パターン

8. グラム陰性桿菌　小型
Gram-negative rod small-sized
GNR-S

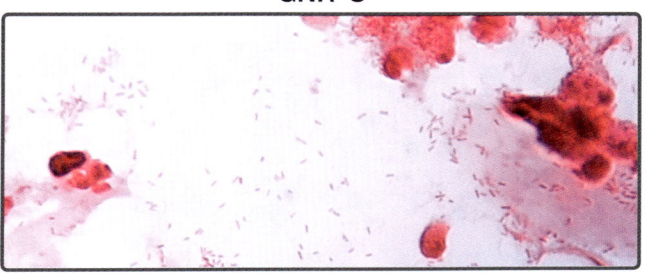

- 幅の細い（＝slender）陰性桿菌。長さはさまざまである。
- GNCBとの鑑別点は、桿菌が長く、単〜双球状の部分がないことである。
- *Serratia* spp. は *Pseudomonas* spp. ほど幅が細くない場合がある。
- *Bacteroides* spp. は薄染性で多形性に富む。背景に重なり見逃されやすい。

予想される起炎菌

Pseudomonas aeruginosa	緑膿菌
他の *Pseudomonas* spp.	他のシュードモナス属
S. maltophilia, B. cepacia	かつてのシュードモナス属
Serratia marcescens	セラチア菌
Bacteroides spp.	バクテロイデス属

市立堺病院での第1選択薬

Pseudomonas aeruginosa
- 内服　LVFX（クラビット），CPFX（シプロキサン）　　キノロン系
- 注射　CAZ（モダシン）　　第3世代 Ceph*系：抗緑膿菌（＋）

Serratia marcescens
- 内服　CFIX（セフスパン）　　第3世代 Ceph*系：抗緑膿菌（−）
- 注射　CTX（セフォタックス）　　第3世代 Ceph*系：抗緑膿菌（−）

Bacteroides fragilis
- 内服　SBTPC（ユナシン）　　β阻／半合成PC系**
- 注射　SBT／ABPC（ユナシンS）　　β阻／半合成PC系**
- 　　　CMZ（セフメタゾン）　　第2世代 Ceph*系（セファマイシン系）
- 　　　CLDM（ダラシンS）　　リンコマイシン系

*Ceph：セファロスポリン
**β-ラクタマーゼ阻害剤／半合成ペニシリン系

> メモ：緑膿菌に有効な内服剤はキノロン系だけである。乱用を避けて大切に使用する。カルバペネム系を万能薬のように誤解している医師が少なくないが、（かつて *Pseudomonas* spp. に分類されていた）*S. maltophilia* のすべて、*B. cepacia* の多く、緑膿菌以外の *Pseudomonas* spp. の一部はカルバペネム系に自然耐性を示す。

9. グラム陽性　大型
Gram-positive huge-sized
GP-huge

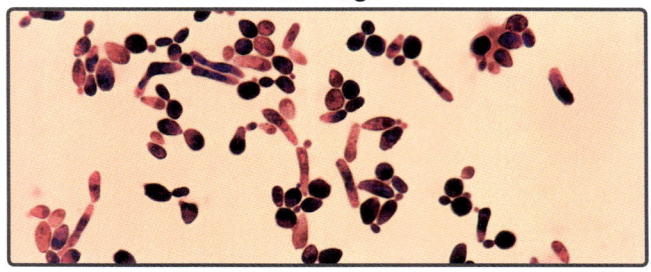

- グラム陽性（紫色）を示し，サイズが細菌に比べはるかに大きい。
- *Candida* spp.（写真）では球形の酵母と細長い菌糸が観察される。ただし，*Candida glabrata* の場合は丸い酵母のみで菌糸は見られない。
- *Aspergillus* spp. は菌糸がY字状に45度で枝分かれし，竹の節のように細胞が区切られる（有隔性）。
- *Cryptococcus neoformans* は，リンパ球と見誤るおそれがあるので注意して観察する（アトラスp 15参照）。

予想される起炎菌

真菌（*Candida* spp., *Aspergillus* spp., *Cryptococcus neoformans*）

市立堺病院での第1選択薬

Candida spp.
内服　FLCZ（ジフルカン）
注射　FLCZ（ジフルカン），L-AMB（アムビゾーム）
Aspergillus spp.
内服　VRCZ（ブイフェンド），ITCZ（イトリゾール）
注射　VRCZ（ブイフェンド），MCFG（ファンガード）
　　　L-AMB（アムビゾーム），AMPH-B（ファンギゾン）
Cryptococcus neoformans
注射/内服　AMPH-B（ファンギゾン）＋5-FC（アンコチル）
注射　FLCZ（ジフルカン）

> **メモ**：真菌の種類によって抗真菌薬の選択は異なり，同じ真菌であっても感染症の種類により用量が異なる。また *Candida* 属は菌種によって抗真菌薬の選択は一律でなく，細かな使い分けが必要である。薬剤の側から見ると，例えば *Aspergillus* spp. にまで効力がある voriconazole もけっして万能ではなく苦手とする真菌がある。毎回p 407の表を確認しながら抗真菌薬を選択する。また抗真菌薬は相互作用のある薬剤の併用がないか確認が必須である（p 412参照）。

良質喀痰と不良喀痰

(1) 喀痰：良検体（×100）

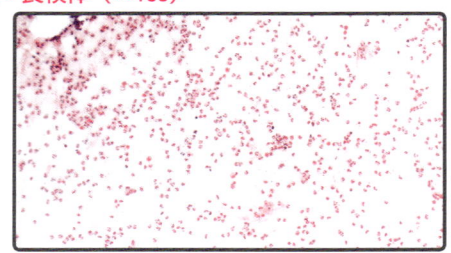

- 喀痰のグラム染色は「唾液が混入するためにあまり役に立たない」との意見をよく耳にするが，筆者の見解は異なる。得られた検体を紙の上に出して，数mmくらいのほんの一かけらでもよいから膿性の部分をみつけ，塗抹すると十分に観察に適した像が得られる。
- 弱拡大（×100）で，多核白血球が多く，扁平上皮細胞がないか，<10個／視野の部分をさがす。この写真は，扁平上皮細胞を含まないきわめて良質な喀痰である。

(2) 喀痰：不良検体（×100）

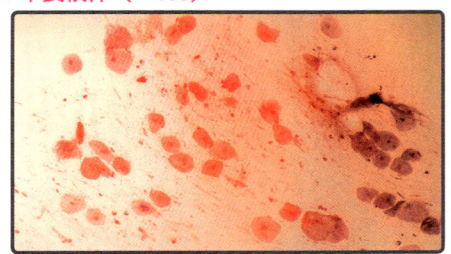

- サイズの大きな扁平上皮細胞が多数存在する。喀痰というより唾液である。

(3) 喀痰：不良検体（×1,000）

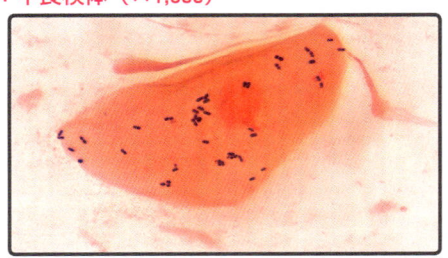

- 扁平上皮細胞の上に乗った細菌群は，口腔内の正常細菌叢である。これらは，観察にあたっては，無視しなければならない。

（1）*Pseudomonas aeruginosa*

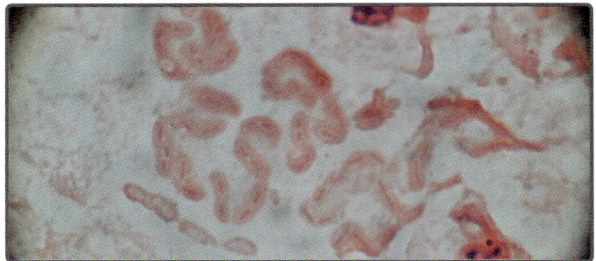

グラム染色像　GNR-S
- ムコイド型の緑膿菌である。
- 薄褐色のムコイドが菌体周囲に帯状に染まり，その内部に菌幅の細いGNR-Sが見える。
- 気管支拡張症など，病歴の長い慢性気道感染症で見られる。

抗菌薬選択の考え方
- PIPC（ペントシリン）やCAZ（モダシン）など抗緑膿菌作用（+）の第3世代セファロスポリン系を用いるが，重症例ではGM（ゲンタシン）などのアミノグリコシド系を併用する（ただし，エビデンスなし）。内服薬ではキノロン系を用いる。少量のマクロライド系が線毛運動を促進し，バイオフィルムの産生を抑制するといわれている。

（2）*Klebsiella pneumoniae*

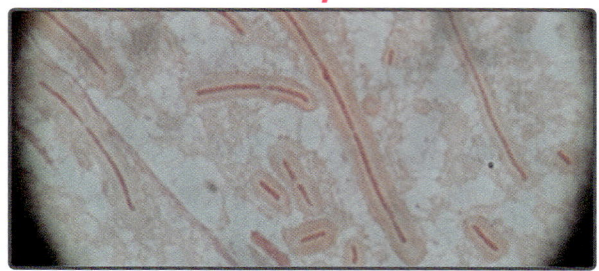

グラム染色像　GNR swollen and enlarged
- 膨化，延長したグラム陰性桿菌。
- 抗菌薬投与中の患者の喀痰から得られた *K. pneumoniae* である。
- 抗菌薬が奏効すると，細菌は膨化，延長したり，ビーズ状を呈したりする。

抗菌薬選択の考え方
- すでに開始されている抗菌薬が奏効している。そのまま続行すればよい。
- *K. pneumoniae* は，呼吸器感染症では第2世代セファロスポリン系，場合によりアミノグリコシド系を加える。尿路感染症では第1世代セファロスポリン系で十分に治療できる。

（3）*Pseudomonas aeruginosa* + MRSA

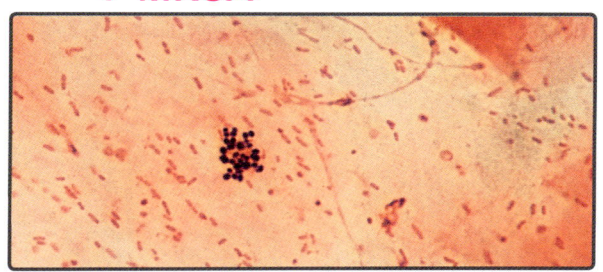

グラム染色像　GNR-S and GPC-cluster
- 長期入院臥床中の患者の咽頭ぬぐい液である。
- 多核白血球は認められない。夥しい数のGNR-Sを背景にして塊状のグラム陽性球菌が存在する。
- 感染症ではなく，*P. aeruginosa* と MRSA のコロニゼーションである。

抗菌薬選択の考え方
- コロニゼーションに対しては抗菌薬を投与しない。

（4）*Streptococcus pneumoniae* + *Moraxella catarrhalis*

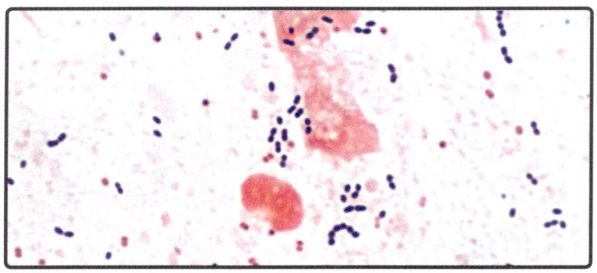

グラム染色像　GPDC and GNDC
- 高齢の肺癌患者から得られた喀痰である。
- グラム陽性，陰性の2種類の双球菌が観察される。
- 同じ双球菌でも，*S. pneumoniae* は直列に，*M. catarrhalis* は並列に並んでいる。

抗菌薬選択の考え方
- *M. catarrhalis* のほとんどはβラクタマーゼ産生株であるが，マクロライド系の感受性は良好であり，100%感受性である（市立堺病院2011年）。一方，*S. pneumoniae* のEM耐性は約90%である。この混合感染では，第1選択薬は，SBT/ABPC（ユナシンS），SBTPC（ユナシン），CVA/AMPC（オーグメンチン）などである。

(5) *Haemophilus influenzae + Moraxella catarrhalis*

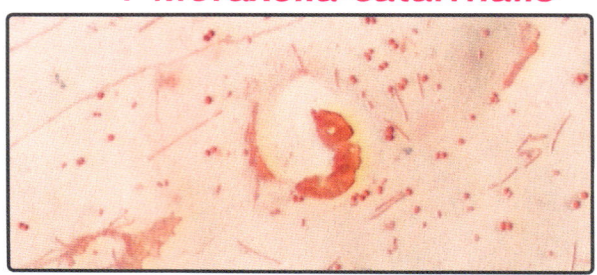

グラム染色像　GNCB and GNDC
- 肺癌患者の喀痰グラム染色像である。
- グラム陰性のふくふくとした双球菌（= *M. catarrhalis*）と，もっとサイズの小さな単球菌，双球菌，桿菌（= *H. influenzae*）が混在する。

抗菌薬選択の考え方
- *H. influenzae* の約 35% が ABPC 耐性である。一方，*M. catarrhalis* のほとんどが β ラクタマーゼ産生株である。まずは，第2世代セファロスポリン系や β ラクタマーゼ阻害剤 / 半合成ペニシリン系を選択する。反応が不良であれば，*H. influenzae* がより耐性度の強い BLNAR かもしれない。そのときは CTX（セフォタックス）や CTRX（ロセフィン）などの第3世代セファロスポリン系 / 抗緑膿菌（−）に変更する。

(6) Polymicrobial pattern

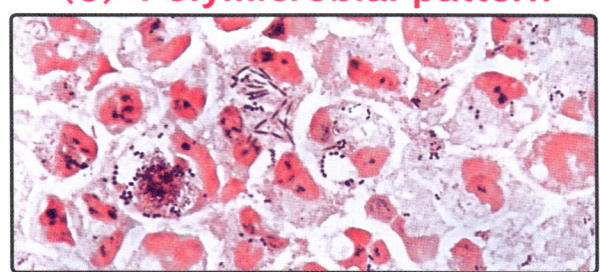

グラム染色像　Polymicrobial pattern
- 多核白血球とともに多種の細菌が同じ視野に存在し，貪食されている。
- 誤嚥性肺炎の喀痰でみられる典型的なパターンである。

抗菌薬選択の考え方
- 市中発症の誤嚥性肺炎であれば，SBT / ABPC（ユナシン S）。ただし狭域の PCG（ペニシリン G）や CLDM（ダラシン S）が今なお有効との意見もある。
- 入院中や近い過去に入院歴がある場合などでは，院内細菌叢由来のグラム陰性桿菌の関与も考慮し，CMZ（セフメタゾン）や SBT / ABPC（ユナシン S）などを選択するのが無難である。濃厚な抗菌薬投与歴のある患者では，抗緑膿菌作用のある薬剤も必要かもしれない。

応用編

（7）*Nocardia* spp.

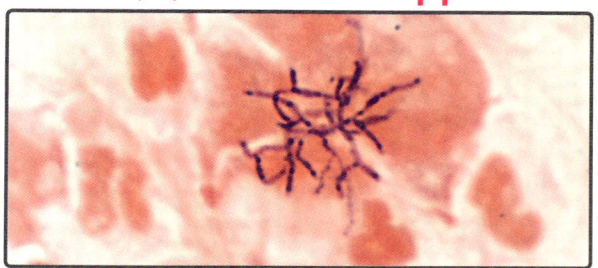

グラム染色像　GPR filament-like
- 枝分かれしたフィラメント状のグラム陽性桿菌。
- 全体に薄く染まり，濃い部分と薄い部分が不規則に見られる。
- 抗酸菌染色で薄く染まることが多い。
- *Actinomyces* spp. も同様のグラム染色像を示すが，抗酸菌染色では染まらない。

抗菌薬選択の考え方
- ST合剤（バクタ）やMINO（ミノマイシン）が第1選択薬である。

（8）*Cryptococcus neoformans*

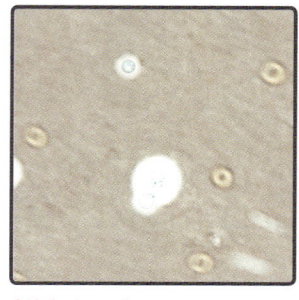 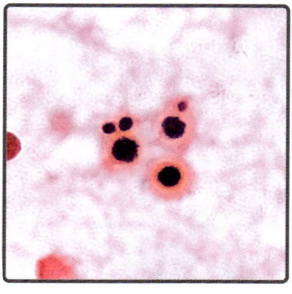

墨汁染色像 / グラム染色像　GP-huge
- 球形で厚膜を持ち，さらに分厚い莢膜に囲まれている。
- 分芽を出すが，菌糸を作らない。
- 墨汁染色では，分厚い莢膜のために墨汁がドーナッツ状に抜けて見える。
- グラム染色では，リンパ球と同等の大きさで紫色に染まるので間違いやすい。厚膜が褐色～オレンジ色に染まるが，莢膜はほんのりと薄く見える。

抗菌薬選択の考え方
- 患者背景，疾患によって異なる。AMPH-B（ファンギゾン）またはL-AMB（アムビゾーム）のいずれかに5-FC（アンコチル）を併用，FLCZ（ジフルカン）に繋ぐなど。
- MCFG（ファンガード），CPFG（カンサイダス）は無効である（p 407 参照）。

(9) *Streptococcus pneumoniae*

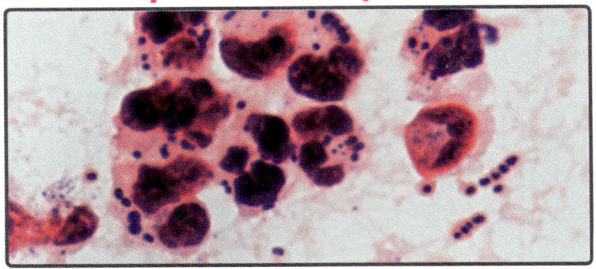

グラム染色像
- ムコイド型肺炎球菌である。
- 菌形はブドウ球菌のように,あるいはそれ以上に団子状で(細長くない),連鎖あるいは双球状を呈し,周囲にピンク色のムコイドが存在する。

抗菌薬選択の考え方
- ムコイド型肺炎球菌は,とりわけ切れ味鋭くペニシリン系が奏効する。PCG(ペニシリンG)が第1選択薬である。

(10) *Moraxella catarrhalis*

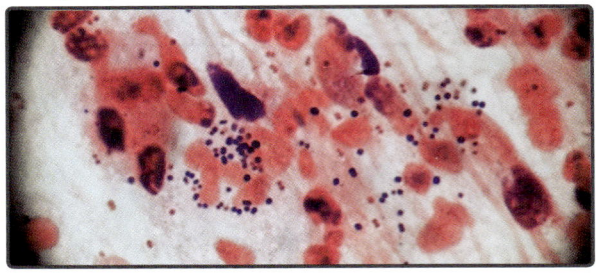

グラム染色像
- 同じ形状の双球菌が,一部は陽性に,一部は陰性に染まる。
- 一見すると2種類の細菌の混合感染のように見えるが,形状は同一である。周囲の白血球の核は,一部が赤く,一部は青いので,けっして脱色不良ではない(アトラスp22参照)。
- 陽性球菌,陰性球菌のいずれも *M. catarrhalis* である。陽性球菌の部分は *S. aureus* に似るが,*S. aureus* ほどには(ブドウの房のようには)密集しない。

抗菌薬選択の考え方
- マクロライド系,第2世代セファロスポリン系,SBT / ABPC(ユナシンS)などを選択する。

(11) *Acinetobacter baumannii*

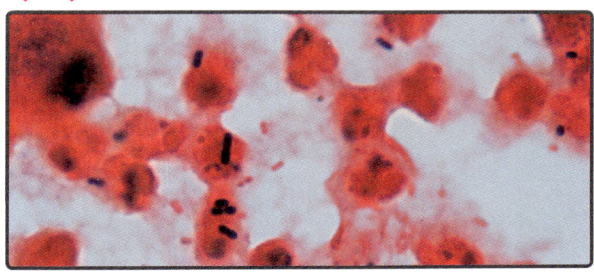

グラム染色像
- 球菌（グラム陽性，陰性の両方）と桿菌（グラム陽性，陰性の両方）が存在する。
- *Acinetobacter* spp. のグラム染色像は陰性双球菌パターンが基本であるが，*Neisseria* spp. や *Moraxella catarrhalis* と同様に，脱色が至適であっても，陽性に染まることがある。また発育が盛んな場合は桿菌状となる。

抗菌薬選択の考え方
- 偏性好気性菌であり，ブドウ糖非発酵菌でもある〔グラム染色像は全く異なるが，この2つの性質は *P. aeruginosa*（緑膿菌）と同様〕。抗菌薬の選択も緑膿菌とほぼ同様だが，SBT / ABPC（ユナシンS）も有効である。

(12) *Haemophilus influenzae*

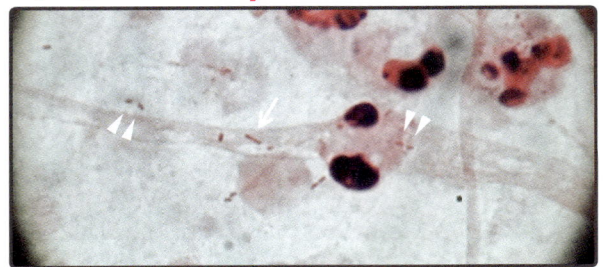

グラム染色像
- グラム陰性の幅の細い桿菌（GNR-S）と球菌（GNC）が混在する。
- 桿菌（GNR-S）の部分（白矢印）は，典型的な *H. influenzae* で見られる桿菌と比較すると明らかに長く，*P. aeruginosa* との区別は困難である。
- しかし，GNC（白三角）も同時に存在し，全体としてはグラム陰性球桿菌（GNCB）の像を呈するため，*H. influenzae* を推定することができる。
- *H. influenzae* の中で最もサイズが大きい場合，このような像となる。
- 偶然かもしれないが，この写真の株は BLNAR であった（p 325 参照）。

抗菌薬選択の考え方
- 通常の *H. influenzae* と同様。

(13) *Campylobacter jejuni*

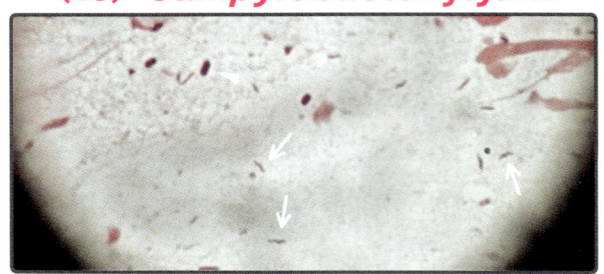

グラム染色像
- 急性腸炎の患者の便である。らせん状〜S状に曲がったグラム陰性桿菌を認め、かもめが翼を広げた（="gull-wing"）ようにも見える（白矢印）。
- 腸内細菌科と思われるグラム陰性桿菌（白三角）と比較すると、はるかに細く毛屑のようで見落としやすい。

抗菌薬選択の考え方
- 中等症までは抗菌薬は不要である。高熱、血便を認め、下痢回数が1日8回を越えれば抗菌薬を推奨するという専門家の意見がある。投与する場合はマクロライド系を用いる（p 173, p 348 参照）。

(14) Gram-positive rod with spore

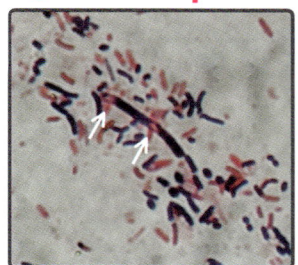 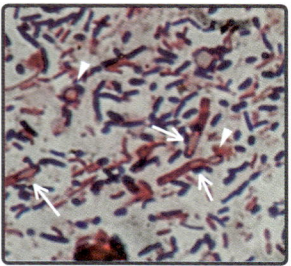

グラム染色像
- *Clostridium difficile* 感染症を疑った患者の便である。
- グラム陽性桿菌が存在し、菌体の端に芽胞（白矢印）を認める。菌体外にも芽胞が見られる（白三角）。
- 本症例は便の迅速検査で、GDH抗原（＋）、毒素A／B（－）であった。この場合、毒素検査の偽陰性、毒素非産生性 *C. difficile*、他の細菌、の3つの解釈が成り立つ。注意すべき点であるが、便のグラム染色は参考にはなるものの、*C. difficile* 感染症の確定診断に用いることはできない。

抗菌薬選択の考え方
- 軽症では使用中の抗菌薬を中止して経過を観察する。中等症では metronidazole（フラジール）、重症では VCM（バンコマイシン）内服を用いる。

(15) *Candida albicans*

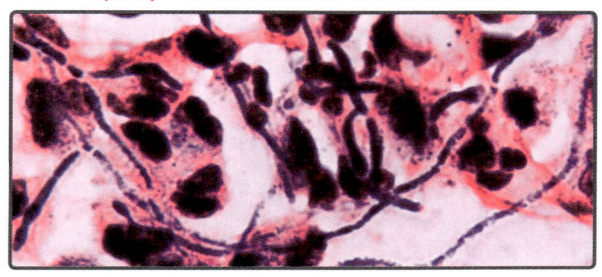

グラム染色像
- 糖尿病患者の重症肺炎で得られた下気道分泌物である。菌糸が白血球に絡みつくように存在する。きわめて稀だが，*Candida* 肺炎の症例である。
- 呼吸器検体から *Candida* spp. が分離されてもほとんどの場合は定着（保菌）である。定着の場合は，同じ視野に白血球と菌体が存在しても両者が絡み合った像は見られず，貪食像も目立たない（筆者私見）。

抗菌薬選択の考え方
- *albicans* か，non-*albicans* かで大きく異なる（p 273, p 407 参照）。

(16) *Mycobacterium tuberculosis*

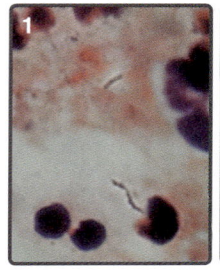

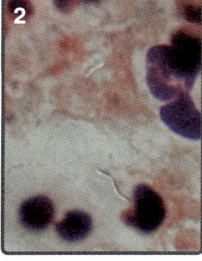

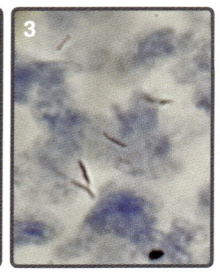

グラム染色像 / 抗酸菌染色像
- 結核菌は，グラム染色ではゴミと間違ってしまうようなギザギザと不整な細い陽性桿菌であり，黒っぽい藍色でわずかに「へ」の字に曲がって見える（写真1）。非結核性抗酸菌も同様である。
- 興味深いことに，写真1から少しだけピントをずらすと，菌体が蛍光灯のように光って見える（写真2）。他の細菌ではピントをずらすと，ただぼやけて見えるだけである。
- 写真3は本症例の抗酸菌染色像である。ピンク色～暗赤色の結核菌が夥しい数で存在する。

抗菌薬選択の考え方
- 抗結核薬の4薬剤併用が基本である（p 261 参照）。

グラム染色の手順

(p 30 参照)

①
容器から検体をそのまま出す。喀痰の場合，スポイトで吸わない方がよい。唾液と膿性の部分が混じってしまうからである。尿や穿刺液の場合は1滴を直接スライドグラスに落とす。

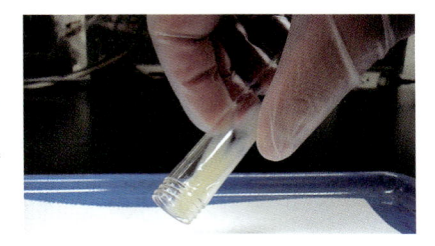

②
ごく少量を爪楊枝か綿棒ですくい上げる。

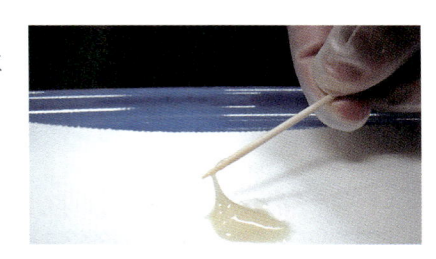

③
検体を膜状にあるいは樹枝状に，できるだけ薄く広げる。広げる方向を交差させない。尿や髄液はそのままで広げない。

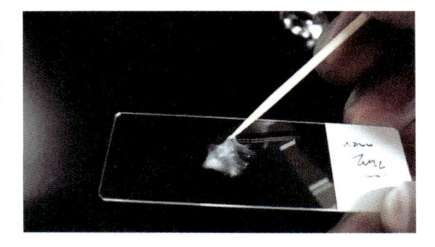

④
ドライヤーの温風で乾かす。ドライヤーは少し遠くから（30 cm 程度離して）当てる。スライドグラス背面からでもよい。火炎固定は省略できる（筆者はほとんどの場合，火炎固定を省略している）。

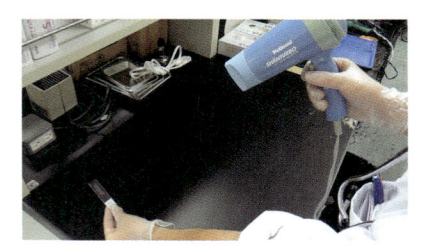

グラム染色の手順

(p 32 参照)

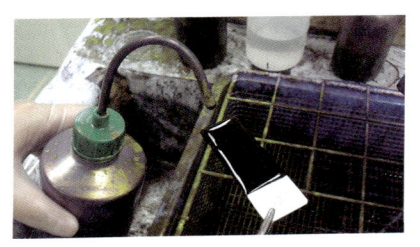

⑤
クリスタル紫を 10 秒間触れさせる。

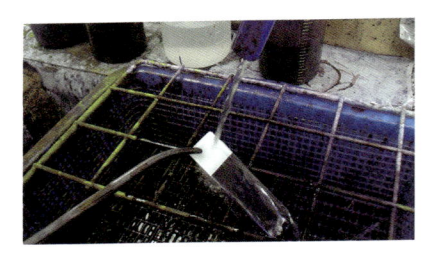

⑥
背面から水洗する。染色液が残らないように水洗する。同じ操作をルゴール液，エタノール，サフラニン液で行う。
脱色は 20〜30 秒。脱色時は軽く揺り動かすのがコツである。

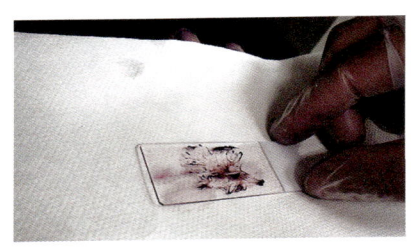

⑦
立てかけて水を切った後，プレパラートを紙の上でやさしく，表，裏とひっくり返して，そっと水滴をとる。乱暴に扱うと剥がれ落ちてしまう。

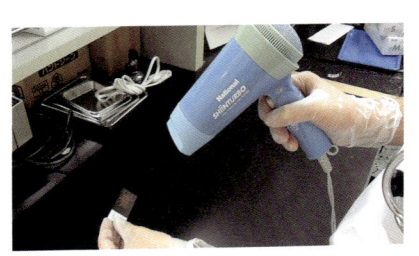

⑧
ドライヤーの温風で一気に乾燥させて完了。

鏡検の方法 —— グラム染色は"波打ち際"でみる

(p 34 参照)

グラム染色は，①肉眼，②弱拡大（×10×10），③強拡大（×10×100），の3つのレベルで，いずれも"波打ち際"を探して鏡検する。"波打ち際"とは，グラム陽性（＝紫色）からグラム陰性（＝赤色）へと移行する部分である。

① 肉眼

プレパラートの分厚い部分は紫色に，薄い部分は赤色に染まっている。紫色と赤色の境界部分（矢印）が肉眼レベルでの"波打ち際"である。この部分がちょうど視野の中央になるようにプレパラートを置く。

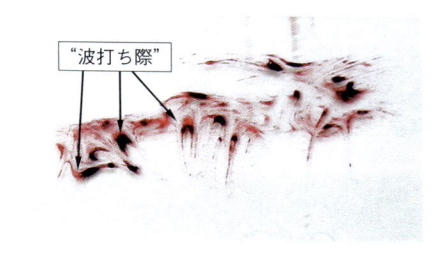

② 弱拡大（×10×10）

白血球の一群が紫色から赤色に移行する場所が，弱拡大（×10×10）での"波打ち際"である。その部分を視野の中央に置く。

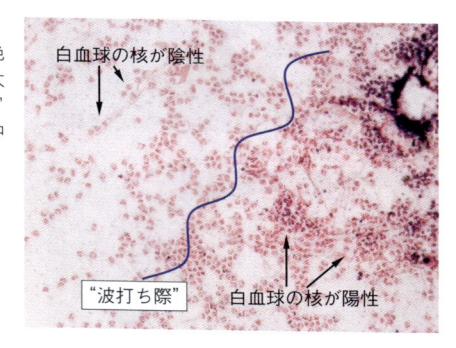

③ 強拡大（×10×100）

弱拡大からそのままプレパラートを動かさず，オイルを落として強拡大（×10×100）にする。白血球の核の多くがグラム陰性（赤色）に，一部の核がグラム陽性（紫色）に染まっている部分が観察に最適なミクロの"波打ち際"である。

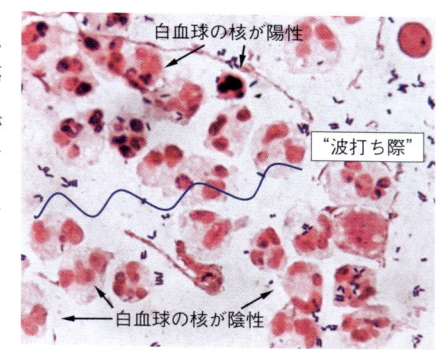

感染症診療にたずさわる前に
── 医療関連感染予防の基本

これから感染症の勉強を始めるレジデント諸君はぜひ肝に銘じてほしい．感染症診療にたずさわる医師に必要な2つの条件がある．第1に，感染予防策を十分に理解し，日常診療の中で正しく実践できること，第2に，論拠を持って抗菌薬を用いることのできる基本的な知識を持つことである．この2点を欠いた医師には感染症診療にたずさわる資格はない．

現代の医療は，その中心が"病院"というきわめて狭く，しかも濃厚な医療内容が集中する一種の"特殊空間"の中で行われている．患者およびわれわれ自身が不本意な医療関連感染の被害を受けないためには，医療従事者すべてが感染対策を"必須のもの"として理解し，適切に実践できなければならない．

この章では，最も基本的な標準予防策と感染経路別予防策について述べる．

標準予防策と感染経路別予防策は"2階建て"の構造になっている（図1-1）．すべての患者に適用する標準予防策と，病原体の種類により追加する感染経路別予防策である．感染経路別予防策の主なものは3つ，すなわち接触，飛沫，空気の各予防策である．それぞれ適用する代表的な病原体のリストを挙げた（表1-1）．

以下，各予防策の中でとくに重要な項目を取り上げて述べる．

※医療関連感染：入院中だけでなく，外来診療，療養型施設，在宅医療においても医療行為に関連した感染症が発生しうるため，「院内感染」ではなく「医療関連感染」と呼ぶようになった．

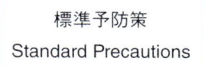

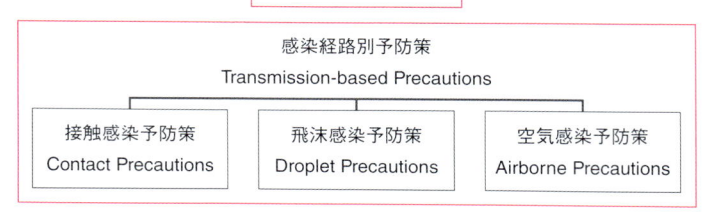

図 1-1 標準予防策と感染経路別予防策

表 1-1 主な病原体と適用する予防策

標 準 予 防 策：すべての患者が対象。医療行為別に
接触感染予防策：多剤耐性菌（MRSA，VRE など），
　　　　　　　　E. coli O157：H7（おむつまたは便失禁），
　　　　　　　　A 型肝炎ウイルス（おむつまたは便失禁），
　　　　　　　　膿痂疹，疥癬，エボラ出血熱など
飛沫感染予防策：インフルエンザウイルス，アデノウイルス，
　　　　　　　　マイコプラズマ，風疹，ムンプス，髄膜炎菌，
　　　　　　　　溶連菌など
空気感染予防策：結核，麻疹，水痘・帯状ヘルペス

1 標準予防策　Standard Precautions

a. 手指消毒あるいは手洗い

> ▶ 患者に接触する前後，血液，体液，傷のある皮膚，粘膜に触れた後に必ず行う。
> ▶ 手袋は手洗いの代用とみなさない。
> ▶ 速乾性アルコールと流水下手洗いを使い分ける。

　患者に接触する"前"にこそ，医師の手は清潔でなければならない。患者間を移動して診察するときはもちろんだが，カルテ記載やコンピュータ操作などをした後に患者の診察を行うときにも，必ず患者に触れる"前"に手指消毒を行う。例えば，2 人の患者を診る

場合，最低でも3回，最大4回の手指消毒あるいは手洗いが必要となる（図1-2）。

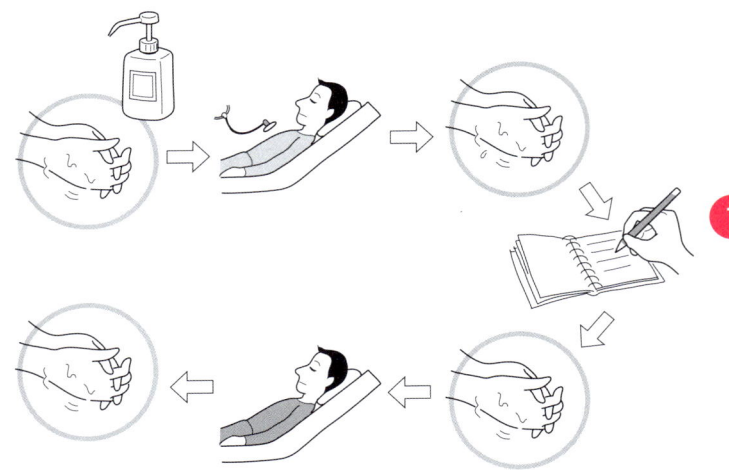

図1-2 必要な手指消毒，手洗いの回数

目に見える汚染があるか否かで，① 速乾性アルコールによる手指消毒か，② 流水下手洗いか，を使い分ける（表1-2）。速乾性アルコールの方が簡便で，付着細菌の減少効果が大きく，手荒れが少ない。血液や体液が付着したときには物理的に洗い流すことが大切であるので流水下手洗いを選択する。*Clostridium difficile* など，アルコールが無効な微生物の場合も流水下手洗いを行う。

表1-2 速乾性アルコールと流水下手洗いの使い分け

血液や体液など目に見える汚染またはアルコールが無効な微生物	
ないとき	あるとき
↓	↓
速乾性アルコール	流水下手洗い

b. 手袋

> ▶ 血液,体液,傷のある皮膚,粘膜に触れる場合は手袋を着用する。
> ▶ 手袋をしたまま物品や環境表面に触れない。
> ▶ 手袋をはずしたら,すぐに手指消毒または手洗いを行う。

例えば,末梢静脈ルートの確保,胸腔チューブのドレッシング交換,気管からの吸引,気管挿管などでは手袋を必ず装着する。手袋をはずすとき,手を汚染しないことは実は難しい。また小さな穴が空いていることもある。したがって,手袋をはずしたら,必ずすぐに手指消毒あるいは手洗いを行う。

c. マスク,ゴーグル(顔のシールド),ガウンまたはエプロン

> ▶ 患者の喀痰,血液,体液が周囲に飛び散るような状況下ではこれらが必要である。

例えば,気管挿管,胸水穿刺,褥瘡の洗浄などのときである。

d. 注射針

> ▶ 使用済の針はリキャップしない。即座にそのまま専用容器に廃棄する。

自分の勤務する医療機関がリキャップをしない対策を完璧に採っているかどうか,もし十分でない場合,どのような次善の策を採用しているのか,ぜひ各施設の感染管理担当者に尋ねてほしい。

e. 咳エチケット

> ▶ 咳,くしゃみ,鼻水などがあれば,ティッシュなどで口/鼻を覆う,あるいは外科用マスクを着用する。

患者,医療従事者,面会者,事務職員,出入り業者など,すべての人に適用する。

2 接触感染予防策　Contact Precautions

　患者への直接の接触や，患者の触れた周囲環境，物品を介して伝播する臨床上重要な病原体に対して，標準予防策に加えて実行する。

a. 病室

> ▶ 個室が原則だが，① 患者の ADL，② 起炎菌を拡散する病態か否かで，個室とするか総室も可とするかを決定する。

b. 手袋，手指消毒，手洗い

> ▶ 病室に入るときに手袋を着用する。
> ▶ 便や創部膿など，高濃度に汚染された体液に触れたら，続けて同じ患者の処置を行う場合でも手袋を交換する。
> ▶ 手袋をはずした後，手指消毒または手洗いを行う。

c. ガウンまたはエプロン

> ▶ 自らの白衣が患者，ベッド柵，周辺物品に触れると予想されるとき，あるいは患者の血液や体液に触れる可能性のあるときはガウンまたはエプロンを着用する。

3 飛沫感染予防策　Droplet Precautions

　飛沫（咳，くしゃみ，会話時，または手技中に発生する大飛沫粒子＞5 μm）によって伝播する臨床上重要な病原体に対して実施する。呼吸器感染症をきたすウイルスが代表的である。

a. 病室

> ▶ 基本的には個室とする。無理ならベッド周囲をカーテンで囲むいわゆる「カーテン隔離」でもよい。

b. マスク，ゴーグル

> ▶病室の入り口でマスクを着用する。

　患者が咳やくしゃみをすると，飛沫は最大で2〜4mの距離まで届きうる。従って，患者に近づくときに限定するのではなく，病室に入る時点でマスクを着けることが推奨される。

　目の保護は必須ではないとされるが，飛沫の発生が多い（例えば咳がひどい）ときには，ゴーグルまたは目保護フィルム付マスクの着用を筆者は推奨する。

4 空気感染予防策　Airborne Precautions

　飛沫核（飛沫が気化した後の小粒子<5 μm。長時間空中に浮遊する）によって伝播する臨床上重要な病原体に対して実施する。これに該当するのは，結核菌，麻疹ウイルス，水痘・帯状ヘルペスウイルスの3つである。

　気管挿管や開放式気管内吸引などの特殊条件下では，インフルエンザウイルス，SARSコロナウイルスなども空気感染しうると考えて対処する。

a. 病室

> ▶個室
> ▶陰圧の維持
> ▶換気回数（>6回/時，理想的には>12回/時）

b. 患者の口の覆い，あるいはマスク

> ▶患者は，咳，くしゃみ，会話の際，ハンカチやティッシュで口を覆うか，外科用マスクを着用する。

　結核菌は通常30分間，最長170分間空気中を浮遊するという。訪室時に患者が咳をしていなくても，もしその5分前にひどく咳込んでいたとしたら，空気中に多くの結核菌が漂っている。病室内に

他者（医療従事者や面会者）がいないときでも，咳，くしゃみの際はハンカチやティッシュで口で覆うよう，患者に丁寧に説明すべきである。患者がマスクを着用する場合，粒子径の大きい飛沫（飛沫核ではなく）を捉えればよいから，ふつうの外科マスクでよい。

c. 医療スタッフ，面会者のマスク

> ▶ N95 マスクを着用する。

　空気中を浮遊する飛沫核を肺まで吸い込まないことを目的とするから，外科用マスクでなく，微粒子用の N95 マスクを着用する。

　N95 マスクは十分に密着していなければ意味がない。入室のたびに毎回シールチェックを行って空気漏れを確認する。とくに鼻，顎の周囲が漏れやすい。

　また，あらかじめフィットテストを受けて，自分に合った N95 マスクのタイプとサイズを決めておくことも大切である。フィットテストは味覚を利用した定性的な方法から，漏れ率を器械で計測する定量的な方法に進歩してきた。

感染症診療のための基本的アプローチ

2

1 感染症か否かの判断

発熱 → 感染症と短絡的な発想をしてはならない。抗菌薬の必要な感染症は有熱疾患のほんの一部にすぎない。「念のために抗菌薬を投与しておく」などは論外である。逆に，重症の感染症であるにもかかわらず発熱を欠くことは多い。

たとえ忙しい日常診療においても，条件反射的に対応するのではなく，じっくり病歴聴取と身体診察を行って論理的に病態に迫ることが重要である。

2 感染臓器と疾患の診断

a. 病歴聴取と身体診察

病歴と身体診察によって，どの臓器の，どの感染症であるかを見定める。忙しさなどを理由にこの部分を省略すると重大な誤りの原因となる。

入院患者であれば，どう急いでも問診を 20 分以内ですますことは無理だろう。身体診察も熟練した医師がテキパキとこなしても，同じく最低 20 分程度はかかる。研修医にはとくに身体診察の各項目を"愚直に埋めていく地道さ"が求められる。決してピンポイントの問診や診察で診断しようとしてはいけない。

「新入院患者の診察を始めたら，別の病棟から呼ばれてしまいました」。日常よくあることである。その場合は，大切な項目を優先して残りの診察は後回しにすることもやむを得ないが，その日のう

ちになんとか身体診察の全項目を埋める。時には翌日にずれ込むこともあるだろうが、最終的に身体診察を full にとりきる習慣を身につけることが重要である。

また、わが国であまり教育されていない診察項目がある。眼底鏡を用いた眼底の観察、耳鏡を用いた外耳道や鼓膜の観察、直腸診などである。残念ながら、肺や心臓の聴診もそうかもしれない。これらは感染症診療には欠かせない手段である。

現在、市立堺病院で用いている身体診察チェックシートを紹介する（p 10, 11）。

b. 検査

検査はすべて、「何を知りたいのか」「それが分かれば治療方針がどう変わるのか」を意識してオーダーする。やみくもに行ってはならない。

3 起炎微生物の予想

病歴と身体診察によって、可能性が高い"上位3位"くらいまでの起炎微生物は比較的容易に予想することができる。そのための感染症各論の知識をしっかりと頭に入れておくことが重要である。臨床では重要事項の暗記がやはり大切である。起炎微生物を予想するための重要な因子のうち、主なものを表 2-1 に示す。

表 2-1 起炎微生物の予想に関わる主な因子

- a. 臓器
- b. 疾患
- c. 年齢
- d. 基礎疾患の有無
- e. 免疫能
- f. 抗菌薬投与の有無
- g. 近い過去の入院歴の有無

例えば、COPD 患者が急性増悪したときの予想起炎菌は"3＋1"と覚える。*S. pneumoniae*, *H. influenzae*, *M. catarrhalis* が3大起炎菌であり、入院歴や抗菌薬使用歴があれば、*P. aeruginosa* が加

《身体診察チェックシート》 (市立堺病院)

```
(Height & Weight)          cm         kg
(Vital Signs)
    BP       /      mmHg,  PR     /min.  (         position)
    BP       /      mmHg,  PR     /min.  (         position)
                                  reg. / irreg.(regularly /irregularly)
    Respiration         /min.  pattern  normal /
    Temp.        ℃

(EENT)
    Pupils       normal /
    Conj.        not anemic, not icteric /
    Oral         normal /
    Pharynx      normal /
    Ear          normal /

(Neck)
    Thyroid      not swollen /
    Lymph N.     no /

(Lung)
    Trachea              central /
    Crico.-Sternum       _____ fingers
    Sternocleid. m.      not in use /
    Supraclavicular LN   no /
    Auscultation
        breath sounds    normal /
        wheeze           no     /
        crackle          no     /
        stridor          no     /
    Percussion           normal /
    Hoover's sign        negative /

(Heart)
    JVP _____ cm at _____ degrees
    Abd-J.R̄     no /
    Apical impulse     not felt / felt at _____ cm from MSL
    S1      normal(single or split) /
    S2      normal(single or physiol.split) /
    S3      no /
    S4      no /
    Murmur  no /

(Abdomen)
    Bowel sound   normal/
    Bruit         no /
    Wall          soft /
    Shape         flat /
    Scar          no /
    Liver         not palpable /
    Spleen        not palpable /
    Mass          not palpable /
    Tenderness    no /

(Back)
    Spine  shape         straight /
           percussion    no pain /
    CVA    percussion    no pain /
```

```
(Rectum)
    External lesion        no /
    Sphincter tone         normal /
    Prostate               normal /
    Mass                   no /
    Tenderness             no /
    Stool   color          brown /
            occult blood   orthotolidine(  ) guaiac(  )

(Skin)
    Clear /

(Extremities)
    Deformity    no /
    Edema        no /

(Arteries)
              right   left
    Carotid   (   ) (   ) , normal upstroke /
                            no bruits /
    Radial       (   ) (   )
    Dorsal. ped. (   ) (   )

(Other Lymph nodes)
    Axilla    no /
    Inguinal  no /

(Nerve)
    Consciousness    J.C.S. _____
    Cranial nerves
        visual field          normal /
        eye movement          normal /
        nystagmus             no /
        eye lids              normal /            Tendon reflex
        facial sensory        normal /
               motor          normal /
        auditory              normal /
        soft palate movement  normal /
        lifting shoulders     normal /
        tongue                straight /
    Weakness                  no /
    Sensation                                              rt    lt
        Tactile               normal /          Hoffmann ( ) ( )
        Pain & temp.          normal /          Babinski ( ) ( )
        Vibration             normal /
    Rigidity                  no /
    Cerebellar signs          no /

(Fundus)
    papilledema               no /
    increased cupping         no /
    A : V                     ___ : ___
    abnormal A-V crossing     no /
    bleeding or white spots   no /
```

このチェックシートは舞鶴市民病院からお分けいただき，市立堺病院において改変したものである．松村理司先生（現医療法人社団洛和会総長），1988年当時の"大リーガー医"故 Dr. Willis に深謝いたします．

わる。臨床医学全般に言えることだが，やはり，このような基本事項は覚えていないと始まらない。

4 起炎微生物の検索

a. グラム染色

感染症診療にグラム染色の情報は欠かせない。筆者はグラム染色は医師が自ら行うべきであると考えている。グラム染色の意義を表2-2にまとめた。当然，グラム染色だけで感染症診療が行えるわけではないが，感染の"ミクロの現場を直接観察できる"ことの価値は計り知れない。グラム染色を行わない感染症診療は成り立たない。

表2-2 グラム染色の臨床における意義

> a. 迅速性に富む
> b. 臨床上重要な起炎菌のほとんどを推定できる
> c. 培養検査において起炎菌と常在菌の鑑別に役立つ
> d. 効果判定に利用できる
> e. 論理的な思考過程の訓練になる

近年，各種の感染症ガイドラインがあり，Sanfordの"熱病"などよいマニュアルも容易に手に入る。しかし，自らの目前にいる患者の検体を染めることなく，ガイドラインやマニュアルのページをめくるだけに熱心であるとすれば，それは明らかに誤りである。

b. 培養検査

培養検査も正しく使いこなしたい。培養は，たとえ間違った方法で提出しても，とりあえず菌名の記載された報告書が手許に届く。しかし，分離菌＝起炎菌とは限らない。培養は決して細菌検査のゴールドスタンダードではなく，さまざまな落とし穴がある（p 37参照）。報告された分離菌名だけに振り回されると，どんどん誤った方向に迷い込んでしまうことになる。

培養検査に関わる注意点を表2-3にまとめた。

表 2-3 培養検査に関わる注意点

> a. 抗菌薬の投与前に提出する
> b. 培養途中（翌日）の情報を活用する
> c. 培養検査を提出しすぎない
> d. 培養検査の方法や流れを理解して結果を解釈する

　血液培養はわが国では軽視されてきた検査の 1 つである。高熱や悪寒・戦慄のみにこだわらない。少なくとも，入院患者で，注射用抗菌薬を用いるときは必須と考えてよい。静脈血で十分であり，必ず複数セット（最低 2 セット，費用対効果の最もよいのは 3 セットとされる）を時間の間隔を空けず，一連の作業として異なった部位から採取する（p 44 参照）。

5 薬剤の選択

a. 選択の根拠

　「よく分からないけれど何となく選びました」ではいけない。抗菌薬や抗真菌薬の選択には根拠がなければならない。薬剤の選択は，① 感染臓器と疾患を確定し，② 起炎菌を推定したうえで行う，きわめて論理的な作業である。

b. 薬剤の種類

　市場には必要以上に多くの抗菌薬が出回っている。臨床医は必要最小限の抗菌薬を使いこなせればよい。医療機関は，分野別に代表的な抗菌薬を 1 つだけ採用すればよい。

c. いわゆる "local factor"

　医療機関ごとに，同じ起炎菌であっても薬剤感受性が異なる。細菌検査室あるいは薬剤部は，主な起炎菌についての抗菌薬感受性一覧表（antibiogram）を作成して医師に配布すべきである。頻度は年 2～3 回を推奨する意見もあるが，たいてい年に 1 度で十分であると筆者は考える。
　第 11 章に示したグラフは，市立堺病院の antibiogram である。

抗菌薬の選択と投与法についての考え方

3

■ 抗菌薬の選択

1. 検体が採取可能なときは,必ず"グラム染色"を行うこと
2. "感受性を有する"薬を選ぶこと
3. できるだけ"狭いスペクトラム"の薬を選ぶこと
4. できるだけ"副作用の少ない"薬を選ぶこと
5. 薬価の"安い"薬を選ぶこと
6. できるだけ"すぐれた薬を温存する"姿勢を持つこと

■ 抗菌薬の投与法

1. 細菌検査は,抗菌薬"投与前"に行うこと
2. 正しい"投与間隔"を守ること
3. 正しい"投与量"で投与すること
4. 正しい"点滴時間"を守ること
5. 3~4日後に必ず,"効果判定"を行うこと
6. コロニーの情報や薬剤感受性結果に応じて"軌道修正"すること

抗菌薬の選択

1 検体が採取可能なときは，必ず"グラム染色"を行うこと

　グラム染色は，ほんの10分で行えるきわめて有用な検査である。どの領域の感染症でも，検体が採取できれば，必ずグラム染色を行って起炎菌を推定したうえで抗菌薬を選択する。empiric therapyは，検体が得られず，グラム染色を行えないときの次善の策である。

　入院患者においては当然であるが，外来診察中でも，診察室の近くにグラム染色を行うことのできる小さなスペースを設ければ十分に実施可能であり，短時間に貴重な情報を得ることができる。外来患者でも，重篤な基礎疾患のある場合や，免疫能低下の場合は，必ずグラム染色を行うべきである。

　医師がグラム染色を行うためのスペース（欧米では satellite labo という）は，医師個人の努力ではなく，医療機関がその存在意義を認識して場所を確保すべきである。

2 "感受性を有する"薬を選ぶこと

　黄色ブドウ球菌に第3世代セファロスポリン系が投与されたり，第3世代セファロスポリン系はすべて緑膿菌に効くという誤解から，有効性のないCTX（セフォタックス）やCTRX（ロセフィン）などが緑膿菌感染症に投与されたりする。また，腸球菌は第1〜4のすべてのセファロスポリン系に自然耐性を示すが，腸球菌が繰り返し分離されているにもかかわらず，漫然と第4世代セファロスポリン系薬剤が投与されていたりする。各抗菌薬の抗菌スペクトラムの特徴をよく知って，正しい選択をすべきである。

　また，組織移行の良否も薬剤選択の重要な要素の1つである。

3 できるだけ"狭いスペクトラム"の薬を選ぶこと

　当然ながら，抗菌薬は正常細菌叢にも影響を与える。とくに広いスペクトラムの抗菌薬は正常細菌叢を乱し，かえって病原菌に対す

る防御機能を低下させ，菌交代を起こしやすくする。

　できるだけ，狭いスペクトラムの薬を選ぶことが重要である。例えば，肺炎球菌肺炎は，注射薬で治療する場合には今も PCG（ペニシリン G）が第 1 選択薬である。肺はペニシリンの移行が良好な臓器であるために，感受性の基準（S, I, R）が髄膜炎の場合とは別に設定されている（p 304 参照）。むやみに，カルバペネム系，キノロン系など広範囲スペクトラムの薬剤を用いるべきではない。

4 できるだけ "副作用の少ない" 薬を選ぶこと

　アレルギー歴の問診は決して忘れないようにする。副作用に関する注意点は抗菌薬の各論に譲る。

5 薬価の "安い" 薬を選ぶこと

　主な注射用抗菌薬を，薬価によりグループ分けすると，以下のようになる。同じ効果が得られるならば，安価な方が患者の負担が減り，総医療費の節約にもなる。

表 3-1　主な注射用抗菌薬の 1 日薬価（標準的用量にて）

〜¥3,000	¥3,000〜5,000	¥5,000〜10,000	¥10,000〜25,000	¥30,000〜
ペニシリン G ビクシリン セファメジン セフメタゾン ロセフィン ゲンタシン ジスロマック	ユナシン S ペントシリン パンスポリン セフォタックス モダシン マキシピーム アザクタム チエナム	ゾシン メロペン ハベカシン クラビット	バンコマイシン タゴシッド キュビシン タイガシル	ザイボックス

6 できるだけ "すぐれた薬を温存する" 姿勢を持つこと

　新薬や抗菌力の強い薬剤は，安易に用いず温存しておきたい。すぐれた薬こそ，用いる機会を減らして耐性菌の発生を防ぎ，「いざ用いるときは必ず効く」ようにしておきたい。

　内服剤では，キノロン系，新第 3 世代セファロスポリン系，ペネム系など，注射剤では，第 3〜4 世代セファロスポリン系，カルバ

ペネム系，注射用キノロン系などが，これにあたる。

例えば，外来での単純性尿路感染症は，従来どおり，第1, 2世代セファロスポリンで十分である。キノロン系の方がより強いのは当たり前だが，単純性尿路感染症の起炎菌は第1, 2世代セファロスポリン系で十分にカバーできる。キノロン系は，緑膿菌やβラクタマーゼ産生菌などのために温存しておくべきである。

抗菌薬の投与法

1 細菌検査は，抗菌薬"投与前"に行うこと

抗菌薬の投与前に検体を採取しておかないと，せっかく培養しても肝心の起炎菌は生えてこない。それどころか，単に定着（コロニゼーション）していた細菌があたかも起炎菌であるかのごとく分離されて，間違った判断を導くことになる。

診療にあたっては，細菌検査のための検体採取をまず行い，その後で抗菌薬を開始するよう，順序を分かりやすく具体的に指示する必要がある。例外は細菌性髄膜炎のみである（p 50 参照）。

他施設からの紹介患者で，すでに抗菌薬が開始されていることがある。遅れて提出する培養検査はしばしば misleading となる。前医で始められた抗菌薬が無効の場合に限って意味がある。すでに開始された治療が臨床的に奏効しているときは，不必要に広いスペクトラムの薬剤が用いられていても，無理に変更せず，続行する。

2 正しい"投与間隔"を守ること

主要なβラクタム系抗菌薬の半減期を長短で分類し，その基本的な投与間隔を表3-2に示した（p 18, p 427 参照）。

βラクタム系抗菌薬の効果は，MIC 以上の濃度をどれだけ長く維持できるか，がポイントとなる。

一方，アミノグリコシド系，マクロライド系，テトラサイクリン系，キノロン系などは，血中濃度が MIC 以下になっても効果が持続する PAE（post-antibiotic effect）が大きいために，投与回数は少なくてよい。

わが国の添付文書においては,半減期が1時間程度のβラクタム薬でも1日2回投与を基本としているものが多いが,この投与法は妥当とはいえない〔ただし,2008年にTAZ/PIPC(ゾシン)の1日4回投与が,2012年にはSBT/ABPC(ユナシンS)の1日4回投与(最大量1日12 g)が認められるなど,見直しが進む兆しがある〕。さらに,施設によっては,朝9時,夕5時などの"定期注射"として抗菌薬を投与している場合がある。しかし,この場合,夕と朝の間は16時間も開いてしまい,不適切である。国際的に標準とされる投与間隔,投与回数を守るべきである。

もちろん,同じ抗菌薬であっても,対象菌種のMIC,重症度,感染部位などによって,投与の間隔にバリエーションはありうる。

表3-2 主な注射用抗菌薬の半減期と投与間隔

30分グループ	1時間グループ		1.5〜2時間グループ	長時間グループ
ペニシリンG	ビクシリン ユナシンS セフメタゾン セフォタックス	パンスポリン ペントシリン フルマリン チエナム	セファメジン モダシン スルペラゾン アザクタム	ロセフィン
4〜6 hrごと	6 hrごと		8 hrごと	12〜24 hrごと

❸ 正しい"投与量"で投与すること

例えば,成人(腎機能正常)では,PIPC(ペントシリン)を用いる場合,最低でも12 g/日が必要である。1回2 g,2回/日では,本来有効な症例でも効果を示さないか,あるいは非常に切れ味が悪くなる。多くの抗菌薬の添付文書の用量設定は,治験のデザインがそのまま反映されていて,薬理学的に必ずしも正しくない。ぜひ国際標準に則ったテキストで確認する必要がある。

重症感染症や抗菌薬の移行が悪い部位(髄液,骨髄など)の感染症では,高い薬物血中濃度が要求され,通常より多い投与量が必要となる。

❹ 正しい"点滴時間"を守ること

抗菌薬は,50〜100 ml程度の少量の輸液に溶解して,30〜60分

で投与する。有効血中濃度を得るためである。一部に静注や筋注が可能なものもある。500 ml ボトルで，何時間もかけて投与するようなことはしてはならない。ただし，投与スピードを注意すべき抗菌薬もある。例えば，PCG（ペニシリン G）はカリウム塩であるから静注は禁忌であり，点滴投与でも濃度が高いと血管痛を生じる（p 361 参照）。EM（エリスロマイシン）は，急速な点滴静注により，稀ではあるが，危険な心室性不整脈である torsades de pointes（トルサー・デ・ポアン）を起こすことがある。安全のため，2 時間かけて投与すべきとされている。

5 3〜4 日後に必ず，"効果判定" を行うこと

効果のない抗菌薬の投与は "百害あって一利なし" である。ダラダラと用いず，必ず 3〜4 日目に効果判定をする。

効果の認められない場合はすぐに中止する。そして，むやみに別の抗菌薬に切り換えるのではなく，もう一度，身体診察，細菌検査（塗抹，培養），必要な諸検査を行って，病態を一から再評価することが肝要である。

6 コロニーの情報や薬剤感受性結果に応じて "軌道修正" すること

検体を提出した翌日，培地上のコロニーの性状など，培養途中の情報を検査室に問い合わせることも重要である。色，形，臭いなどコロニーの特徴によって，簡単に菌種の判別ができるものも少なくない。電話などでなく，実際に検査室に足を運び，検査技師から直接説明を聞くべきである。

広範囲スペクトラムの薬剤で empiric に治療を開始した場合も，薬剤感受性の結果が得られ次第，できるだけ狭いスペクトラムの薬剤へ "軌道修正" する方がよい。

当然のことだが，「細菌検査を提出したけれど，結果を見るのを忘れていた」などは問題外である。

抗菌薬をいつ変更するか

4

抗菌薬変更の判断とタイミング

▶ 抗菌薬変更のタイミングは4つある。

1. "培養開始の翌日"である。培地上の集落の特徴などから臨床上重要な起炎菌の多くを推定することができる。
2. "抗菌薬の効果判定時"である。主訴，感染局所を反映する徴候とデータ，グラム染色像の推移が重要である。
3. "菌名の同定されたとき"である。分離菌名に振り回されることなく，総合的に判断することが重要である。
4. "薬剤感受性の結果が得られたとき"である。同様の効果が期待できるならば，できるだけ狭域スペクトラムの薬剤に軌道修正する。

1 培養開始の翌日

　検体を提出したら，翌日に細菌検査室から培養途中の情報を入手する。臨床上重要な起炎菌の多くは，培地上の集落の大きさ，形，色，周囲の溶血環，培地の色の変化，臭いなどから，実は培養翌日には大方見当がつくからである（Memo）。①患者背景，②治療開始前のグラム染色像，さらに，③培養途中の情報を合わせて抗菌薬変更の要否を判断する。

　この際，細菌検査室まで足を運んで，直接，検査技師とコミュニケーションをとることが大切である。

> **Memo** 培養途中の情報
>
> 培養を開始した翌日には，実は起炎菌の同定にほぼ近い情報がすでに得られている．1例をあげよう．繁用される乳糖加BTB寒天培地というグラム陰性菌用の培地はもともと青〜青緑色である．同じグラム陰性桿菌でも，E. coli, K. pneumoniaeなどの腸内細菌であれば，培地の色は翌日には黄色に変わり，P. aeruginosaなどのブドウ糖非発酵菌では青色がやや増すだけで変化しない．一目瞭然で容易に区別できる．第1，2世代セファロスポリン系でよいのか，抗緑膿菌作用のある第3世代セファロスポリン系を用いなければならないのか，培地の色の変化が決め手となり，方針決定に直接役立つ．培養途中の情報はきわめて臨床的価値が高い．

2 効果判定のとき

抗菌薬を開始したら必ず効果判定を行う．漫然と連用してはならない．効果判定はふつう3日目に行う．効果判定に用いる情報には，① 重視すべき情報，② 有益だが注意すべき補助的な情報，の2つがある．これらの軽重を知ることが重要である（表4-1）．

3 菌名が同定されたとき

培養検査の限界を知ったうえで結果を判断しなければ，大きな誤りをおかすことになる．多くの医師が「グラム染色は単なる迅速検査であり，培養がゴールドスタンダードである」と誤解している．

グラム染色は，良質な検体を得ることができれば，ミクロレベルの感染局所の状況を忠実に反映し，起炎菌の推定に大きな力を発揮する．一方，培養は，集落の形成を待って行う一種の"増幅検査"であり，しばしば起炎菌でない細菌が優位に培養される．培養前に抗菌薬が投与されていると，さらによくない．例えば，肺炎で抗菌薬の"開始後"に喀痰培養を提出したとすれば，起炎菌でない上気道の定着菌が優位に分離され，主治医に誤った情報を与えることになる．

培養検査はむやみに繰り返して提出してはならない．また培養結果は，分離菌名に振り回されず，あくまでも総合的に判断することが重要である．

表4-1 抗菌薬の効果判定に必要な情報

> 1. **重視すべき情報**
>   a．主訴，感染局所を反映する徴候とデータ
>   感染局所の状況を直接反映する主訴，徴候，データの変化が最も重要である。例えば，蜂窩織炎であれば，局所の発赤，腫脹，圧痛などであり，肺炎であれば呼吸困難の程度，呼吸数，喀痰の量と性状，聴診所見，動脈血ガス分析の数値などである。
>   b．グラム染色像
>   治療開始前のグラム染色の重要性は言うまでもないが，効果判定においても重要な情報を与えてくれる。治療開始後も数日間は毎日，検体を染色，鏡検する。投与薬剤が有効であれば，観察される起炎菌や白血球の数が減少する。また菌が長く伸びたり，干し葡萄のようにしぼんだりして，溶菌する様子が見えたりする。
> 2. **有益だが注意すべき補助的情報**
>   a．体温
>   発熱が持続しても，実際には抗菌薬が奏効している場合がある。例えば肺炎球菌肺炎では，肺炎球菌の菌壁の抗原性が強いため，治療が奏効していても発熱が続いたり，一時的に陰影が悪化したりすることがある。1．aで述べた臨床的な改善が認められ，喀痰グラム染色で順調に菌量が減少していれば，たとえ発熱が続いて胸部X線写真上の陰影に明確な改善がなくても抗菌薬を変更する必要はない。
>   一方，体温が下がっても感染症が改善していない場合がある。重症感染症や高齢者の感染症，また解熱薬やステロイドで発熱が修飾されている場合などである。
>   b．白血球数，分画，CRP，血沈
>   これらは確かに有用な指標であるが，他のさまざまな原因により上昇しうる。決して細菌感染症に特異的ではない。
>   c．画像情報
>   感染症の程度を必ずしも反映しない。例えば，肺炎の場合，入院後に輸液により脱水が改善され，一時的に胸部陰影が悪化する現象はよくみられる。逆に，肺気腫や白血球減少時では典型的な陰影を形成しにくく，効果判定の手段とはなりにくい。

4 薬剤感受性の結果が得られたとき

広範囲スペクトラムの薬剤を empiric に開始していた場合，同様の効果が期待できるならば，できるだけ狭域スペクトラムの薬剤に軌道修正する。

培養陰性のとき考えること

感染臓器から検体が得られたにもかかわらず，もし培養陰性である場合は，以下のような場合が考えられる。

1 検体採取前の抗菌薬開始

抗菌薬を開始した後に検体を採取すると，グラム染色では起炎菌の姿が確認できるのに，培養では生えてこないという現象がよくみられる。

2 培養上の問題

起炎菌の集落が常在菌叢の集落に紛れて見落とされる可能性がある。例えば，肺炎球菌は口腔内常在菌のα連鎖球菌と集落が酷似しているので，グラム染色を実施して肺炎球菌の予想を立てていないと，見逃されることが多い（p 41 参照）。

3 一般菌以外の起炎微生物

グラム染色で白血球が観察されるのに一般細菌が見えない場合は，ウイルス，マイコプラズマ，クラミドフィラ，リケッチアなどグラム染色で染まらない微生物やレジオネラ，結核菌などグラム染色ではとらえにくい微生物の可能性を考える。

4 感染症以外の疾患：
悪性疾患，膠原病，薬剤アレルギーなど

発熱があれば感染症，と早合点してはならない。

表4-2 抗菌薬による治療失敗の原因

1. 予想菌と抗菌薬選択の誤り
    例えば、口腔内嫌気性菌が予想される誤嚥性肺炎に対して、嫌気性菌に弱いキノロン系を処方する、などである。
2. 耐性菌
    例えば、コアグラーゼ陰性ブドウ球菌（CNS）が同定されたときにCEZ（セファメジン）で治療を行うなどである。CNSは黄色ブドウ球菌以上に耐性化が進んでおり、なんと市中株の約60%、院内株の約80%がメチシリン耐性である。
3. 抗菌薬の移行不良
    例えば、髄膜炎では第1，第2世代セファロスポリン系は薬剤移行が不良である。
4. ドレナージ不良の感染巣
    例えば、膿胸、肺癌に伴う閉塞性肺炎、閉塞性胆管炎、肝膿瘍、腎膿瘍などである。
5. 他部位での感染巣形成
    例えば、化膿性単関節炎を見たら、必ず他の感染巣がないか検索しなければならない。塞栓肺炎、骨髄炎、肝膿瘍などの有無を検索する。
6. 抗菌薬の少ない投与回数、少ない投与量
    βラクタム系薬の大半は半減期が短く、1日3～4回の投与が妥当であるにもかかわらず、添付文書の多くは1日2回投与を推奨する記載となっており、また1日投与量も少ない。このため、しばしば有効な薬物濃度が得られにくい。
7. 疾患の回復パターンを知らないための不必要な抗菌薬変更
    例えば、肺炎球菌肺炎では、治療開始後3日目に発熱が持続していても、自覚症状や呼吸数に改善が見られ、グラム染色で菌の減少や消失が確認できれば、経過を見ていてよい。一方、大腸菌による急性腎盂腎炎では、治療開始3日後に解熱していない場合は、結石や腫瘍の関与、尿路の狭窄や閉塞、腎膿瘍、腎周囲膿瘍などを考え、速やかに画像検査に進まなければならない。
8. 一般菌以外の起炎微生物
    p 23 参照
9. 感染症以外の疾患
    p 23 参照

治療失敗の原因と正しい治療へのアプローチ

治療失敗の原因を表4-2にまとめた。

感染症の治療がうまくいかないときには，次から次へと抗菌薬や抗真菌薬の"はしご"をするのではなく，病態の再評価が最も大切である。

無効と判断した抗菌薬はきっぱりと中止し，その後の病状を半日単位で注意深く観察する。さらに，① 問診と身体診察，② グラム染色，③ 血液培養，④ 細菌検査室からの情報入手，⑤ 必要な画像検査の実施，などをあらためて行って病態を再評価する。

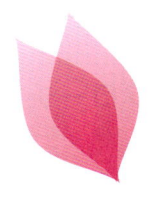

抗菌薬をいつ終了するか

5

- ▶ 抗菌薬の投与期間は，感染臓器，疾患，起炎菌，抗菌薬の特徴，患者背景を総合して決定する。
- ▶ 急性期の炎症を抑えれば短期に終了してよいもの，炎症が比較的早期に鎮静化しても十分な期間の投与が必要なものなど，さまざまである。
- ▶ 白血球数，白血球分画，血沈，CRPなどは重要な指標であるが，いずれも感度や特異度に問題があり，注意が必要である。

1 わが国における用法／用量の問題

抗菌薬による感染症の治療は，起炎微生物に効力のある薬剤を適切な量，適切な期間，投与することによって行われる。一方で，長期に抗菌薬を投与すると，耐性菌による菌交代や抗菌薬そのものの副作用によって，入院や治療の期間が延長し，患者の予後を悪化させる場合がある。また当然ながらより多くの医療費が必要となる。

一般にわが国では，急性感染症の治療において，欧米に比べて1日の抗菌薬投与量が少なくかつ長期間投与する傾向にある。その原因の1つはわが国の抗菌薬添付文書の用法用量の記載にある。例えばβラクタム薬の多くは半減期が短く，本来1日3〜4回投与すべきであるが，1日2回投与が原則となっている〔ただし，この状況は近年少しずつではあるが，改善されつつある（p 18参照）〕。これは抗菌薬の治験のデザイン自体の欠陥に由来している。抗菌薬投与量が少ないと，当然"切れ味"は悪くなり，長期投与となって耐性菌が選択される。

抗菌薬を使用する際，適切な1日量を設定し，適切な時期に投与

表 5-1 主要な感染症における標準的な抗菌薬投与期間

部位	疾患	投与期間
骨	骨髄炎	4〜6 週
耳鼻咽喉	中耳炎	5〜7 日
	副鼻腔炎	5〜14 日
	A 群溶連菌咽頭炎	10 日
肺	肺炎	
	肺炎球菌	7〜10 日または解熱後 3 日間
	インフルエンザ菌	10〜14 日
	マイコプラズマ	14 日（7〜10 日）
	レジオネラ	21 日
	肺化膿症	28〜42 日
心臓	感染性心内膜炎	
	α 連鎖球菌	2〜4 週
	黄色ブドウ球菌	4〜6 週
消化管	腸炎	
	赤痢菌	3 日
	チフス，パラチフス	14 日（5〜7 日間）
	腹膜炎	
	特発性	5 日
	二次性	10〜14 日
肝胆膵	肝膿瘍	
	細菌性	4〜8 週
	アメーバ性	10 日
尿路	膀胱炎	3 日
	急性腎盂腎炎	14 日（7〜10 日）
	同・再発	6 週
	慢性前立腺炎	1〜3 カ月
髄腔	髄膜炎	
	インフルエンザ菌，髄膜炎菌	7〜10 日
	肺炎球菌	10〜14 日
	リステリア	21 日
菌血症	菌血症	
	CNS（コアグラーゼ陰性ブドウ球菌）	5〜7 日
	黄色ブドウ球菌	28 日（14 日）
	グラム陰性桿菌	14 日（7〜14 日）
	カンジダ	血液培養陰性化後，14 日間

（文献 1, 2 より改変）

を終了することは重要である。とりわけ広域スペクトラムの薬剤を使用する場合は注意を要する。

2 投与期間の目安

主要な感染症での標準的な抗菌薬投与期間を表5-1に示す。これらの中にはよく研究されたものと経験的なものとが混在している。

一般に投与開始後3日目に効果判定を行い,効果ありと判断すれば投与を続行する。急性期の炎症を抑えれば短期に終了してよいもの,炎症が比較的早期に鎮静化しても長期間投与が必要なものなど,さまざまである。感染臓器,疾患,起炎菌,抗菌薬の特徴,個々の症例の背景を総合して適切な投与期間を決定する。

表5-2に投与期間を規定する因子をまとめた。

表5-2 投与期間を規定する因子

1. 感染臓器と疾患
   抗菌薬の移行のよい部位の感染症か,ドレナージ効果が期待できるかなど。例えば,単純性尿路感染症の場合は,抗菌薬の尿路への移行はよく,自然にドレナージされるので比較的短い投与期間でよい。逆に,骨髄炎では抗菌薬の移行が不良でドレナージも難しく,長期の投与が必要となる。
2. 起炎微生物
   例えば同じ市中肺炎であっても,一般に肺炎球菌やインフルエンザ菌では投与期間は10日間前後,マイコプラズマやレジオネラでは再燃を防ぐため,各々14日(7～10日間との専門家の意見もある),21日間の投与が標準的である。
   菌血症では,同じブドウ球菌であってもCNSは5～7日間だが,黄色ブドウ球菌では28日(条件を満たせば14日)を要する。
3. 宿主の免疫能
   宿主の免疫能力が低いと抗菌薬の投与期間が長くかかるかもしれない。
4. その他
   例えば,A群β溶連菌による急性咽頭炎ではリウマチ熱予防のため10日間の投与が必要である。

❸ 投与終了の目安

　抗菌薬の投与終了は，標準的な投与期間（表5-1）を目安として，患者の自覚症状，局所徴候，バイタルサイン（血圧，脈拍，呼吸数，体温など）を最も重視し，炎症反応マーカー（白血球数，白血球分画，血沈，CRP）の改善を参考にして決定する（p 22，表4-1参照）。

　一般に基礎疾患のない急性感染症の場合は，解熱後3日間の投与を目安とする。一方，細菌性心内膜炎，骨髄炎などは，解熱し，CRPが陰性化しても長期間投与を継続する必要がある。この場合，炎症反応のフォローアップには血沈が適している。

●文献

1. Gorbach SL, et al: Guidelines for Infectious Diseases in Primary Care. Lippincott Williams & Wilkins, Baltimore, 290-291, 1999
2. Gilbert DN, et al: The Sanford Guide to Antimicrobial Therapy, 43rd ed, Antimicrobial Therapy, Inc., Sperryville, 70, 2013

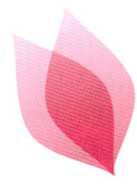

グラム染色・鏡検の方法

（アトラス p 20 参照）

6

---

1. 塗抹
   - スライドグラス上に検体を塗抹する。
   - 喀痰や膿などは，できるだけ薄く膜状あるいは樹枝状に広げて塗抹する。尿，穿刺液などはスポイト1滴分をのせる。
2. 乾燥
   - ドライヤーの温風を遠めから当てて乾燥させる。
   - 自然乾燥でなくとも全く構わない。
3. 火炎固定
   - 塗抹面を上にして，火炎の上を軽く3回通過させる。
   - 皮膚に当てたとき，熱による痛みを感じない程度にとどめる。
   - ドライヤーの温風で乾燥させる場合は火炎固定は省略してよい。
4. 染色
   ① クリスタルバイオレット：10秒
     ↓
     水洗
     ↓
   ② ルゴール液：10秒
     ↓
     水洗
     ↓
   ③ エタノール：20〜30秒
     ↓
     水洗
     ↓
   ④ サフラニン液：10秒
     ↓
     水洗

5. 乾燥　　　・濾紙を軽く当てて水を吸収した後，ドライヤーで乾燥する。
6. 鏡検　　　・まず，肉眼で見て，紫色から赤色に変わる境界部分が中央になるよう置く。
　　　　　　①弱拡大（×10×10）：多核白血球の多い部分を探す。
　　　　　　　↓
　　　　　　②強拡大（×10×100）：オイルを1〜2滴落とし，観察する。

1 塗抹時の注意点

1) 喀痰の場合，唾液部分の混入を避けるため，以下の点を守る。
   ① 喀痰を容器から出して紙の上にのせる。
   - このときスポイトで容器の中からズルズルッと吸い出してはいけない。スポイト内で喀痰部分と唾液部分が撹拌されて混じり合い，せっかくのよい検体が台無しになる。
   - 容器を逆さにして，そのまま紙の上に出す。
   ② 斜めに折った綿棒，あるいは爪楊枝で膿性の部分を少量すくい上げる。
   - 2〜3 mm 径くらいの量でよい。
   ③ スライドグラスにのせて，膜状あるいは樹枝状に薄く広げていく。
   - このとき広げていく方向が交差しないようにする。喀痰部分と唾液部分が混じらないためである。
2) 尿，穿刺液の場合，ほんの1〜2滴をスライドグラスの真中に落とす。滴下する量が多すぎると乾燥に時間がかかる。
3) 膿の場合，2〜3 mm 径くらいの量をとり，喀痰の場合と同様に薄く広げる。

2 乾燥と火炎固定時の注意点

1) ドライヤーの温風で乾燥させる。自然乾燥にこだわる必要は

ない。ドライヤーは 30 cm 程度離して近接させすぎないこと。
2）火炎固定は，喀痰や膿など粘稠な検体では省略してかまわない。意外かもしれないが，尿でも同様である。
3）筆者は髄液の場合は火炎固定を行っているが，実はこれもドライヤーの温風を用いるなら，裏面から当てれば，その熱で代用できるので省略することができる。

3 染色と脱色時の注意点

1）脱色は 20〜30 秒。
2）スライドグラスを軽く揺り動かしながら脱色するのがコツである。
3）薄くスメアされた部分の紫色が消えて白くなるのが目安。一方，スメアの分厚い部分の紫色は残ってよい。スメアの分厚い部分まで脱色しようとすると，脱色しすぎになる。観察は薄いところで行えばよい。
4）各段階での水洗は十分に行う。とくにクリスタル紫は十分に流す。
   ① スライドグラスの裏面を上にして水道水で流す。
   ② スライドグラスを保持する鉗子などに付着した染色液も十分に洗い流す。

4 鏡検時の注意点

1）まず，プレパラートをよく肉眼で見て，スメアが紫色から赤色に変わる境界部分が中央になるよう置く。
2）次に，弱拡大（×10×10）で大まかに全体を観察する。
3）標本の良否を判定する。
   ① 多核白血球の存在を確認する。
   ② 喀痰の場合は，以下の基準を満たす視野で観察する。
      良質の喀痰であれば，弱拡大の視野全体に多核白血球が広がり，この基準が要らないほど扁平上皮細胞の姿は少ない。

鏡検時の注意点 33

| 弱拡大（×10×10） | ⇒ | 多核白血球 | ＞ | 25 / F |
| 1 視野において | | 扁平上皮細胞 | ＜ | 10 / F |

標本の一部に唾液部分の混入は避けられないが，全体をよく観察して上の条件を満たす視野を探せばよい。

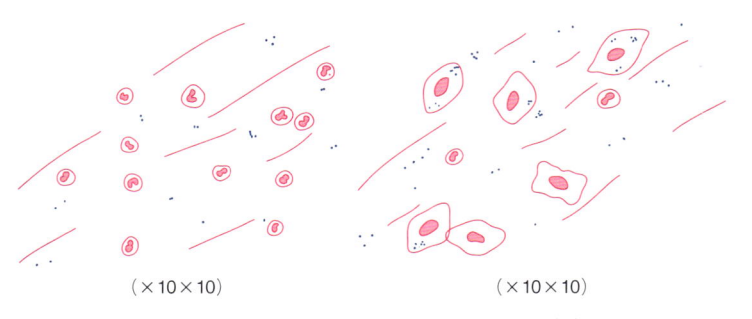

（×10×10）

図 6-1　良好な喀痰検体

（×10×10）

図 6-2　不良な喀痰検体

③ また，扁平上皮細胞の上に乗った細菌群は，ほとんどの場合，正常細菌叢である。これらは，観察にあたっては無視しなければならない（アトラス p 11 参照）。

（×10×100）

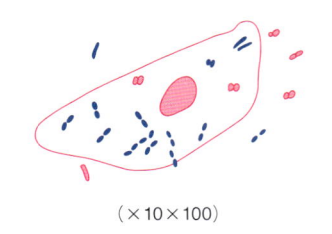

図 6-3　扁平上皮細胞と口腔内常在菌

④ 白血球群が紫色から赤色に移行する部分が視野の中央になるようにする。

> **Memo**
>
> ### グラム染色は"波打ち際"で見る!
>
> 　グラム染色は,① 肉眼,② 弱拡大(×10×10),③ 強拡大(×10×100),の3つのレベルで,いずれも"波打ち際"を探して鏡検する。"波打ち際"とは,グラム陽性の紫色とグラム陰性の赤色の移行する部分である(アトラス p 22)。
>
> 　グラム染色では,プレパラートの分厚い部分は紫色に,薄い部分は赤色に染まっている。① 肉眼で見て,紫色と赤色の境界部分(=マクロの"波打ち際")がちょうど視野の中央になるようにプレパラートを置く。次に,② 弱拡大(×10×10)では,白血球の一群が紫色から赤色に移行する場所が"波打ち際"である。その部分を中央に置く。そのままオイルを落として③ 強拡大(×10×100)にすると,白血球の核の多くがグラム陰性に,一部の核がグラム陽性に染まっている観察に最も適した部分が眼下に広がるはずである(=ミクロの"波打ち際")。

4) オイルを1〜2滴落とし,強拡大(×10×100)とする。
5) 厚く塗抹された部分は避け,薄く広がった部分で観察する。
   - 標本の厚い部分は脱色不十分であり,観察に適さない。
   - 観察に最も適しているのは,白血球の核の大半がグラム陰性に,ごく一部が陽性に染まっている部分である。
6) 白血球に貪食された,あるいは白血球周囲に存在する細菌を探す。
7) グラム陽性菌でも"陰性"に染まる場合があるので注意が必要である。
   - 検体が古いとき
   - 抗菌薬を使用中のとき
8) 背景も注意深く観察する。
   - *H. influenzae*,*Bacteroides* spp. などは見落としやすい。
   - 混合感染などでグラム陽性菌が存在すると,グラム陰性菌を見落としやすくなる。
9) 必ず,複数の視野を観察する。
   - 再現性,すなわち複数の視野を観察して,同じ細菌が存在するか否か,が重要である。

- 1つの視野で目立つ細菌が存在しても，複数視野での再現性がなければ，通常，起炎菌とは判断しない。
- 視野を移動している間に，再現性のない雑多な細菌群が見られたら，扁平上皮に近づいたことを意味する。

10) 過剰評価をしない。
- グラム染色の限界を越えて判断することは間違いを生む。
- グラム染色像の基本パターン9種（アトラスp 2～10参照）のどれに該当するかを判断する。無理やり菌名を特定しようとしてはいけない。

11) 染色の出来が悪ければ，染色をやり直すか，スメアから作り直す。
- 条件のよくないスメアで無理に解釈しようとしない。
- アルコールで十分に脱色した後，再度染色するか，塗抹からやり直す。

12) プレパラートは廃棄せず，生データとして保存する。
- 紙を軽く押し当て，オイルを吸い込ませて除く。紙にくるんで保存する。
- 紙の表面に基本事項（患者名，年月日，検体名，グラム染色像）を走り書きでよいから，記載しておく。
- 後日，封入剤を用いて封入すれば標本を劣化させず永久保存できる。

> **Memo** **グラム染色が米国で廃れた理由 "CLIA 88"**
>
> 1988年米国連邦議会でClinical Laboratory Improvement Amendments in 1988：CLIA 88〔臨床検査改善のための改正法（1988年）〕が可決され，グラム染色は免許を持った検査技師のみに許され，医師によるグラム染色は法的に禁止された。これを機に医師がグラム染色を行うためのスペース "satellite labo" が病院から消え，細菌検査の外注化が進んだ。筆者はこれが本当に改善であったのかどうか疑問に思う。グラム染色に関する米国の論文はいくら一流雑誌に掲載されたものであっても，グラム染色の価値を理解しない執筆者によって書かれている可能性があり，眉に唾をつけて読む必要がある。

抗酸菌染色・鏡検の方法

グラム染色と抗酸菌染色をともに行うときは，プレパラートを2枚作り，抗酸菌染色の4.② までを先に行う。4.③ の間にグラム染色・鏡検を行い，その後で 4.④ に戻ると時間の節約になる。

1. 塗抹　2. 乾燥　　3. 火炎固定 ── グラム染色と同じ
4. 染色　① カルボン酸フクシン
    - 液を標本面に山盛りに満載する

    ② アルコールランプで下からあぶる
    - 白い湯気が立つくらいまで。料理ではない！ぐつぐつ泡がでるほど温めてはいけない

    ③ 5〜10分　放置する
    - この "放置" が大事！　焦ってはいけない！

      ↓
      水洗
      ↓
    ④ 塩酸アルコールで脱色：約 30 秒
    - グラム染色のアルコールとは違う！間違えないように！

      ↓
      水洗
      ↓
    ⑤ メチレンブルー：約 10 秒
      ↓
      水洗

5. 乾燥
6. 鏡検（×10×40）

    ピンク色の抗酸菌らしきものが見えたら，×10×100 で確認する。はじめから ×10×100 で探してもよい。

グラム染色と培養の結果が一致しないとき

8

　グラム染色は，起炎菌を推定するためのきわめてすぐれた方法であるが，いくつかの落とし穴がある。また，培養も多くの誤った判断が介在しうる不完全な方法であって，決して細菌検査の"ゴールドスタンダード"ではない。

　以下に筆者がグラム染色を自ら始めた当初に経験した，グラム染色と培養の不一致例の分析を紹介する。

1. 塗抹・鏡検時に原因があるケース　　　　　　　　　　　　60％
    ① 菌形態パターンの観察の誤り　10例
    ② 菌量が少ないための見落とし　2例
    ③ 菌量の多い菌に目を奪われて他の菌の見落とし　5例
    ④ 背景に存在したバクテロイデスの見落とし　3例
    ⑤ 尿検体で腟常在菌を原因菌と overdiagnosis　4例
    ⑥ 検体不良　5例
2. 培養時の原因が想定されるケース　　　　　　　　　　　　15％
    ⑦ 培養，とくに釣菌時の原因　7例
3. 検査依頼時に原因があるケース　　　　　　　　　　　　　8％
    ⑧ 抗菌薬が開始された後の検体採取　4例
4. 原因不明のケース　　　　　　　　　　　　　　　　　　　17％
    ⑨ 原因不明　8例

染色あるいは鏡検時に原因があると思われたケースが60％と最も多く，次いで原因不明が17％，培養段階の原因が想定される場合が15％，抗菌薬が投与されていたために起炎菌が発育しなかったと考えられた場合が8％，と続いた．

1 菌形態パターンの観察に誤りがあったケース

a. *E. coli* を GNDC（グラム陰性双球菌）と判断したケース

E. coli は，GNR-M（中型のグラム陰性桿菌）である．横幅が太く，ふっくらとした形を示す．

その中でも，図 8-1-①のように楕円形で中央部が少し陥凹した形のもの，②のように，葉巻型のものがある．①のケースを，GNDC（グラム陰性双球菌）と誤ったケースがあった．少し注意して観察すると，双球菌ではなく，桿菌であるとわかる．

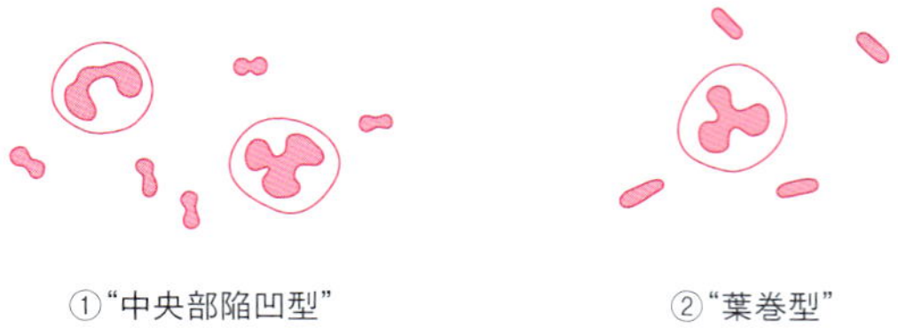

①"中央部陥凹型"　　　　　　②"葉巻型"

図 8-1　*E. coli* の菌形態パターン

b. *S. aureus* を GPDC（グラム陽性双球菌）と判断したケース

S. aureus を GPDC（グラム陽性双球菌）＝肺炎球菌または連鎖球菌，と誤って判断したケースがあった．cluster 形成が乏しく，双球状の部分もあったため，双球菌パターンであると判断したが，再度鏡検し，複数の視野を確認すると，cluster の部分が存在した．

ブドウ球菌でも，cluster の形成が目立たず，双球状パターン，短い連鎖状パターンが優位に見られることがある（図8-2）．とくに MRSA の場合にその傾向がある．ブドウ球菌が双球状となる場合は，ほぼ球形の菌が並列に配列する．一方，肺炎球菌は米粒2つが長軸方向に並んだように配列し，対照的である．正しい判断を下すためには，必ず複数の視野を観察して判断すべきである．

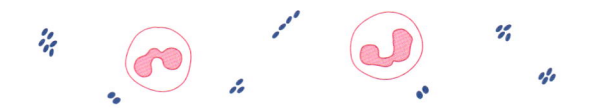

ブドウ球菌も、一部で双球状パターン、連鎖状パターンを示すことがある。
ブドウ球菌が双球状の場合は、団子が2つ並列に並んだように配置する。

図 8-2 双球状、連鎖状のブドウ球菌

2 脱色の操作に問題のあったケース

a. GPR（グラム陽性桿菌）を、脱色しすぎて GNR（グラム陰性桿菌）と見誤ったケース

スメアを脱色しすぎかどうか、判断する手だては白血球の核にある。ある白血球の核は紫色（グラム陽性）に染まり、近傍の他の白血球の核は赤色（グラム陰性）に染まる「紫色と赤色の混在する部分」が、最も適切な脱色の程度を表している（p. 34 参照）。もし、白血球の核がすべてグラム陰性（赤色）であれば、脱色しすぎかもしれない。その視野に紫色の細菌が認められれば、グラム陽性菌であると判断してよいが、赤色の細菌ばかりが見られる場合は、脱色しすぎた可能性がある。

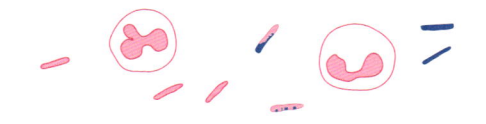

脱色しすぎると GPR を GNR と見誤る。

図 8-3 脱色のしすぎ

b. *Acinetobacter* spp. をブドウ球菌と見誤ったケース

Acinetobacter spp. は、*Moraxella catarrhalis*, *Neisseria gonor-*

rhoeae（淋菌），*Neisseria meningitidis*（髄膜炎菌），上気道常在菌の *Neisseria* spp. などと同様に，GNDC（グラム陰性双球菌）である。ただし脱色が適切でも陽性に染まることがある（＝Gram variable）。

Acinetobacter spp. が比較的多く集簇した部分を見て，ブドウ球菌を脱色しすぎて一部が陰性（赤色）に染まったと"深読みしすぎて"誤ったケースがあった。

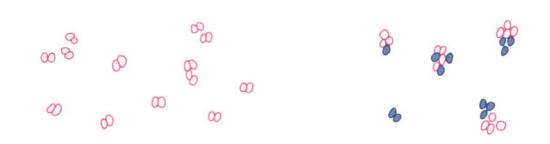

GNDC を呈する。　　　　　　　　塊状の一部が赤色に染まる。

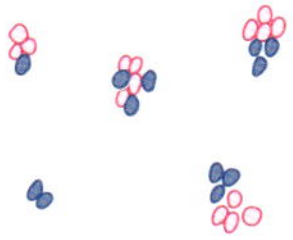

図 8-4　*Acinetobacter spp.*　　図 8-5　脱色しすぎた *S. aureus*

3 混合感染で，菌量の多い菌に目を奪われ，他方を見落としたケース

a. *S. pneumoniae* と，*H. influenzae* による混合感染の肺炎で，*H. influenzae* を見落としたケース

H. influenzae は，小さく星のようにパラパラと散在し，見落としやすい。とくにグラム陽性菌との混合感染では，色が濃い陽性菌に目を奪われ，つい見逃してしまう確率が高くなる。グラム陽性菌

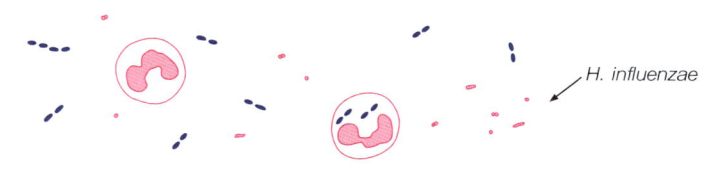

S. pneumoniae と *H. influenzae* の混合感染の場合は，
S. pneumoniae のほうが目立つ。背景を注意深く観察する。

図 8-6　混合感染で見落とされやすい *H. influenzae*

を見つけたら，次は「グラム陰性菌，陰性菌…」と呪文を唱えながら（？），注意深く観察を続ける必要がある．

b. *Enterococcus* spp., *Bacteroides* spp. による胆道感染で後者を見逃したケース

Bacteroides spp. は，他のグラム陰性菌に比べ，染まりが薄いため，見落としやすい．胆道感染症はもともと起炎菌として polymicrobial pattern が予想される感染症である．グラム染色で1種類の菌を認めた場合，そこで安心してしまわず，混合感染の可能性を念頭に置き，集中力を持続してほかの細菌を探すことが重要である．

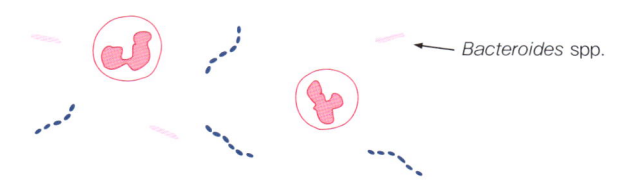

Bacteroides spp. は，他のグラム陰性菌に比べて
赤の染まりが薄く，見落とされやすい．

図8-7 見落とされやすい *Bacteroides* spp.

4 培養段階に原因が想定されたケース

a. 鏡検では *Moraxella catarrhalis* と考えられたが，培地でのコロニーでは常在菌の *Neisseria* spp. と混在し，釣菌されなかったケース

起炎菌のコロニーが常在菌のコロニーに紛れ込んで目立たなければ，起炎菌のコロニーは釣菌（分離培養に進めるために白金耳で選択的にすくい上げること）されないかもしれない．培養検査はその段階で終了となり，"正常細菌叢"と報告されてしまう．いわば"門前払い"になってしまう．

b. 肺炎球菌が，常在性のα連鎖球菌（緑連菌）に混在して，釣菌されなかったケース

肺炎球菌とα連鎖球菌は，いずれもα溶血性であり，コロニーも

酷似する。したがって，肺炎球菌のコロニーが存在しても，すべて常在性のα連鎖球菌であると誤認され，"正常細菌叢"と結果報告されるおそれがある。拡大鏡を用いて注意深く観察すると，肺炎球菌のコロニーは中央に小さな陥凹（へそ）が存在する。技術レベルの高い細菌検査室であっても，グラム染色上明らかな肺炎球菌の培養同定率は53～55%にとどまると言われている。

c. 菌量の多い菌のコロニーが培地全体を覆い，他の菌が釣菌されなかったケース

必ずしも，もともと優勢な細菌が培養でも多数派を占めるとは限らない。培地の種類や培養条件によって，菌量の少なかった雑菌が優位に発育することは日常茶飯事である。

5 検査依頼時に既に原因があると思われたケース

a. 検体を採取する前に，不用意に抗菌薬を投与したケース

外来の肺炎患者で，グラム染色では *H. influenzae* と考えられたが，喀痰を採取する前に，CTM（ハロスポア，パンスポリン）の点滴投与が行われ，喀痰は膿性で良質な検体であったにもかかわらず，培養では有意な菌は分離されなかったケースなどである。

以上のように，全体を見渡すと，避けることのできる原因は多い。グラム染色と培養に対して，興味と親しみを持って関わるならば，両者の一致率は大きく上昇する。

検体の保存法・血液培養の採取法

1 検体の保存法

検体はすぐに検査室に届ける。重症例の検体などとくに大切な検体は，主治医が自らの手で直接検査技師に届け，患者の状況を説明したうえで，培養を開始してもらうことが重要である。

夜間，休日など，やむを得ない場合は以下のように保存する。

表 9-1 検体の保存法

① 血液	孵卵器（37℃）	原因菌の増殖を助ける
② 髄液	室温	髄膜炎菌は低温に弱い
③ 尿	冷蔵庫（4℃） 室温	尿道常在菌を増殖させないため 鏡検で GNDC が見えたとき
④ 喀痰	冷蔵庫（4℃）	上気道の常在菌を増殖させないため
⑤ 咽頭・喉頭 　鼻・口腔 　眼脂・皮膚 ⑥ 腟分泌物	冷蔵庫（4℃）	常在菌を増殖させないため
⑦ 糞便	冷蔵庫（4℃）	常在菌を増殖させないため Vibrio 属は室温 アメーバは 15 分以内に搬送
⑧ 非開放膿 ⑨ 体腔液	冷蔵庫（4℃）	複数菌の一部を異常に増殖させないため。嫌気ポーターまたは注射器のまま（空気を除去後）

検体保存の重要なポイントは多くない。
a．本来無菌の血液はすぐに孵卵器に入れる。
　（夜間，細菌検査技師が当直しない病院でも，孵卵器は利用すべきである）
b．常在菌の存在する検体は，4℃ に冷蔵保存する。
c．胸水，閉鎖腔膿などは嫌気性菌用容器に保存する。
d．低温に弱い菌種がある（淋菌，髄膜炎菌など）。冷蔵庫には入れず室温とする。

2 血液培養の採取法

皮膚常在菌による汚染の可能性があり，正診率を上げるために，原則として"2セット以上"採取する[*1]。複数セットを連続して一連の操作として採取する。従来は20分程度の間隔をあけることが推奨されていた（筆者もそうしていた）が誤りである。間欠的菌血症（最も頻度が高い）では30〜40分の間に網内系で血中の細菌が処理されて急速に菌量が減少するからである。

静脈血培養と動脈血培養との陽性率には有意差はない。安全で患者の苦痛の少ない静脈採血で十分である。

1セット：好気性菌用ボトル1本＋嫌気性菌用ボトル1本

---

a．手指消毒と手袋着用
　• 標準予防策に従う（p2参照）
　• 速乾性アルコールで手指消毒をし，未滅菌手袋を着用する
b．皮膚の消毒
　①単包アルコールによる消毒および肉眼的汚れの除去
　　つづいて
　②1％クロルヘキシジンアルコール（綿棒）による消毒[*2]
c．採血
　• ボトル用量の1/10〜1/5の2倍量（好気ボトル，嫌気ボトル）を採取
　• たとえば60 mlのボトルであれば，穿刺部位1カ所（1セッ

ト分）につき 12〜24 ml を採取する
- 採取できた血液量が少ない場合は，追加の採血はせず，そのまま提出する

d．ボトルの消毒
- 単包アルコールでゴム栓を消毒する

e．血液の分注
- 嫌気用ボトルと好気用ボトルに分注する
- 嫌気用ボトルを先に，次いで好気用ボトルに分注する[3]
- 分注時の注射針交換は不要である[4]

[1] 費用対効果の観点からは "3 セット" がよいとされる。

[2] 米国感染症学会のガイドラインでは「0.5% を超えるクロルヘキシジン濃度が必要」と記載されているが，0.5% と 2% で有意差がなかったとの研究もある。わが国ではアルコールとの合剤である 1% クロルヘキシジンアルコール製剤が入手できる。クロルヘキシジンアルコールを用いる場合，穿刺までの待ち時間は 30〜40 秒と短い。従来から用いられてきたポビドンヨードは推奨されない。もしポビドンヨードを用いる場合，乾燥するまで（あるいは少なくとも 2 分間）待たなければ消毒効果を発揮しない。

[3] 注射筒の中に残った空気が嫌気用ボトルに入ることを防いで，少しでも嫌気性菌の培養条件をよくするためである。

[4] ボトル分注時の注射針の交換は行わない。採血針のままボトルを穿刺しても皮膚常在菌による汚染率は増加しなかったという報告が大半である。あるメタ分析では非交換群がわずかに汚染率が高かったという報告もある。筆者は，肝炎ウイルス，HIV などを含む血液による針刺しの可能性を考えれば，注射針の交換を行わないことを推奨する。

> **Memo**

好気性菌と嫌気性菌

　臨床医が日常用いる"好気性菌","嫌気性菌"の分類は,微生物学上の分類とは異なるので注意が必要である。いわゆる"好気性菌"は実は2つのカテゴリーから成り立っている。すなわち,(A)酸素のない嫌気条件では発育できない偏性好気性菌,(B)好気,嫌気のいずれでも発育できる通性嫌気性菌,である。(B)の「通性」は「普通の」とか「通りいっぺんの」という意味で理解すると分かりやすい。一方,酸素の存在する好気条件では生きてゆけない細菌が(C)偏性嫌気性菌である。なお本書では,微生物学上の分類ではなく,臨床的な分類に従って記載した。

表9-2　臨床上の"好気性菌","嫌気性菌"と微生物学上の分類

臨床上の分類	"好気性菌"		"嫌気性菌"
微生物学上の分類	(A) 偏性好気性菌	(B) 通性嫌気性菌	(C) 偏性嫌気性菌
グラム陽性菌	*Micrococcus* spp.	*S. aureus* *Streptococcus* spp. *S. pneumoniae* *Enterococcus* spp.	*Peptostreptococcus* spp. *Clostridium* spp.
グラム陰性菌	*P. aeruginosa* *S. maltophilia* *B. cepacia* *Acinetobacter* spp.	*E. coli* *Klebsiella* spp. *Serratia* spp. 他の腸内細菌科	*Bacteroides* spp. *Prevotella* spp. *Fusobacterium* spp.

　「血液培養で菌が生えました。」と細菌検査室から連絡があった場合には,好気ボトル,嫌気ボトルのいずれか片方からか,あるいは両方から発育したのかを知ることによって菌名を推定することができる。例えば「グラム陰性桿菌が1セットの嫌気ボトルからのみ発育した」という場合(表9-3のパターンⅢ)には,予想菌は(B)あるいは(C)となる。(B)通性嫌気性菌の場合,後になって好気ボトルにも発育してくることもあるが,嫌気ボトルにのみ発育することも少なくない。またその逆もある。一方,(C)偏性嫌気性菌は,嫌気ボトルにのみ発育する。緑膿菌など(A)偏性好気性菌に分類される細菌の可能性は,パターンⅢの場合には消えることになる。

表 9-3 血液培養の陽性パターンと予想される分離菌

パターン	血液培養		予想される細菌		
	好気ボトル	嫌気ボトル	(A)	(B)	(C)
I	(＋)	(＋)	×	○	×
II	(＋)	(−)	○	○	×
III	(−)	(＋)	×	○	○

(A)〜(C)：表 9-2 参照

3 血液培養の汚染率

臨床上重要な微生物のほとんどは血液培養 1 セットのみから培養されても汚染（contamination）ではなく，真の菌血症を意味する。

表 9-4 血液培養の分離菌別汚染率（％）

高い汚染率	coagulase-negative staphylococci	80〜89
	α-Streptococcus	62〜70
	Corynebacterium spp.	84〜98
	Bacillus spp.	92〜100
低い汚染率	Staphylococcus aureus	6〜13
	Streptococcus pneumoniae	0〜4
	β-Streptococcus	0〜8
	Enterococcus spp.	8〜37
	Escherichia coli	1〜4
	Serratia spp.	0〜7
	Pseudomonas spp.	4〜6
	Candida spp.	0〜7

（文献 3，4，5 より改変，作成）

●文献
1. Clinical and Laboratory Standards Institute (CLSI): Principles and procedures for blood cultures; Approved guideline. CLSI document 27: M47-A, 2007

2. Caldeira D, et al: Skin antiseptics in venous puncture-site disinfection for prevention of blood culture contamination: Systematic review with meta-analysis. J Hosp Infect 77; 223-232, 2011
3. Roberts FJ, et al: A three-year study of positive blood cultures, with emphasis on prognosis. Rev Infect Dis 13; 34-46, 1991
4. Weinstein MP, et al: The clinical significance of positive blood cultures in the 1990s: A prospective comprehensive evaluation of the microbiology, epidemiology, and outcome of bacteremia and fungemia in adults. Clin Infect Dis 24; 584-602, 1997
5. Pien BC, et al: The clinical and prognostic importance of positive blood cultures in adults. Am J Med 123; 819-828, 2010

各種感染症

10

1. 中枢神経系感染症 …………………… 50
2. 呼吸器感染症 ………………………… 62
3. 循環器感染症 ………………………… 127
4. 尿路感染症 …………………………… 150
5. 消化器感染症 ………………………… 165
6. 皮膚・軟部組織感染症 ……………… 203
7. 骨・関節の感染症 …………………… 213
8. 性感染症 ……………………………… 224
9. 発熱性好中球減少症 ………………… 240
10. 手術部位感染症 ……………………… 245
11. 結核 …………………………………… 253
12. 真菌感染症 …………………………… 273
13. HIV感染症 …………………………… 285

1 中枢神経系感染症

1. 髄膜炎
2. 脳膿瘍

1. 髄膜炎 meningitis

- 細菌性髄膜炎は"30分"を争う"内科的救急疾患"である。
- 脳神経を含め、神経の診察は手早く、かつ省略せずに行う。
- 耳、眼底を必ず診る。すなわち、耳鏡と眼底鏡に馴れておく必要がある。
- 細菌性髄膜炎を疑ったら、
  ① 血液培養2セットを採取する。
  ② 腰椎穿刺と髄液グラム染色を手際よく行う。
  ③ 抗菌薬を開始する。
- グラム染色が抗菌薬選択に重要な位置を占める。
- もし、迅速に腰椎穿刺とグラム染色を行えない場合は、② と ③ の順序を逆にして可及的速やかに初回の抗菌薬投与を行う。
- 意識レベル低下、focal sign、papilledema のいずれかがあれば、② の前に ③ とし、かつ続いて頭部CTを行う。頭蓋内圧上昇と判断したら、腰椎穿刺は行わない。
- PRSPを意識する新しいS, I, R基準を適用すると、髄膜炎の場合、市立堺病院のデータ(2011年)では外来株においてS 50%、R 50%であった(p 306参照)。

感染経路
① 血行性
② 連続性(皮膚、骨、中耳、副鼻腔、シャント、外傷など)

起炎微生物

▶ 年齢と患者背景によって起炎微生物を推定する。

S. pneumoniae	成人で最多である。30〜50%を占める。抗菌薬を選択するときにはPRSPを考慮する必要がある。判定基準が髄膜炎と非髄膜炎で異なる。
N. meningitidis	50歳までの成人に多い。10〜30%を占める。1年を通して発生するが、大半が冬と早春である。鼻腔保菌を経て発症する。感染力が強い。
H. influenzae type b (Hib)	1〜4歳、とくに2歳以下の小児に発生する。成人では数%と稀である。
S. aureus	糖尿病、担癌状態、他疾患による菌血症に伴って発症する。
S. epidermidis	脳外科シャント手術後にほぼ限られる。
種々のグラム陰性桿菌	新生児、高齢者に多い。
Listeria monocytogenes	50歳以上では予想菌に必ず含める。背景に悪性疾患（とくに血液疾患）、アルコール多飲、肝障害、免疫抑制薬、ステロイド投与、糖尿病、慢性透析など。
S. agalactiae (B群 Streptococcus)	母体の産道で感染する。新生児に限られる。
Treponema pallidum (梅毒)	神経梅毒は3期のみならず、すべての病期で発症しうる。神経梅毒＝3期梅毒、ではないことを忘れない（p 234参照）。
Mycobacterium tuberculosis (結核)	初期の肺病巣から血行性に到達する。そのため、胸部X線写真が正常のこともある。当然、粟粒結核に続発する場合もある。
C. neoformans	基礎疾患がない健常者にも発症しうる。一方HIV感染症（CD4<200）に続発する場合もある。その場合は一次性が多い。
種々のウイルス	宿主免疫能の良否に無関係に発症しうる。

■ 症状
- 発熱,頭痛,羞明,痙攣,嘔吐,意識レベル変化,発疹(髄膜炎菌の 50%)など。
- なんとなく会話のテンポがおかしい,などのわずかな意識レベルの変化を軽視しない。

■ 身体所見
- よく知られる古典的な諸徴候は,意外に感度が低い。
  項部硬直(感度 15〜92%),Kernig 徴候(感度 9%?),Brudzinski 徴候(感度不明)
- 特異度は低いが,感度の高いものとして jolt accentuation (Memo) がある。

> **Memo**
> ### jolt accentuation
> 2〜3回(往復)/秒の速さで頭を横に振ったときの頭痛の増悪をいう。髄膜炎での感度 97%,特異度 60% である。NSAID などの鎮痛薬が処方されていると陰性となるので注意する。

- 神経学的局所徴候,痙攣,発疹をよく観察する。
- 耳と眼底を診る(Memo)。

■ 検査
1) 腰椎穿刺
a. 検査前の3大チェック項目
  ① 意識,② 神経学的所見,③ 眼底
    意識レベル低下(-),focal sign(-),papilledema(-)であれば,穿刺前の CT は不要
b. 髄液の検査項目
  ① 圧
  ② 一般(蛋白,糖,Cl,白血球数,分画)
  ③ 塗抹(グラム染色,抗酸菌染色),墨汁染色
  ④ 培養(細菌,真菌,抗酸菌)
  ⑤ ADA   (p. 54 につづく)

Memo

耳と眼底の診察

　髄膜炎診療に耳（鼓膜）と眼底の観察は必須である。一刻を争うから，内科医であっても自分で行えなければならない。中耳炎に続発する髄膜炎を見逃さない。鼓膜の発赤，出血，鼓膜から透見される膿性滲出液の貯留を見る。眼底は視神経乳頭を診る。頭蓋内圧亢進によるうっ血乳頭があれば，本来"満月"のように明瞭な輪郭が見えなくなる。

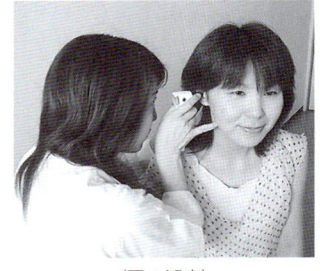

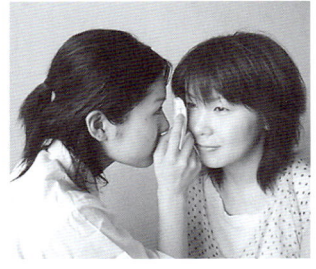

〈耳の観察〉　　　　　　　　〈眼底の観察〉

　軽量で白衣のポケットにすっぽり入るプラスチック製の眼底鏡と耳鏡が2～3万円で手に入る。電源は充電式ではなく電池のものが使いやすい。充電式だと，肝心なときに放電してしまっていて使えないことがある。『いつでも使える』のでなければ，使わないことが習慣化してしまう。

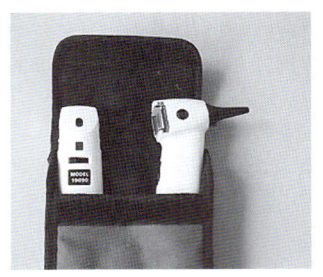

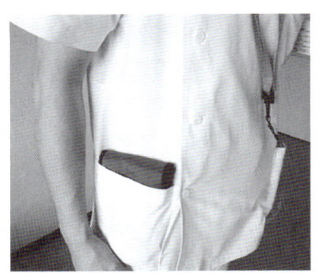

〈耳鏡と眼底鏡のセット〉　　〈白衣のポケットにうまくおさまる〉

⑥ ラテックス凝集法による迅速キット検査
　S. pneumoniae, *N. meningitidis*, *H. influenzae* type b の同時検出キット, *C. neoformans*, *S. agalactiae* 用のキット

起炎微生物	糖	優位な白血球
細菌性	↓	好中球（リンパ球）
真菌性	↓	リンパ球
結核	↓	リンパ球（好中球）
梅毒	N	リンパ球

▶ 圧：正常 10～20 mmHg，蛋白：正常 10～40 mg / dl
▶ 糖：正常は大まかに血糖の 1 / 2～2 / 3（45～85 mg / dl），血糖測定を必ず同時に行う。血糖が変化すると髄液中の糖値は約 1 時間で平衡に達する。
　＜40 mg / dl，CSF / blood＜0.3 のとき，感度 60～70% で細菌，真菌，結核菌を考える。
　（注：ウイルス疾患でも糖が低下しうる：mumps，HSV，など）
▶ Cl：正常 120～125 mEq / L，TB では著減する＜100 mEq / L。
▶ WBC 分画：ウイルス性髄膜炎の初期は好中球優位，数日のうちにリンパ球優位となる。細菌性髄膜炎ではたいてい多核球優位だが，リンパ球優位の場合もある。とくに *L. monocytogenes* の 30% はリンパ球優位。逆に，結核性髄膜炎はリンパ球優位であることが多いが，25% 以上の症例において多核球優位である（paradoxic pattern）。
▶ グラム染色：感度は以下
　S. pneumo 90%，*H. inf* 86%，*N. mening* 75%，*L. mono* 30～40%（p 56 参照）
▶ TB 鏡検：感度＜25%
▶ ADA：カットオフ値を 8 U / L とすると，感度 44%，特異度 75%（p 259 参照）
▶ ラテックス凝集反応：感度は，*S. pneumo* 67～100%　Hib 78～100%　*S. agalactiae* 69～100%　*N. menin* 50～93%。すでに抗

中枢神経系感染症 1. 髄膜炎

菌薬が開始されている場合に有用な検査法である。
▶ リンパ球優位,かつ塗抹陰性,ラテックス凝集反応陰性の場合,TB-PCR,HSV-PCR,VDRL,FTA-ABS,細胞診を追加する。

2）血液培養
▶ 2〜3セット。感度40〜60%と高い。

3）頭部 CT
▶ 造影で行う。無理なら単純でもよい。

4）副鼻腔X線
▶ PA法,Waters法（図10-1）：ともに頭蓋骨の錐体との重なりを回避する撮影法である。

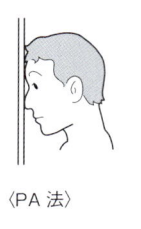

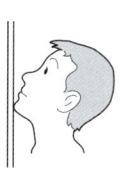

〈PA法〉　　　　　　　〈Waters法〉

図 10-1

■ 鑑別診断
▶ 髄膜炎の病因は感染症とは限らない。悪性腫瘍（固形癌,血液系腫瘍）,全身性エリテマトーデス,ベーチェット病,サルコイドーシス,薬剤（NSAIDなど）も鑑別に入れて考える。

■ 抗菌薬の投与法
1）グラム染色で起炎菌が推定できないとき
▶ 当然,*S. pneumoniae* は外せない起炎菌である。PRSPを考慮すると,もはやempiricにPCG（ペニシリンG）,ABPC（ビクシリン）を選択する訳にはいかない。VCM（バンコマイシン）とCTX（セフォタックス）〔またはCTRX（ロセフィン）〕を併用する。

▶ *L. monocytogenes* はグラム染色の感度が低い（前述）。抗菌薬投与前であるにもかかわらずグラム染色で細菌が観察されず，かつ 50 歳以上で，悪性疾患，アルコール多飲や肝障害，免疫能低下などの背景があれば積極的に疑う。細菌検査室にその旨を伝えて，翌日，翌々日培地に集落が生えて来ないか主治医の側から問い合わせる。
▶ *P. aeruginosa* の可能性を患者背景から判断する。その有無によって，抗菌薬の選択が大きく異なるからである。
▶ 結核性髄膜炎は，リンパ球優位，糖低下，何らかの脳神経症状がある場合に疑う。もし疑ったならば，すぐに治療を開始する。

① **好中球優位**
緑膿菌の可能性(−)：VCM 1 g, 1 日 2 回＋CTRX 2 g, 1 日 2 回
緑膿菌の可能性(＋)：VCM 1 g, 1 日 2 回＋CAZ 2 g, 1 日 3 回
＞50 歳，免疫能↓：リステリアを考慮し，ABPC 2 g, 1 日 6 回を追加

② **リンパ球優位**
糖正常：経過観察。
　　　　意識レベルに変化があれば, acyclovir 10 mg/kg, 1 日 3 回
糖低下：INH 300 mg ＋ RFP 450〜600 mg ＋ PZA 1.2 g ＋ VB6 30 (10〜50) mg (＋EB 750 mg)

2) グラム染色で起炎菌が推定できるとき

▶ グラム染色パターンにもとづく推定菌は口絵アトラスを参照。
▶ 髄膜炎において，アミノグリコシド系薬 1 日 1 回投与法が良いかどうか証拠がない。
▶ 成人の細菌性髄膜炎（とくに肺炎球菌による場合）の治療でステロイドを併用すると，合併症，死亡率が低下する。
▶ デキサメタゾン 10 mg, 1 日 4 回（あるいは 20 mg, 1 日 2 回）を 4 日間投与する。抗菌薬初回投与の前〜同時に投与を開始する。遅れて開始することのないように注意する。
▶ BLNAR（β-lactamase-negative ampicillin resistant）である *H. influenzae* の一部に CTX, CTRX にも耐性の株が報告されている（ただし，2011 年の市立堺病院では耐性（R）なし）。その場合は MEPM（メロペン）を用いる。

- S. aureus, CNS では, VCM と RFP の併用 (600 mg 分1) を考慮する (定説ではないが)。
- 結核性髄膜炎でのステロイド投与は確立している。
  PSL 60 mg, 7日間の後, 4週間かけて漸減, 中止する。
- acyclovir は, HSV-PCR 結果を見て, 続行か中止かを決める。

グラム染色像	推定起因菌	抗菌薬
GPDC	S. pneumoniae	VCM 1 g, 1日2回+CTRX 2 g, 1日2回 (PSSPと判明すれば, PCG 400万単位, 1日6回)
GNCB	H. influenzae	CTRX 2 g, 1日2回
GNDC	N. meningitidis	PCG 400万単位, 1日6回
GPC-cluster	S. aureus, CNS	VCM 1 g, 1日2回
GPC-GPR	L. monocytogenes	ABPC 2 g, 1日6回±GM 初回 2 mg/kg, 次いで 1.7 mg/kg, 1日3回
GNR-M	E. coli, K. pneumoniae	CTRX 2 g, 1日2回±GM 初回 2 mg/kg, 次いで 1.7 mg/kg, 1日3回
GNR-S	P. aeruginosa	CAZ 2 g, 1日3回±GM 初回 2 mg/kg, 次いで 1.7 mg/kg, 1日3回
GP-huge	Cryptococcus neoformans	p 282 参照

VCM：バンコマイシン　PCG：ペニシリンG　GM：ゲンタマイシン
CTRX：ロセフィン　ABPC：ビクシリン　CAZ：モダシン

治療期間

- 良いエビデンスはなく, あくまでも経験的なデータである。
  N. meningitidis　　7日間
  H. influenzae　　　7日間
  S. pneumoniae　　10～14日間
  L. monocytogenes　>21日間
- フォローアップの腰椎穿刺は基本的には不要。抗菌薬を開始して48時間後に改善傾向が見られない場合には再検する。

■ N. meningitidis, Hib における予防投与

- 曝露後，予防内服の適応がある。
- N. meningitidis の感染者に接した家族，医療従事者は，最初の数日間の発症リスクが高いため，抗菌薬の予防内服を行う。
- 対象者の鼻咽頭培養は不要であり，問診で接触歴があれば予防内服を行う。
- H. influenzae b 型（Hib）は成人においては予防内服は不要である。
- 薬剤は，① RFP　小児＜1 カ月　5 mg/body，1 日 2 回，2 日間
　　　　　　　　　小児≧1 カ月　10 mg/body，1 日 2 回，2 日間
　　　　　　　　　成人　　　　　600 mg，1 日 2 回，2 日間
　　　　② CPFX　小児適応外
　　　　　　　　　成人　500 mg　単回
　　　　③ CTRX　小児＜15 歳　125 mg　筋注　単回
　　　　　　　　　小児≧15 歳　250 mg　筋注　単回
　　　　　　　　　成人　　　　　250 mg　筋注　単回

RFP：リファンピシン　CPFX：シプロキサン　CTRX：ロセフィン

■ ワクチン

- S. pneumoniae, H. influenzae b 型，N. meningitidis に対するワクチンがある。
- 小児用肺炎球菌 7 価ワクチン（プレベナー）はわが国では 2010 年に認可された。成人用 23 価ワクチンでは免疫獲得が弱いため，蛋白や金属を加えて改良して開発された。小児の肺炎球菌髄膜炎の血清型のうち 60〜80％ をカバーする。さらに 2013 年 11 月，13 価ワクチンに切り替えとなった。カバー率：80〜90％。成人用肺炎球菌 23 価ワクチン（ニューモバックス NP）の肺炎球菌髄膜炎の予防効果は証明されていないが，50％ 程度と考えられている。
- Hib ワクチン（アクトヒブ）は，他の国々に約 20 年遅れて 2008 年ようやく日本に導入された。予防効果はきわめて大きく，Hib 髄膜炎の罹患率を 100 分の 1 にまで減少させる。
- N. meningitides ワクチンはわが国では未認可（2013 年現在）である。

●文献

1. Attia J, et al: The rational clinical examination; Does this adult patient have acute meningitis? JAMA 282; 175-181, 1999
2. Aronin SI, et al: Community-acquired bacterial meningitis; risk stratification for adverse clinical outcome and effect of antibiotic timing. Ann Intern Med 129; 862-869, 1998
3. Tunkel AR, et al: Practice guidelines for the management of bacterial meningitis. Clin Infect Dis 39: 1267-1284, 2004
4. van de Beek D, et al: Community-acquired bacterial meningitis in adults. N Engl J Med 354: 44-53, 2006
5. Uchihara T, et al: Jolt accentuation of headache: the most sensitive sign of CSF pleocytosis. Headache 31: 167-171, 1991
6. Jacob JT, et al: Acute forms of tuberculosis in adults. Am J Med 122: 12-17, 2009
7. Jan de Gans, et al: Dexamethasone in adults with bacterial meningitis. N Engl J Med 347; 1549-1556, 2002
8. Hsu HE, et al: Effect of pneumococcal conjugate vaccine on pneumococcal meningitis. N Engl J Med 360; 244-256, 2009

2. 脳膿瘍 brain abscess

- 発熱, 頭痛, 何らかの中枢神経症状, けいれんなどを主徴とする。
- 副鼻腔炎, 中耳炎, 菌血症, 外傷, 手術後などに関連して起きる。
- 膿瘍はすべての頭葉に同等に発生しうる。他と比べてとくに頻度の高い部位はない。
- 膿瘍の個数は, 単発:80%, 2か所:14%, 3か所以上:6%。

起炎菌
- 基礎疾患によって異なる。主な起炎菌は下表のとおりである。
- 複数菌感染症である場合も多く, 嫌気性菌の分離頻度も約30%程度ある。
- ノカルジア, 結核菌なども数%みられ, 稀とは言えない。

副鼻腔炎	連鎖球菌, インフルエンザ菌, 嫌気性菌
中耳炎	連鎖球菌, 嫌気性菌, 緑膿菌
菌血症	一次感染巣によりさまざま
外傷	黄色ブドウ球菌, Clostridium属, 腸内細菌
手術後	黄色ブドウ球菌, 表皮ブドウ球菌, 腸内細菌, 緑膿菌

診断
- 脳外科医に依頼し, 手術またはエコーガイド下で膿を採取する。
- 膿のグラム染色を行うとともに, 好気性菌, 嫌気性菌の培養に提出する。抗酸菌の塗抹, 培養も忘れない。起炎菌の同定率は80%を超える。
- 膿は採取後すぐに嫌気性菌用の容器に入れて提出する。
- 血液培養2(〜3)セットを採取する。
- 腰椎穿刺は以下の理由であまり推奨されない。
  (1) 脳圧が高い場合, 脳ヘルニアの危険がある。
  (2) グラム染色, 培養ともに陽性率が低い(0〜40%)。

■治療

▶ 膿のグラム染色を行い，背景に存在する一次感染巣の情報を合わせて抗菌薬を選択する。できるかぎりドレナージを行う。直径 2.5 cm 以上の場合は必須である。
▶ case by case ではあるが，以下のような指針を基本とする。
  a) 副鼻腔炎や中耳炎のとき
    PCG（ペニシリンG）〔あるいは ABPC（ビクシリン）〕または
    CTX（セフォタックス）〔あるいは CTRX（ロセフィン）〕
    かつ上記 4 薬剤のいずれかに加えて，metronidazole
  b) 上記で緑膿菌の関与を疑うとき
    CAZ（モダシン），かつ metronidazole（フラジール）
  c) 外傷後，手術後
    VCM（バンコマイシン），かつ CAZ
▶ 抗菌薬の用量は以下のとおり（中枢神経系では用量が大きいので注意）。
  PCG　　　300〜400 万単位，1 日 6 回
  ABPC　　3 g，1 日 4 回
  CTX　　　2 g，1 日 6 回
  CTRX　　2 g，1 日 2 回
  CAZ　　　2 g，1 日 4 回
  metronidazole　15 mg/kg，1 日 2 回または
  　　　　　　　　7.5 mg/kg，1 日 4 回
  VCM　p 389 参照
▶ metronidazole（フラジール）は腸管吸収率が高く，注射と内服で同等の血中濃度が得られる。

●文献
1. Mathisen GE, et al: Brain abscess. Clin Infect Dis 25; 763-781, 1997
2. Prasad KN, et al: Analysis of microbial etiology and mortality in patients with brain abscess. J Infect 53; 221-227, 2006
3. Muzumdar D, et al: Brain abscess: An overview. Int J Surg 9; 136-144, 2011

2 呼吸器感染症

1. かぜ症候群
2. 急性咽頭炎
3. 急性中耳炎
4. 急性副鼻腔炎
5. 急性喉頭蓋炎
6. 急性気管支炎
7. インフルエンザ
8. 市中肺炎
9. 院内肺炎
10. 人工呼吸器関連肺炎
11. 高齢者の肺炎
12. 胸水と膿胸
13. 慢性閉塞性肺疾患の急性増悪

1. かぜ症候群　common cold

- かぜ症候群はその大多数(少なくとも70%以上)がウイルスによる。
- 成人ではライノウイルス,コロナウイルスをはじめ,さまざまなウイルスが原因となるが,EBウイルス,サイトメガロウイルス,単純ヘルペスウイルス,さらにHIV感染症の急性期,ウイルス肝炎の初期も同様の症状を呈することを忘れない。
- 基本的にself-limitedであり,一般に1〜2週間以内で軽快する。2週間以上症状が持続する場合は,合併症や他の疾患を考える。

治療
- 原因のほとんどがウイルスであるから,抗菌薬は不要である。解熱鎮痛薬,抗ヒスタミン薬,鎮咳薬などの症状緩和の治療のみで十分である。
- かぜ症候群と診断したにもかかわらず,細菌感染症の合併予防を理由に,あるいは反射的に抗菌薬を処方している医師が少なくない。明らかな誤りである。かぜ症候群に対する抗菌薬の予防投与も有効でない。抗菌薬のむやみな投与は,副作用,耐性菌の選択など,もたらされる弊害の方が大きい。

■ かぜ症候群における膿性分泌物の考え方
- かぜ症候群において，膿性の鼻汁や喀痰はよく見られる。しかし，膿性分泌物＝細菌感染症ではない。膿性分泌物はウイルス感染症でもよく見られる。
- 白血球や脱落した上皮細胞が存在すれば，分泌物は膿性となる。膿は細菌自体の存在を示すものではない。
- 「膿性分泌物であれば抗菌薬を投与」ではなく，必ずグラム染色を行い，細菌の有無を確かめたうえで，抗菌薬の要否を判断する。

■ "こじれたかぜ"で考えること
- 抗菌薬使用の観点から大きく2群に分けると考えやすい。①抗菌薬が必要な疾患群，②抗菌薬が必要でない疾患群，である。

■ 抗菌薬が必要な疾患群
1) マイコプラズマ感染症
- 線毛に親和性があるため，感染の主座は細気管支から終末細気管支である。咳嗽が著しいのは気管支炎が主体であるためである。線毛を欠く呼吸細気管支や肺胞には二次的影響しか及ばない。
- 乾性咳嗽が特徴的とされるが，喀痰量が多いときもある。
- 潜伏期は2～3週と長い。一方，ウイルスは2～5日と短いため，周囲の同症状者の罹患時期を問診すると，両者の鑑別に役立つ。
- 臨床では診断のゴールドスタンダードはペア血清（PA法がよく用いられる）での抗体価4倍以上の変化である。ただし，単一血清でもPA法≧160倍で90％程度，≧640倍のときはほぼ100％確定診断と考えてよい。イムノカード（IgM）は健常人でも約30％が陽性を示す。喀痰や咽頭ぬぐい液を用いたLAMP法，2種類の迅速抗原キットが高感度の検査法として保険適用となった。特異度は90％以上と高い。臨床検体における感度の評価が待たれる。
- 細胞壁を持たない細菌であるから，βラクタム薬は無効である。
- 成人においてマクロライド耐性は稀と言われていたが，近年増えつつある。ただし，マクロライド耐性＝重症，ではない。いまもマクロライド系が第1選択薬であり，第2選択薬はテトラサイクリン系である。安易にキノロン系に走るべきではない。

2) クラミドフィラ・ニューモニエ感染症

▶ 潜伏期間は 3〜4 週間。
▶ 高齢者にもよくみられ，施設内での集団感染の報告もある。
▶ 臨床症状からマイコプラズマ感染症と鑑別することは困難である。しかし，使用する抗菌薬がマクロライド系，あるいはテトラサイクリン系であり，マイコプラズマと同様であるから，あえて鑑別する必要がない。

3) 百日咳

a. 疫学

▶ 20 歳以上の成人患者が急増し，数％ から患者全体の 1/3 以上を占めるようになった。もはや小児の疾患とは言えなくなった。感染後咳嗽の約 10％ を占め，マイコプラズマ感染症より頻度が高いとする報告もある。

b. 診断

▶ 潜伏期は 7〜10 日間。
▶ 診断基準として，2 週間以上の咳に加えて，①発作性の咳，②咳き込み時の嘔吐，③吸気性笛声（whoop）のいずれかを認める。しかし，成人では②は 1/2 以下，③は 1/3 以下にしかみられず，単に持続する咳だけの患者も多いので注意する。
▶「周囲に咳をしている人がいますか？」の問診に約 50％ の感度で「はい」の答えが返ってくる。
▶ 診断は，2 つの期間に分けて検査方法を選択する。
　(1) カタル期の発症から 4 週間以内（咳の持続が 3 週間以内）：
　　　培養，PCR（保険適用外）
　(2) (1) の期間よりも後：
　　　抗百日咳毒素（PT）IgG 抗体（EIA 法）
　　　抗線維状赤血球凝集素（FHA）抗体（EIA 法）
▶ 培養は，後鼻腔壁まで綿棒先端を到達させて粘液を採取する。特殊な培地が必要なので必ず細菌検査室に連絡する。発症から 2 週間を過ぎると陽性になりにくい。
▶ グラム染色像は陰性球桿菌であり，*H. influenzae* と同様に見える。
▶ 山口株（流行株），東浜株（ワクチン株）に対する凝集素価は交

差反応性があり,今はもう用いない方がよい。
- 抗百日咳毒素(PT)IgG 抗体(保険適用)は,単血清において,ワクチン未接種児では 10 U/ml 以上を陽性とする。成人では 100 U/ml 以上あれば診断的であるが,100 U/ml 未満でも否定できない。

c. 治療
- CAM(クラリシッド,クラリス)400 mg,1 日 2 回,7 日間
  AZM(ジスロマック)500 mg,1 日 1 回(Day1),さらに 250 mg 1 日 1 回(Day 2〜5)

4) 急性中耳炎
- 耳鏡を用いた鼓膜の診察は内科の一般診療にも必須である。耳を診る「習慣をつける」ことが大切である(p 74 Memo 参照)。
- 急性中耳炎の 3 大起炎菌は,① *S. pneumoniae*,② *H. influenzae*,③ *M. catarrhalis* である(p 75 参照)。

5) 急性副鼻腔炎
- 鼻閉,膿性鼻汁,後鼻漏に加え,上顎歯の痛み,頬部や前額部の痛み,前かがみで増悪する頭痛などがある場合,副鼻腔炎を考える(p 78 参照)。
- 3 大起炎菌は急性中耳炎と同様(上記①,②,③)であるが,嫌気性菌が関与することもある。

6) 気管支炎,肺炎
- 喀痰が膿性に変化したら,必ずグラム染色を行う。インフルエンザに続発する細菌感染症は,*S. pneumoniae*,*S. aureus* によることが多い(p 84 参照)。ウイルス感染後でなければ,健常者の *S. aureus* 肺炎は稀である。

7) 肺結核
- 肺結核は亜急性に発症し,「週」または「月」の単位の病歴を呈する。3 週以上持続する咳や痰,倦怠感,微熱,寝汗,体重減少のとき,結核を疑う。

- 聴診のみで結核を除外してはならない。典型的な肺結核陰影が存在しても，約 80% の症例で聴診所見は正常である。
- 炎症反応も意外にあてにならない。白血球，CRP，血沈のすべてが正常であるにもかかわらず，排菌する症例も存在する。
- 胸部 X 線，喀痰検査はスクリーニングに必須である。抗酸菌染色は，グラム染色と同様に医師自ら行えるようにしたい。簡単である（p 36 参照）。

8）性感染症

- 口腔を介した性交渉によって，淋菌（*N. gonorrhoeae*），*Chlamydia trachomatis*，梅毒などが咽頭に感染する。前 2 者では症状を欠き，保菌状態にあることが多い。

■ 抗菌薬が必要でない疾患群（表 10-1）

表 10-1　かぜ症候群との鑑別－抗菌薬が必要でない疾患群

感染後の遷延する咳	・ウイルスによる上気道炎のあと，2 週間経っても患者の 26% に咳嗽が残り，2 カ月後まで持続することがある。一過性の気道過敏性亢進が原因であるといわれている。
別のかぜを繰り返す	・かぜ症候群の多くが，患者が自らの手でウイルスを自己接種（self-inoculation）して感染するという事実は医師の間でもあまり知られていない。目を掻く，鼻いじりをする，手を洗わずに食べるなどの癖のある人は，何度でもかぜを繰り返す。 ・漠然とした手洗いは意味がない。目，鼻，口に触れる直前や食事の直前に手を洗うことが大切である。
気管支喘息	・診察時に wheeze が聴取できないことは多い。問診が大切である。
咳喘息 cough variant asthma	・乾性咳嗽が主に夜間や早朝に多発する。 ・患者は wheeze を自覚せず，また診察でも聴取しない。区域枝より末梢で気道攣縮が起きるためである。 ・診断はアストグラフを用いて気道過敏性の亢進を証明することによる。

（つづく）

表 10-1 (つづき)

アレルギー性鼻炎	・くしゃみ，鼻水，眼のかゆみ，症状の季節性，例年繰り返すことなどを問診する。家族歴も役立つ。 ・RAST，鼻汁中の好酸球を確認するなどで診断する。
好酸球性気管支炎（非喘息性）	・慢性咳嗽の約 13% がこの疾患によるとの報告がある。喀痰中に好酸球が存在し，ステロイドが奏効する点は，気管支喘息と同様だが，閉塞性障害はなく，気道過敏性の亢進も認めない。当然，wheeze は聴取しない。
肺癌	・聴診上，ある領域に局在した連続性ラ音（localized wheeze）が聞こえたら，患者に咳を促してみる。気道内分泌物が原因であれば，wheeze はすぐに消失する。時間をあけて聴診して localized wheeze に変化がなければ，扁平上皮癌など気管支由来の癌を疑う。
SLE などの膠原病	・咽頭炎やリンパ節腫脹を伴うことがある。胸膜炎や肺病変に伴う咳嗽もありうる。
胃食道逆流症（GERD）	・胸やけを欠き，喘鳴，咳嗽，咽喉頭の痛みなどが主訴となる場合がある。
心不全	・発作性夜間呼吸困難（PND）をかぜの咳嗽と間違えることがある。起坐呼吸とは異なり，いったん就寝して 2〜4 時間経過した後に息苦しさや咳で覚醒する。坐位をとったり，トイレに行って戻ってくるとまた眠ることができたりする。因みに，起坐呼吸はPND とは異なり，臥位になってほんの数十秒で呼吸困難を自覚する。
アンギオテンシン変換酵素阻害薬	・約 20% の患者に乾性咳が発生する。 ・中止後，咳がおさまるまで 1〜4 週間が多いが，3 カ月かかる場合もある。
気管内異物	・乳幼児では豆類，成人では義歯，歯冠などが多い。 ・身体所見では，肺音の左右差，局在性連続性ラ音（localized wheeze）に注意する。

●文献

1. Snow V, et al: Principles of appropriate antibiotic use for treatment of nonspecific upper respiratory tract infections in adults. Ann Intern Med 134; 487-489, 2001
2. Gonzales R, et al: Principles of appropriate antibiotic use for treatment of nonspecific upper respiratory tract infections in adults; Background. Ann Intern Med 134; 490-494, 2001
3. Bisno AL: Acute pharyngitis. N Engl J Med 344; 205-211, 2001
4. Irwin RS, et al: Diagnosis and management of cough executive summary. ACCP evidence-based clinical practice guidelines. CHEST 129; 1S-23S, 2006
5. Pratter MR: Cough and the common cold: ACCP evidence-based clinical practice guidelines. CHEST 129; 72S-74S, 2006
6. 成田光夫：マイコプラズマ感染症．小児内科 40（増刊号）；1086-1092，2008
7. Senzilet LD, et al: Pertussis is a frequent cause of prolonged cough illness in adults and adolescents. Clin Infect Dis 32; 1691-1697, 2001
8. Hewlett EL, et al: Pertussis-not just for kids. N Engl J Med 352; 1215-1222, 2005
9. 石田直, 他：成人遷延性咳嗽患者における感染後咳嗽の臨床的検討．日呼吸会誌 48；179-185, 2010
10. Brightling CE, et al: Eosinophilic bronchitis is an important cause of chronic cough. Am J Respir Crit Care Med 160; 406-410, 1999

2. 急性咽頭炎 acute pharyngitis

A群β溶連菌 Streptococcus pyogenes による急性咽頭炎

1) 疫学 / 症状
- 小児の咽頭炎の 15～30%，成人の 5～10% を占める。
- 時に C 群，G 群のβ溶連菌も原因となる。
- 急性の発熱，咽頭痛，嚥下痛，頸部リンパ節腫脹，扁桃の腫脹と膿性分泌物を認める。
- ① 鼻炎症状を欠く，② 咳嗽を欠く，のが特徴である。
- 扁桃の膿性分泌物はウイルス感染症でもありうる。細菌感染症に特異的ではない。

2) Centor's score

> ① 問診上の発熱＞38℃
> ② 圧痛を伴う前頸部リンパ節腫脹
> ③ 扁桃の白苔や滲出液
> ④ 咳嗽を欠く

- 全部揃えば，A群β溶連菌の可能性が 75% 程度になる。

3) 検査
- 迅速テストは感度 80～90%，特異度は 95% を超える。陽性なら抗菌薬を開始する。その場合，培養は不要である。陰性なら咽頭ぬぐい液の培養を提出する（ただし保険上は両方は通らない）。
- 培養も 24～48 時間で結果が得られ，感度 90～95% である。治療の開始が 9 日遅れてもリウマチ熱の発症率に影響を与えないといわれる。
- 抗 streptolysin O 抗体（ASO）は感染後 1 週間あたりから上昇し始めるため，早期診断には役立たない。C 群，G 群のβ溶連菌も産生する。明らかな感染の遷延や再発がみられないのに，ASO 高値が持続することがある。

4) 診断

▶ 症状と徴候を用いた Centor's score，迅速抗原テスト，培養をどう組み合わせて診断するか，未だ定説はない。

▶ 米国の内科学会，家庭医学会，疾病対策予防センターの合同ガイドラインでは，Centor's score と迅速抗原テストを組み合わせた方法を提案している（表 10-2）。1 回の外来で抗菌薬の適応を決定するための方法と言える。

表 10-2 米国 2 学会（内科学会，家庭医学会）と疾病対策予防センターによる治療適応基準

- Centor's score　0〜1 項目が合致のとき
  検査（培養，迅速抗原テスト）は行わず，抗菌薬投与も行わない。
- Centor's score　2〜4 項目が合致のとき
  以下の (a)(b)(c) のいずれかを採用する。
  (a) 迅速抗原テストを行い，陽性の場合のみ抗菌薬を投与する。
  (b) 2〜3 項目一致：迅速抗原テストを行い，陽性の場合のみ抗菌薬を投与する。
  　4 項目一致：検査は行わず，抗菌薬を投与する。
  (c) 検査は行わず，3〜4 項目一致の場合は抗菌薬を投与する。

▶ 一方，米国感染症学会のガイドライン（表 10-3）では，Centor's score を用いず，培養あるいは迅速抗原テストが陽性の場合にのみ抗菌薬を投与する。正診率を上げて不必要な抗菌薬投与を少なくする意図がある。

表 10-3 米国感染症学会による治療適応基準

- 培養または迅速抗原テストが陽性の症例に限り，抗菌薬を投与する。

▶ 上記のガイドラインを比較した臨床研究によると，Centor's score 3 または 4 で培養や迅速抗原テストを実施せずに抗菌薬を用いた場合，診断の特異度は小児 99％，成人 44％，不必要な抗菌薬投与が行われたのは小児 0.7％，成人 44％ であり，小児と成人とで大きく結果が異なった。

5）合併症
① 扁桃周囲膿瘍，後咽頭膿瘍，乳突洞炎，副鼻腔炎，中耳炎
② リウマチ熱（無治療例の 0.05〜3％）
③ 急性糸球体腎炎
④ 感染後多発関節炎
⑤ Henoch-Schönlein 紫斑病
⑥ 結節性紅斑

6）治療
▶ Centor's score，迅速テストで A 群 β 溶連菌と診断して，抗菌薬を用いる。ウイルス感染症に対しては，治療であっても予防であっても，抗菌薬を用いてはならない。
▶ ペニシリン G 100％ 感受性である。PCG 耐性株は報告されていない。リウマチ熱（無治療例の 0.3〜3％）予防のため，数日で症状が改善しても 10 日間治療する。急性糸球体腎炎の予防効果の有無は不明である。
　PCG（バイシリン G）80 万単位，1 日 4 回，10 日間
▶ 咽頭痛のため内服できないとき，
　PCG（ペニシリン G）100 万単位，1 日 4〜6 回，点滴
▶ ペニシリンアレルギー患者では，
　CAM（クラリシッド，クラリス）200 mg，1 日 2 回，10 日間
　AZM（ジスロマック）500 mg，1 日 1 回，3 日間
▶ 10 日間きちんと治療しても，除菌失敗による再発が 15％ ある。

扁桃周囲膿瘍　peritonsillar abscess
▶ ほとんどが A 群 β 連鎖球菌による咽頭炎に続発し，口腔内嫌気性菌の感染症が加わって起きる。
▶ 抗菌薬が奏効しなければ，抗菌薬を続行しながら切開排膿する。必ず耳鼻科医に依頼する。

伝染性単核球症　infectious mononucleosis
▶ EBV による急性感染症である。25 歳までの若年者に多い。
▶ 咽頭炎に加え，表在リンパ節腫脹，脾腫（75％），肝腫大（50％）

- を認める。
- 皮疹は多くない（5%）が，アミノペニシリン〔AMPC（サワシリン）や ABPC（ビクシリン）など〕を投与するとほぼ必発である。
- 血液検査でトランスアミナーゼ上昇を認める。
- 異型リンパ球＞10%，また血清学的診断（表10-4）が有用である。
- 脾破裂予防のため，1カ月は無理な運動（とくにフィジカル・コンタクトのあるスポーツ）は控える。
- CMV，HHV-6，HSV，HIV の急性感染症も類似の病態を呈する。

表10-4　EB ウイルス特異抗体パターンの解釈

	VCA IgG	VCA IgM	EA IgG	EBNA IgG
未感染	−	−	−	−
既感染	＋	−	− or ＋	＋
伝染性単核球症	＋	＋*1	＋	−〜＋*2
再活性化，慢性活動性，リンパ腫	＋＋＋	−	＋＋＋	−〜＋

*1 VCA IgM：発症時から陽性（感度90%）を示し，1〜2カ月で陰性化する。
*2 EBNA IgG：発症時は陰性で，3〜4週後に陽転し，終生消えない。

■HIV ウイルスの急性感染症

- 伝染性単核球症との臨床的な鑑別は難しい。
- 潜伏期は11日〜6週。
- 他のウイルスに比較し，発疹の頻度が高い（40〜80%）のが特徴である（p 285参照）。

●文献
1. Bisno AL: Acute pharyngitis. N Engl J Med 344; 205-250, 2001
2. Cooper RJ, et al: Principles of appropriate antibiotic use for acute pharyngitis in adults; Background. Ann Intern Med 134; 509-517, 2001
3. Ebell MH, et al: The rational clinical examination; Does this patient have strep throat? JAMA 284; 2912-2918, 2000

4. Neuner JM, et al: Diagnosis and management of adults with pharyngitis. Ann intern Med 139; 113-112, 2003
5. Shulman ST, et al: Clinical practice guideline for the diagnosis and management of group A streptococcal pharyngitis: 2012 update by the Infectious Diseases Society of America. Clin Infect Dis 55; 1279-1282, 2012
6. McIsaac WJ, et al: Empirical validation of guidelines for the management of pharyngitis in children and adults. JAMA 291; 1587-1595, 2004

3. 急性中耳炎 acute otitis media

症状
- 耳痛，耳漏，難聴，発熱などである。
- 外耳炎とは異なり，耳介を牽引しても疼痛を認めない。

診断
1）耳鏡による観察
- 鼓膜の発赤，膨隆，中耳の滲出液貯留を観察する。内科医も普段から耳鏡による観察に馴れ親しみたい。

> **Memo**
>
> **耳鏡**
>
> 内科医も耳鏡を使えるようにしたい。日本の医学教育では内科医が行うべき耳の診察がおろそかにされている。軽量の眼底鏡と耳鏡のセットが便利である（p 53 参照）。
>
> 専門外の医師が耳鏡で診るべき項目は限られている。外耳道と鼓膜を診る。外耳道は発赤，腫脹，分泌物，皮疹の有無を診る。鼓膜は，(1)発赤，腫脹，混濁，損傷の有無，(2)ツチ骨柄は見えるか，(3)光錐は見えるか，が観察項目である。

2）グラム染色
- きわめて有用である。

3）培養
- 急性中耳炎のほとんどは上咽頭の細菌の経耳管感染によって起きる。耳管が上咽頭に開口するためである。
- したがって，急性中耳炎の起炎菌の同定に，上咽頭培養はたいへん有用である。

> - 中耳貯留液，耳漏からの培養陽性率：40%
> - 上咽頭の培養陽性率　　　　　　：＞90%
> - 中耳貯留液と上咽頭の培養一致率：約80%

- 意外にも，上咽頭培養の方が，耳漏，中耳貯留液の培養よりも感度がよい。
- 上咽頭からの検体採取法
  - 軸の細い弾力性のある耳鼻科用綿棒を用いる。
  - 綿棒をほぼ水平に静かに挿入し，突き当たったところで静かに2~3回転させて抜去する。

起炎菌
- 3大起炎菌は気管支炎や副鼻腔炎と同様である。
    - *S. pneumoniae*：30~40%
    - *H. influenzae* ：30~35%
    - *M. catarrhalis* ： 5~10%

分離菌の耐性化
1）ペニシリン耐性肺炎球菌
- 肺炎球菌のS, I, Rの判定基準が2008年に変更された（p 303参照）。
- PRSPは"看板に偽りあり"，実際にはペニシリン耐性というよりも，"第1~第2セファロスポリン耐性"という方が合っている。ペニシリンの喀痰移行は良く，呼吸器感染症の場合は，ペニシリンで十分に治療が可能である。
- しかし，中耳は薬剤移行が不良なため，中耳炎では高用量のペニシリンを要する。

2）BLNAR（β-lactamase-negative ampicillin resistant）
- *H. influenzae* は薬剤感受性によって3分類すると理解しやすい。

抗菌薬 感受性による分類	ABPC	SBT / ABPC CTM	CTX
① 非耐性 *H. influenzae*	○	○	○
② β-l（+） *H. influenzae*	×	○	○
③ BLNAR	×	×	○

▶ βラクタマーゼ産生株は 20〜30% のままで増加しておらず，BLNAR が近年増加している。ただし，地域差が著しい。因みに市立堺病院のデータをみると，BLNAR は *H. influenzae* 全体の数% にとどまっている（p 326 参照）。
▶ BLNAR の判断には，第 2 世代セファロスポリン，すなわち CCL（ケフラール）や CTM への耐性をみると便利である。ABPC 耐性の有無はディスク法では判別できないことがある。
　　例）"ABPC：S，CTM：R" は BLNAR である。
▶ BLNAR の一部に，CTX（セフォタックス），CTRX（ロセフィン）にさえ耐性のものが報告されている（ただし，2011 年市立堺病院では，外来株，院内株ともに耐性株なし）。

3）*M. catarrhalis*
▶ 約 70% が βラクタマーゼを産生し，ABPC（ビクシリン），第 1 世代セファロスポリンに耐性である。
▶ 幸い，マクロライド系，第 2 世代セファロスポリン系の感受性は 90% 以上と良い。

治療
▶ 起炎菌の耐性化はたしかに進んでいる。しかし，中耳炎の 80% は抗菌薬投与なしで自然治癒する。
▶ 診断後 3 日以内に重症化することはまれ（0.5%）であるため，オランダや英国では 3 日間は抗菌薬なしで経過観察するのが標準となっている。3 日間待っても，乳様突起炎や髄膜炎などの合併症の頻度は増加しない。
▶ PRSP，BLNAR を考慮すべき現在にあっても，第 1 選択薬は AMPC（サワシリン）である。中耳炎の治療はいきなり広域スペクトラムの薬剤にとびつく必要はない。
▶ 中等症以上では鼓膜切開がよく行われるが，意義は確立していない。
▶ 効果判定は 2〜3 日後に行う。
▶ 治療期間に定説はない。5 日間程度でとどめる。

1) 耳漏あるいは上咽頭のグラム染色の情報がある場合

グラム染色像	第1選択	効果不良時
GPDC	AMPC	AMPC / CVA
GNCB	AMPC / CVA	CDTR-PI
GNDC	CAM, AZM	—

2) グラム染色を行うことができない empiric 治療の場合

> 原則1：第1選択薬としてペニシリン系を用いる。
> 原則2：セファロスポリン系薬の変更，連用を避ける。
> 原則3：入院症例では第3世代セファロスポリン系，またはカルバペネム系を用いる。

(1) 第1選択薬
　　AMPC（サワシリン）80〜90 mg / kg / 日　分4

(2) ≧39℃ または耳痛が著明なとき
　　AMPC / CVA（クラバモックス）
　　AMPC 80〜90 mg / kg / 日，CVA 6.4 mg / kg / 日　分4

(3) ペニシリン・アレルギーのとき
　　Ⅰ型以外：CFDN（セフゾン），CXM-AX（オラセフ）
　　Ⅰ型：AZM（ジスロマック），CAM（クラリシッド，クラリス）

(4) 初期治療が奏効しないとき
　　AMPC / CVA（クラバモックス）
　　AMPC 80〜90 mg / kg / 日，CVA 6.4 mg / kg / 日　分4
　　CTRX（ロセフィン）50 mg / kg　分1（注射）

■合併症
▶ 乳様突起炎，顔面神経麻痺，髄膜炎，脳膿瘍，脳静脈洞血栓症など。

■予防
▶ 23価の肺炎球菌ワクチン（ニューモバックスNP）は，残念ながら，中耳炎には有効でない。一方，7価の肺炎球菌ワクチンの有効性を示した報告がある。
▶ インフルエンザ菌b型ワクチンは中耳炎予防には無効である。中耳炎のほとんどは無莢膜型（non-typable）によるからである。

●文献
1. Kozyrskyj AL, et al: Treatment of acute otitis media with a shortened course of antibiotics: a meta-analysis. JAMA 279; 1736-1742, 1998
2. American Academy of Pediatrics Subcommittee on management of acute otitis media: Diagnosis and management of acute otitis media. Pediatrics 113; 1451-1465, 2004
3. 小児外来診療における抗菌薬適正使用のためのワーキンググループ：小児上気道炎および関連疾患に対する抗菌薬使用ガイドライン．外来小児科 8； 146-173，2005

4. 急性副鼻腔炎　acute sinusitis

▶ 発熱，咳嗽，鼻閉，膿性鼻汁，後鼻漏，上顎歯の痛み，頬部や前額部の痛み，前かがみで増悪する頭痛などがある場合，副鼻腔炎を考える。
▶ 意外にも，ウイルス性副鼻腔炎の頻度は細菌性よりも高い。
▶ 単なるかぜ症候群と思われる症例でも，① 副鼻腔粘膜の肥厚，② 滲出液貯留など，一過性の病変が患者の約80％に存在する。
▶ かぜ症候群の0.5～5％に細菌性副鼻腔炎が合併する。
▶ 細菌性の場合，3大起炎菌は中耳炎と同様である。
① *S. pneumoniae*
② *H. influenzae*
③ *Moraxella catarrhalis*

■診断

- 頬部,前額部の圧痛を診る。それぞれ上顎洞炎,前頭洞炎のチェックである。
- 耳鏡を用いて鼻道を観察する。色調,浮腫の有無,分泌物の性状,ポリープ,中隔が偏位していないか,を診る。
- 上顎歯の叩打痛の有無を診る。上顎洞炎の5～10%が歯根炎に起因する(=歯性上顎洞炎)。
- Waters法,PA法の単純X線写真を撮る(p 55参照)。①副鼻腔全体を占める均一な陰影,②液面形成,③6 mm以上の粘膜肥厚,のいずれかが存在すれば副鼻腔炎と診断する。篩骨洞や蝶形骨洞の場合は単純X線写真での診断は難しい。CTが必要である。

■治療

- 急性副鼻腔炎では検体(鼻汁)採取は容易である。膿性鼻汁をグラム染色して抗菌薬を選択する。empiricな治療は行わない。

  ① GPDCのとき,AMPC(サワシリン)　　　500 mg,1日3～4回
  ② GNCBのとき,SBTPC(ユナシン)　　　375 mg,1日3～4回
  　　　　　　　CVA/AMPC(オーグメンチン)375 mg,1日3～4回
  ③ GNDCのとき,CAM(クラリシッド,クラリス)　200 mg,1日2回
  あるいは①,②,③にかかわらず,以下でもよい。
  　　　　　　AZM(ジスロマック)　　500 mg,1日1回,3日間
  　　　　　　AZM(ジスロマックSR)　2 g　単回

●文献

1. Williams JW Jr, et al: Does this patient have sinusitis? Diagnosing acute sinusitis by history and physical examination. JAMA 270; 1242-1246, 1993
2. Hickner JM, et al: Principles of appropriate antibiotic use for acute rhinosinusitis in adults; Background. Ann Intern Med 134; 498-505, 2001
3. Piccirillo JF: Acute bacterial sinusitis. N Engl J Med 351; 902-910, 2004
4. Chow AW, et al: IDSA clinical practice guideline for acute bacterial rhinosinusitis in children and adults. Clin Infect Dis 54; e72-e112, 2012

5. 急性喉頭蓋炎　acute epiglottitis

- 内科的緊急症の1つである。
- 病態は分単位で進行し，急速進行性に気道狭窄を起こす。
- 突然発症し，咽頭痛，嚥下痛，流涎，声の変化，呼吸困難を呈する。
- 気道径を確保するために，患者はしばしば坐位前傾の体位をとろうとする。
- stridor（吸期の連続性ラ音）を聴取する（p 93 参照）。
- 起炎菌は，*H. influenzae* type b，A 群 β 溶連菌などである。
- この疾患を疑ったら，直ちに上級医，耳鼻科医に連絡をとらなければならない。初療医は患者の傍らを離れない。

診断
1) 喉頭蓋の観察
- 咽頭はほぼ正常である。
- 喉頭蓋は "cherry red"，"beefy red" に腫脹するが，内科医はこれを観察しようとしてはいけない。喉頭を診るためのわずかな刺激であっても，気道閉塞を誘発することがある。必ず耳鼻科医に診察を依頼する。

2) 頸部の側面軟線撮影
- 肥厚した喉頭蓋が "thumb sign" として観察される。

3) 培養
- 咽頭，喉頭ぬぐい液の採取は禁忌である（前述）。
- 菌血症を伴う頻度が高い。血液培養を提出する。

治療
1) 気道確保の準備
- この疾患を疑ったら初療医は患者から離れてはいけない。すぐに気管挿管や緊急気管切開ができるように準備する。

2) 抗菌薬

▶ 可及的速やかに抗菌薬の投与を開始する。
▶ *H. influenzae* type b を想定し，迷わず第3世代セファロスポリン系を用いる。

CTRX（ロセフィン）　2 g，1日1回
CTX（セフォタックス）　2 g，1日4回

3) ステロイド

有用か否か，よいエビデンスがなく使用の是非はわからない。

●文献
1. Grover C: "Thumb Sign" of epiglottitis. N Engl J Med 365; 447, 2011

6. 急性気管支炎　acute bronchitis

▶ 免疫能の正常な場合，急性気管支炎の原因で最も多いのはウイルス性である。すなわち抗菌薬を必要としない。
▶ たとえ喀痰が膿性であっても，必ずしも細菌感染症を意味しないのは，かぜ症候群と同様である（p 63 参照）。
▶ 一過性の血痰が見られるとき，その原因で最も多いのはウイルス性の急性気管支炎である。血痰があっても，上気道症状が先行したり，併存する場合は，しばらく様子を見ていて構わない。
▶ 細菌性は全体の 20% 程度にとどまる。*S. pneumoniae*, *H. influenzae* などによる。
▶ 聴診によって，肺炎との区別がある程度可能である。
▶ 気管支炎では，wheeze（rhonchus），early〜mid. inspiratory crackle などが聴取される。一方，肺炎では，pan-inspiratory crackle や late inspiratory crackle が聴こえる（p 92 参照）。

●文献
1. Gonzales R, et al: Principles of appropriate use for treatment of uncomplicated acute bronchitis; Background. Ann Intern Med 134; 521-529, 2001
2. Wenzel RP, et al: Acute bronchitis. N Engl J Med 355; 2125-2130, 2006

7. インフルエンザ influenza

インフルエンザウイルス

- RNA ウイルスである。「低温、低湿を好み、寒い時期に流行する」ではなく、季節にかかわらず、夏でも流行する。例えば、2009 年型 H1N1 インフルエンザウイルスは 8〜10 月に流行のピークがあった。また 2012 年 7 月には沖縄県で A 香港型 H3N2 が警報レベルに達した。
- A, B, C に大別されるが、流行するのは A, B のみである。
- H は赤血球凝集素 (HA) を、N はノイラミニダーゼ (NA) を表し、ウイルスの抗原性を規定している。H は 16 種、N は 9 種存在する。したがって、論理上は 16×9 = 144 種の異なった型が現れる可能性がある。
- 2008 / 09 年シーズンまで毎年 3 種類のインフルエンザが流行していた。すなわち、1968 年以来の① A 香港型 (H3N2)、1977 年以来の② A ソ連型 (H1N1)、および B 型、であった。因みに"香港"や"ソ連"は流行地に由来する一種のあだ名である。
- 2009 年にブタ由来の新しい H1N1 株が出現し、2009 / 10 年シーズンに A ソ連型 H1N1 を一気に駆逐し、完全に入れ替わった形となった。2011 / 12 年シーズンは A 香港型 H3N2 が主体で、ほか 2009 年型 H1N1、B 型で構成された。

局地的流行 epidemic と突発的な世界規模の大流行 pandemic

- epidemic は小さな抗原性の変化（抗原ドリフト）による。毎年「今年の株は」というのはこの小さな変化を示しており、H3N2, H1N1 など「H」と「N」の組み合わせそのものは変わらない。
- pandemic は大きな抗原性の変化（抗原シフト）による。例えば、H5N6 などという新型が出現したとしたら、世界規模で大流行する pandemic となりうる。pandemic は 1 世紀に数回の頻度で起き、多くの死者が出る。

■ 感染経路と症状
- 飛沫感染と接触感染である（p 5 参照）。
- 潜伏期間は平均 2 日（1〜4 日）と短い。
- 症状出現の前日から，出現後 5 日目くらいまで他者への感染性がある。
- 急性に発症する全身症状（発熱，倦怠感，多発関節痛，筋肉痛，頭痛など）と呼吸器症状（咳嗽，咽頭痛など）がある。

■ 診断
- A 型，B 型を鑑別できる迅速診断用キットが実際的である。
- いずれも 15〜20 分の判定時間である。鼻汁の方が咽頭ぬぐい液よりも陽性率が高い。
- 鼻腔内に深く 5〜7 cm 挿入して，十分な量が染み込むまでしばらく留置して鼻咽頭後壁部分から採取する。意外に患者の苦痛の大きい検査である。
- 感度は概ね 60〜80％ だが，発症当日は 40〜50％ にとどまる。

■ 治療
- 対症療法を行う。
- 高齢者や免疫能低下の患者であれば，抗ウイルス薬を用いてもよい。しかし，抗ウイルス薬をルーチンには使用しない。健常者のインフルエンザは保存的に見る。
- 抗ウイルス薬は発症後 48 時間以内に投与すると，症状の軽減とその期間の短縮が得られる。不用意な長期投与を行うと耐性を生じやすい。
- 2009 年型 H1N1 による pandemic では早期の抗ウイルス薬の投与が重症ウイルス肺炎の発生を予防したとの意見が大勢である。一方，脳症や心筋炎など他の合併症への有効性は不明である。

1）M2 阻害薬
- amantadine（シンメトレル）はインフルエンザ A に用いる。
    amantadine　　100 mg，1 日 2 回，3〜5 日間
    　　　　　　　＞65 歳では，100 mg，1 日 1 回，3〜5 日間

▶ ソ連型 H1N1 には有効であったが,2009 年型 H1N1,香港型 H3N2 に対しては,残念ながら効果がない。

2) ノイラミニダーゼ阻害薬
▶ zanamivir（リレンザ）と laninamivir（イナビル）は吸入薬,oseltamivir（タミフル）は内服薬である。インフルエンザ A,インフルエンザ B の両方に使用できる。peramivir（ラピアクタ）は注射薬であり,患者の状態が悪く,内服,吸入ができない場合に用いる。

    zanamivir（リレンザ）　　1 回 2 吸入,1 日 2 回,5 日間
    oseltamivir（タミフル）　　75 mg,1 日 2 回,5 日間
    laninamivir（イナビル）　　40 mg（2 容器),吸入,単回
    peramivir（ラピアクタ）　　300 mg,点滴静注（15 分以上で),単回

■ 合併症
1) 肺炎
▶ インフルエンザの後には,① *S. pneumoniae*,② *S. aureus* を起炎菌とする肺炎を合併しやすい（p 290 参照)。逆に健常者において *S. aureus* 肺炎がみられるのは珍しく,インフルエンザに続発した場合が多い。

2) インフルエンザ脳炎・脳症
▶ 意識障害,けいれん,異常言動・行動があれば疑う。

■ 予防
1) ワクチン
▶ 不活化ワクチンである。

① ワクチン株の決定
▶ 毎年 2 月 WHO がサーベイランス結果をもとにして,次シーズンの推奨ワクチン株を決定する。これを受けて 6 月厚生労働省がわが国でのワクチン株を決定する。

② 対象
▶ 米国は 2000 年に,推奨年齢を 65 歳以上から 50 歳以上に大幅に引き下げた。

- わが国でも 65 歳以上に公的補助が導入された。
- ワクチン製造には鶏卵を用いるため,卵アレルギーの患者への投与は禁忌である。しかし,アレルギー疾患そのものは禁忌ではない。例えば,気管支喘息があっても安全に接種することができる。
- 妊婦にも接種できる。米国疾病対策センター(CDC)は妊娠全期間での接種を推奨している。ただし妊娠 14 週まではもともと自然流産のおこりやすい時期であり,本人の十分な理解を得た上で接種する。
- 2009 年型 H1N1 ウイルスに対するワクチンの妊婦への接種では有害事象の有意な増加はなかったものの,妊娠初期(最初の 3 カ月)では,非接種群よりも多い傾向であった。完全に安全というより,益を害に優先させると考えた方がよいだろう。

③ 接種回数と接種時期
- 成人での接種回数は 1 回でよい。10 月下旬〜11 月上旬がよい。

④ 効果
- 接種 10〜14 日後に血中に抗体が出現しはじめる。インフルエンザワクチンの有効性は確立しており,70〜90% の予防効果がある。
- 肺炎球菌ワクチンとインフルエンザワクチンの両方を接種すると肺炎による入院頻度と死亡率を有意に減少させる。

2) 抗ウイルス薬
- 抗ウイルス薬の予防内服は,耐性ウイルスを生み出すリスクが懸念されており,推奨されない。

医療関連感染対策
- インフルエンザは飛沫感染と接触感染によって伝播するため,患者=医療スタッフ間の感染,狭いベッド間隔などによる患者間の感染が問題となる。
- 予防策の実際については第 1 章を参照。
- インフルエンザの医療関連感染が発生したら,直ちに感染管理担

当者に連絡する。
▶ 医療従事者は,毎年インフルエンザワクチンを接種すべきである。医療従事者がインフルエンザワクチンを接種することにより,患者の罹患率,死亡率が減少することが証明されている。

●文献

1. Chartrand C, et al: Accuracy of rapid influenza diagnostic tests: a meta-analysis. Ann Intern Med 156; 500-511, 2012
2. CDC: Prevention and control of influenza with vaccines: Recommendations of the Advisory Committee on Immunization Practices (ACIP), 2011. MMWR 60; 1128-1132, 2011
3. Carman WF, et al: Effects of influenza vaccination of health-care worker on mortality of elderly people in long-term care: A randomized controlled trial. Lancet 355; 93-97, 2000
4. Nichol KL: The additive benefits of influenza and pneumococcal vaccinations during influenza seasons among elderly persons with chronic lung disease. Vaccine 17, Suppl 1; S91-93, 1999
5. The American Lung Association Asthma Clinical Research Centers: The safety of inactivated influenza vaccine in adults and children with asthma. N Engl J Med 345; 1529-1536, 2001
6. Pasternak B, et al: Risk of adverse fetal outcomes following administration of a pandemic influenza A (H1N1) vaccine during pregnancy. JAMA 308; 165-174, 2012

8. 市中肺炎 community-acquired pneumonia

▶ 市中肺炎の3大起炎菌は，① *S. pneumoniae*，② *H. influenzae*，③ *Mycoplasma* である。
▶ *Chlamydia*，*Legionella* による肺炎も少なくない。これら2者と *Mycoplasma* で，市中肺炎全体の10〜25％を占める。
▶ *Coxiella burnetii* による Q 熱も決して稀でない。
▶ ウイルス肺炎も意外に多い。2〜15％を占める。ウイルス肺炎＝重症のイメージがあるが，ほとんどの場合，軽症である。

表 10-5　患者の年齢と主な起炎微生物

• 新生児	：B 群 *Streptococcus*（母親の産道からの感染）
• 乳児（3 カ月〜3 歳）	：RS virus, Influenza virus, *S. pneumoniae*, *H.influenzae*
• 小児（3〜18 歳）	：*S. aureus*, RS virus, Influenza virus　5 歳以上では *Mycoplasma pneumoniae*
• 成人（18〜45 歳）	：*Mycoplasma pneumoniae*, *Chlamydophila pneumoniae*, Influenza virus
• 老人	：*S. pneumoniae*, *Legionella* spp., aspiration pneumonia

表 10-6　さまざまな問診項目から推定される起炎微生物

• 呼吸器系の解剖学的異常（COPD，気管支拡張症など）	：*H. influenzae*, *S. pneumoniae*, *M. catarrhalis*, *P. aeruginosa*
• 糖尿病，アルコール症，肝疾患	：*K. pneumoniae*, *S. aureus*
• 神経疾患，う歯，臥床	：嫌気性菌
• 先行するウイルス感染症	：*S. pneumoniae*, *S. aureus*
• ペット飼育	：*C. psittaci*, *C. burnetii*, *Cryptococcus*
• 旅行，温泉，土木作業	：*Legionella* spp.
• HIV	：*P. jirovecii*, TB, MAC, CMV
• 周囲の同症状者（数日以内）	：Influenza などのウイルス
• 同上（10〜14 日前）	：*Mycoplasma pneumoniae*
• 抗菌薬の繰り返し投与	：*P. aeruginosa*, 他の耐性菌
• 近い過去の入院歴	：各種のグラム陰性桿菌，時に MRSA

- ニューモシスチス肺炎などHIV関連の呼吸器感染症も常に念頭に置く。
- 亜急性の経過（週〜月単位）をとる場合は，必ず結核を考慮に入れる。
- 2003年，SARS（重症急性呼吸器症候群）が猛威をふるった。
- 2009年型インフルエンザウイルス H1N1 では従来の型と比べて肺炎が多くみられた。

■ 市中肺炎の鑑別

- 起炎微生物を推定するために，患者の年齢，基礎疾患の有無，免疫能，過去の抗菌薬投与，入院歴，先行するウイルス感染の有無，周囲の同症状者，ペット飼育，旅行歴，などの問診が重要である（表10-5，表10-6）。
- 主要な肺炎の鑑別のポイントを表 10-7 にまとめた。

表 10-7　臨床上重要な肺炎のポイント

起炎菌・病態	グラム染色像	臨床上の特徴	X線の典型像
肺炎球菌	GPDC or GPC-chain	・肺炎の起炎菌で最も頻度が高い。 ・老人，基礎疾患（＋）に好発する。健常者も罹患する。 ・古典例：急性発症，戦慄1回，鉄錆色痰，大葉性。 ・実際には気管支肺炎，気管支炎の症例も多い。喀痰も黄〜黄緑色。	肺胞性肺炎 気管支肺炎〜気管支炎
インフルエンザ菌	GNCB	・肺炎球菌に次いで頻度が高い。 ・COPDや気管支拡張症などとの親和性が高い。 ・第1〜2世代セファロスポリン耐性のBLNARは地域により分離率が大きく異なる。 ・type-b（Hib）は莢膜（＋），重症型で第3世代セファロスポリン要。	気管支肺炎
モラクセラ・カタラーリス	GNDC	・院内，院外，基礎疾患の有無を問わない。 ・軽症例が多い。重症例は稀。	気管支肺炎

(つづく)

表 10-7 （つづき）

起炎菌・病態	グラム染色像	臨床上の特徴	X線の典型像
マイコプラズマ	No organism	・5～45歳に多いが、幼児や老人にもありうる。 ・潜伏期：2～3週と比較的長い（ウイルス1～3日）。 ・咳嗽（乾性）が強い。感冒症状を伴うことが多い。 ・濃い肺胞影の症例が約20%。スリガラス影とは限らない。	非定型肺炎 気管支肺炎
クラミドフィラ・ニューモニエ	No organism	・マイコプラズマと同様。症状からの鑑別は不可能。	非定型肺炎
レジオネラ	No organism or GNR	・軽症～重症まで。重症例は急速進行性・大葉性。 ・旅行、温泉、24時間風呂、土木作業歴などを問診する。 ・温泉水の約40%から分離、水様オレンジ色の喀痰。 ・下痢50%、ほか肝障害、精神症状。ヒト-ヒト感染なし。	肺胞性肺炎 非定型肺炎
ウイルス	No organism	・市中肺炎の2～15%を占め、意外に頻度が高い。 ・多くは軽症。	非定型肺炎
肺炎桿菌 （クレブシエラ）	GNR-M, or GNR-L (halo(+))	・糖尿病、アルコール多飲、肝疾患に親和性がある。 ・右上葉に好発。大葉性。葉間胸膜の張り出し（buldging）を伴う。 ・しばしば血痰を見る。壊死を伴い、空洞を形成しやすい。	肺胞性肺炎
黄色ブドウ球菌	GPC-cluster	・患者背景はクレブシエラと同じ。 ・挿管、気管切開、経皮ドレーン留置などもリスクとなる。 ・インフルエンザに続発するときは健常者でもありうる。 ・壊死を伴い、空洞を形成しやすい。 ・単なる定着のMRSAを治療してはならない。	気管支肺炎

（つづく）

表 10-7 （つづき）

起炎菌・病態	グラム染色像	臨床上の特徴	X線の典型像
結核菌	No organism or 折れ曲った ギザギザした GPR	・亜急性（週～月）の経過。上葉，下葉 S^6 に好発する。 ・陰影の割に肺聴診が正常のことが多い。crackle を聴取するのは約 20% のみ。陰影の主体が分泌物ではなく，細胞が充満した肉芽腫により構成されるためである。 ・HIV では縦隔～肺門リンパ節腫脹が著明で，空洞形成せず。	"怪人二十面相"
誤嚥性肺炎	Polymicro-bial pattern	・老人，長期臥床，神経筋疾患，う歯の患者に起きやすい。 ・口腔内の嫌気性菌が主因である。 ・嫌気性菌でも悪臭は 50% のみ。	気管支肺炎（S^2，下葉）
コクシエラ・バーネッティ	No organism	・Q 熱は肺炎の数% を占める。クラミドフィラ，レジオネラと同様に，細胞内寄生体である。 ・インフルエンザ症状，肝障害を伴う肺炎のとき疑う。 ・ペット・家畜との接触，山歩きなどを問診する。 ・潜伏期 2～3 週間。予後良好。	さまざま～多発斑状影
ニューモシスチス	No organism	・ステロイド投与中や CD4＜200 の HIV 陽性者など。 ・発熱，咳，呼吸困難（$AaDO_2$ 開大），喀痰は全くなし～極少。聴診上正常のことが多い。crackle を聴取するのは 20%。病変の主座が肺胞腔内であることによる。	正常～（5～10%）間質影～肺胞影
SARS コロナウイルス	No organism	・潜伏期 2～7 日（最長 10 日）。 ・＞38℃ の発熱で始まり，3～7 日後に呼吸促迫となる。 ・発熱（100%），悪寒（73%），筋痛（61%），咳（57%） ・リンパ球減少＜1,000 / mm³（68%），血小板減少＜15 万（45%）LDH 上昇（71%），CK 上昇（32%）	間質影（急速進行性）

肺の聴診法 (Memo)

　感染症診療には，肺の聴診法の習得は欠かせない。しかし，肺音の分類はどのテキストを読んでも異なった記載がなされていて，未だに標準化されていないのが実情である。宮城による肺音分類は病態をたいへんよく反映しており，筆者は日常診療においてこの分類をアレンジして用いている。

Memo　肺の聴診法

　下表は臨床上重要な肺音を網羅している。肺区域を意識して，少なくとも前面，背面の左右，計12カ所を聴診する。聴診しにくい臥床患者でも，1日に一度は必ず前胸部だけでなく背部もていねいに聴診すべきである。

呼吸音　breath sounds

(1) 肺胞音　vesicular sound
　├ 正常
　└ 低下…………胸水，腫瘍，気胸，肺気腫

(2) 気管支音　bronchial sound
　├ 正常
　├ 増強…………気管支狭窄，肺手術後
　└ 異常な部位……肺炎，無気肺，空洞，胸水上端（Skoda's zone）

副雑音　adventitious sounds

(1) crackle　　　　　　　　　　断続性ラ音（クラックル）
　　early inspiratory cr.　　　　吸期早期：COPD（肺気腫など）
　　early-mid inspiratory cr.　　吸期早〜中期：気管支炎，気管支拡張症
　　pan (holo)-inspiratory cr.　　全吸期：肺炎，肺水腫
　　late inspiratory cr.　　　　　吸期終末：間質性肺炎，肺炎回復期

(2) wheeze (rhonchus)　　　　連続性ラ音（ウィーズ）
　　mono-phonic w.　　　　　単音性：気管支癌，喘息
　　poly-phonic w.　　　　　 多音性：喘息，COPD，肺水腫

(3) stridor　　　　　　　　　　ストライダー：上気道狭窄，異物

(4) friction rub　　　　　　　　摩擦音：胸膜炎

(5) rattle　　　　　　　　　　　ラットル：肺炎，肺水腫，死前喘鳴

*　　*　　*

Vesicular sound
- 肺胞音が減弱するのは，音を遮断する物の存在か，肺構造の破壊を意味する。すなわち，気管支閉塞，胸水，腫瘍，気胸，肺気腫などである。

Bronchial sound（Tubular sound）
- 気管支音の大きさは吸期＝呼期である。肺胞音との聞き分けは容易である。肺胞音（吸期＞呼期）を聞き慣れた耳には，気管支音は呼期が強調されて大きく聞こえる。
- 正常での聴診部位は，気管の直上，胸骨の両側，右側前上胸部，肩甲骨間である。
- もし，本来なら存在しない部位で気管支音が聴取されたら，音を伝えやすくする変化の存在を意味する。すなわち，肺炎，小さな無気肺，胸水上端〔Skoda's zone（p 115 参照）〕，空洞性病変（巨大ブラなど）などである。
- 気管支の構造上の変化（狭窄，肺癌手術後）も気管支音を増強させる。

Crackle（断続性ラ音）

▶ early inspiratory crackles

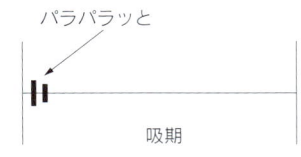

パラパラッと　　吸期

- 短く，吸期初期にわずかに聞こえる
- 背下部に多く，口元でも聴取される
- 細気管支レベルの分泌物，呼期末に虚脱した細気管支が吸期初めに再び開くときの音を反映する

〔疾患〕
　COPD（肺気腫など），気管支喘息

▶ early〜mid. inspiratory crackles

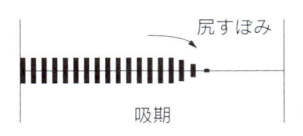

尻すぼみ　　吸期

- pan-insp.cr. に似るが，吸期末に急に尻すぼみになる
- 気管支レベルの分泌物と開口音を反映する

〔疾患〕
　気管支拡張症，急性／慢性気管支炎

▶ pan（holo）-inspiratory crackles

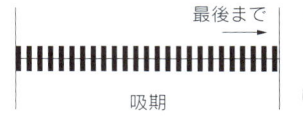

最後まで　　吸期

- ≒coarse crackles（粗な――）
- 比較的低音で，吸期の最後までブツブツと聴取される
- 肺胞レベルでの病変を反映する

〔疾患〕
　肺炎，肺水腫

▶ late inspiratory crackles

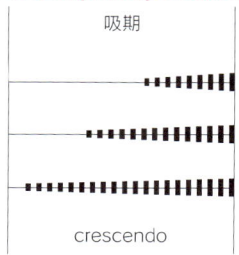

- 吸期後半に向けて漸増する(crescendo)
- 吸期のはじめから聞こえることもあるし，途中や吸気末から始まることもある
- 大きく吸気をさせると聴きやすい
- 肺間質レベルの病変を反映する（肺胞隔壁，リンパ管周囲など）

〔疾患〕
種々の間質性肺炎
肺の間質浮腫（心不全など）
細菌性肺炎の回復期，治癒後
マイコプラズマ肺炎（35%で聴取）

Crackles のまとめ

crackle の種類	病変レベル	考えられる疾患
early inspiratory crackles	細気管支	肺気腫
early～mid. inspiratory crackles	気管支	気管支拡張症，急性/慢性気管支炎，気管支喘息
pan (holo)-inspiratory crackles	肺胞	肺炎，肺水腫
late inspiratory crackles	肺間質	種々の間質性肺炎，細菌性肺炎の回復期や治癒後，間質浮腫など

Wheeze（連続性ラ音）

- mono-phonic wheeze………1 本の狭窄気管支に由来

〔疾患〕気管支癌，気管支喘息

- poly-phonic wheeze………さまざまな周波数の音の集合

〔疾患〕気管支喘息，COPD，肺水腫

Stridor

- 吸期に著明な連続性ラ音
- 上気道，気管の狭窄病変，異物を意味する

〔疾患〕急性喉頭蓋炎，抜管後の喉頭痙攣，喉頭浮腫，気管狭窄

Friction Rub

- 吸期，呼期ともに聞こえる「ずっずっずっ」と擦れるような，きしむような音

〔疾患〕胸膜炎

Rattle
- 中枢気道，すなわち気管，両主肺気管支の部位で吸〜呼期ともに聞こえる「ゴロゴロ」と騒々しい音
- 下気道分泌物の自力喀出ができない病態を意味する

〔疾患〕肺炎（呼吸不全を伴う），肺水腫，死前喘鳴

●文献
1. 宮城征四郎：ベッドサイドの呼吸器病学（3）―胸部理学所見による呼吸器疾患のオリエンテーション．medicina 27; 348-350, 1990
2. Nath AR, et al: Inspiratory crackles-early and late. Thorax 29; 223, 1974
3. Nath AR, et al: Lung crackles in bronchiectasis. Thorax 35; 694-699, 1980
4. Norisue Y, et al: Phasic characteristics of inspiratory crackles of bacterial and atypical pneumonia. Postgrad Med J 84; 432-436, 2008

診断

1）喀痰のグラム染色，抗酸菌染色

▶ 最も重要なものは，喀痰グラム染色である（p 30 参照）。主治医自ら実施し，起炎微生物を推定すべきである。喀痰を得る最大限の努力（Memo）を惜しまない。患者が重症でその場を離れられず，自分で染めることができなければ，手の空いた仲間の医師に染色を頼むなどして，互いに助け合うようにしたい。

▶ わが国は結核罹患率が高い。同時に抗酸菌染色も行うことを奨める（p 36 参照）。

Memo 喀痰が得られないときの方策

喀痰が得られないときは 3% 高張食塩水（10% 塩化ナトリウム 1 ml＋生食 2 ml）の吸入と体位ドレナージを行う。

もし，患者が「さきほど痰が出たんですけど，ごみ箱に捨てちゃいました」と言ったならば，手袋をしてごみ箱の中を探すとよい。ティッシュにくるまれた喀痰は実はグラム染色に適している。唾液成分は紙に吸収され，膿性部分が紙表面に残るため，塗抹するとき，かえってすくい上げやすい。喀痰は滅菌スピッツに採取されたものである必要はない。グラム染色は"ごみ箱検体"で十分に可能である。

2）喀痰培養
▶ 必ず抗菌薬投与"前"に提出する。いったん抗菌薬を開始したら，効果判定を終えるまで培養検査は再提出しない。抗菌薬投与中に喀痰培養をむやみに繰り返すと，かえって misleading となる（p 17 参照）。

3）血液培養
▶ 注射用抗菌薬を用いた入院治療が必要な患者では，とくに高熱や戦慄がなくとも提出する（p 13, p 44 参照）。

4）胸部単純 X 線写真
▶ 有用だが，肺炎が存在するにもかかわらず，陰影が明らかでないときがある。

①高齢者，②脱水のあるとき，③肺気腫，④白血球減少時

5）その他
▶ 血清抗体価，PCR，尿中抗原〔肺炎球菌（＊1），レジオネラ（＊2）〕など。

(＊1) 感度 70％，特異度 90％。最長 12 週間陽性が持続するので過去の肺炎を反映している可能性もある。重症でも陰性の場合がある。

(＊2) 血清群 1 のみ検知。

▶ LAMP 法が結核菌，レジオネラ，マイコプラズマに対して保険適用となった。レジオネラでは血清群 1 以外でも検知できる。

■ 治療

▶ 喀痰グラム染色が抗菌薬選択の最強の根拠となる。
▶ 国内外から多くの治療ガイドラインが発表されている（p 101 参照）。残念ながら，いずれもグラム染色が十分に推奨されているとはいえない。起炎微生物を推定しようとする姿勢が十分でなく，empiric 治療を推奨する内容となっている。
▶ 検体がどうしても得られず，グラム染色が行えないとき，各種ガイドラインを参考にする。
▶ 逆に，グラム染色の情報が得られない状況下であるにもかかわらず，根拠なく狭域スペクトラムの抗菌薬にこだわることも危険である。客観的な情報にもとづいて，患者の利益になる方針を選択できる柔軟性が臨床医には必要である。

1）喀痰グラム染色を行って起炎菌を推定できる場合

① GPDC（グラム陽性双球菌）
- *S. pneumoniae* を想定する。
- 外来では，AMPC（サワシリン）500〜750 mg，1日3〜4回，内服
- 入院では，PCG（ペニシリンG）200〜300万単位，1日4〜6回，点滴

② GNCB（グラム陰性球桿菌）
- *H. influenzae* を想定する。
- 外来では，
  SBTPC（ユナシン）または CVA／AMPC（オーグメンチン）
  375〜750 mg，1日3回
- 入院では，
  SBT／ABPC（ユナシンS）　　1.5〜3.0 g，1日4回，点滴
  CTM（ハロスポア，パンスポリン）1 g，1日4回，点滴
- BLNAR（β-lactamase-negative ampicillin resistant）では，
  DOXY（ビブラマイシン）　100 mg，1日2回　内服
  MINO（ミノマイシン）　　100 mg，1日2回　内服または注射
  CTX（セフォタックス）　　1 g，1日4回　注射
  CTRX（ロセフィン）　　　1〜2 g，1日1回　注射
- 重症であれば，
  CTX（セフォタックス）　2 g，1日4回，点滴
  CTRX（ロセフィン）　　1〜2 g，1日2回，点滴

③ GNDC（グラム陰性双球菌）
- *M. catarrhalis* を想定する。
- 軽〜中等症では，
  CAM（クラリシッド，クラリス）400 mg，1日2回
  AZM（ジスロマック）　　　　500 mg，1日1回（空腹時），3日間
  AZM（ジスロマックSR）　　　2 g，単回
- 重症では，*H. influenzae* の場合と同じ。

④ GNR-M（グラム陰性桿菌中型）
- *K. pneumoniae* を想定する。
- CTM（ハロスポア，パンスポリン）　＋　GM（ゲンタシン）
  1 g，1日4回　　　　　　　　　　　　5 mg/kg，1日1回
- 重症では第2世代セファロスポリン系のCTMでなく，CTXや

CTRXなど第3世代セファロスポリン系を選択する。
⑤ GNR-S（グラム陰性桿菌小型）
▶ *P. aeruginosa*，その他のブドウ糖非発酵菌を想定する。
▶ 外来では，キノロン系薬を用いる。
　LVFX（クラビット）500 mg，1日1回
▶ 入院では，
　CAZ（モダシン）1 g，1日3回＋GM（ゲンタシン）5 mg / kg，1日1回
▶ 鏡検で GNR-S が見られ，同定がまだであれば，抗緑膿菌作用のある第3世代セファロスポリン系を選ぶ。カルバペネム系は第一選択として用いない方が安全である（Memo）。

Memo　カルバペネム系の"落とし穴"

IPM / CS（チエナム）や MEPM（メロペン）など，カルバペネム系の薬剤は決して万能薬ではない。*P. aeruginosa*（緑膿菌）以外の Pseudomonas 属の一部，また従来 Pseudomonas 属に分類されていた *S. maltophilia*（かつての *X. maltophilia*）はカルバペネム系に自然耐性を示す（p 354 参照）。カルバペネム系が MRSA 以外の一般細菌に対して"フルカバー"であると考えるのは誤りである。

⑥ GPC-cluser（グラム陽性球菌 / 塊状形成）
▶ *S. aureus* を想定する。患者背景によっては MRSA を考える。
▶ 喀痰培養を行うと *S. aureus* が頻繁に分離されるが，たいていは単なる定着である。*S. aureus* は肺炎の起炎菌としては，多くの医師が考えているほどは頻度は高くない。
▶ 真に *S. aureus* 起炎菌の場合は，背景に糖尿病，肝硬変，気管内チューブなど異物の留置，抗菌薬の連用，などがある。
▶ 健常者に *S. aureus* による肺炎が発症するのは珍しい。ウイルス感染症とくにインフルエンザに続発する場合などに限られ，*S. aureus*，*S. pneumoniae* が2大起炎菌である。
▶ 治療は，CEZ（セファメジン）1 g，1日3回　点滴
▶ MRSA の可能性があれば，VCM（バンコマイシン）（p 389参照）など。
⑦ GPC-chain（グラム陽性球菌 / 連鎖形成）
▶ *Streptococcus* spp. を想定する。

- ▶ 外来では,
    PCG（ペニシリンG） 80万単位, 1日4回, 内服
    AMPC（サワシリン） 250〜500 mg, 1日3〜4回, 内服
- ▶ 入院では, PCG（ペニシリンG）200万単位, 1日4回, 点滴

⑧ **Polymicrobial pattern（多菌種の混在パターン）**
- ▶ 誤嚥性肺炎を示唆する。
- ▶ 治療は「高齢者の肺炎」を参照（p 109）。

⑨ **No organism（グラム染色で微生物が見えない）**
- ▶ 好中球が多く存在するにもかかわらず, 細菌が認められない場合はそれ自体が有力な情報となる。この場合, 有効な抗菌薬の投与中（partial treatment）, あるいはウイルス, マイコプラズマ, クラミドフィラ, リケッチアなどグラム染色で染まらない病原体や, レジオネラ, 抗酸菌（結核菌, MACなど）などグラム染色では見えにくい病原体を考える。
- ▶ 抗菌薬開始後で, かつ良質検体で細菌が見えないとき, 安易に「partial treatment → 治療奏効」と判断してはいけない。グラム染色で見えない, あるいは見えにくい病原体（上記）を必ず鑑別に含めて考える。
- ▶ ニューモシスチス肺炎は喀痰が得られにくいことが多い。BALFのグルコット染色, Diff-Quick染色, PCRなどで診断する。

(a) *Mycoplasma*, *Chlamydophila*, *Coxiella burnetii* を疑うとき
    CAM（クラリシッド, クラリス） 400 mg, 1日2回
    AZM（ジスロマック）   500 mg, 1日1回, 3日間
    MINO（ミノマイシン）   100 mg, 1日2回

(b) *Legionella* を疑うとき
    LVFX（クラビット）は腸管吸収率がきわめて良好（99％）であるが, 消化管が正常機能を保っているとは限らないため, 治療開始時は注射薬を選択する。AZM（ジスロマック）は組織と白血球内への移行が優れている。内服薬において血中濃度に対して肺組織：白血球内＝約20倍：約100倍と高い。

    LVFX（クラビット） 500〜750 mg 分1, または
    AZM（ジスロマック）1日目 1,000 mg 分1, 2日目から500 mg 分1
    治療期間は7〜14日間, 免疫能低下患者の重症例では21日間

を推奨する意見がある。キノロン系とマクロライド系の併用，キノロン系と RFP（リファンピシン）の併用については，現時点で意義は確立していない。
(c) 結核のとき（p 261 参照）
(d) *Pneumocystis jirovecii* のとき
ST（バクタ）3〜4 錠，1 日 3 回，内服（あるいは点滴）2 週間（HIV では 3 週間）
- 9 錠 / 日でも概ね有効であり，副作用が少ない。
- 呼吸不全の強い（$PaO_2 < 70$ mmHg，$AaDO_2 > 35$ mmHg）場合は重症と判断し，ステロイドを併用する。
   1〜5 日：PSL 40 mg，1 日 2 回，6〜10 日：40 mg，1 日 1 回，11〜21 日：20 mg，1 日 1 回。

2) 喀痰グラム染色が行えず，empiric 治療をせざるをえないとき

▶ 喀痰が得られないときや唾液の混入が多く良質喀痰でなかったとき（p 33 参照）は，次善の策として，各種ガイドライン（p 101 参照）を参照して empiric 治療（Memo）を行う。

> **Memo** エンピリック治療　empiric therapy
>
> 起炎微生物の同定される前で，しかもグラム染色や迅速抗原テストなど直接起炎菌を絞り込める検査が行えないとき，疫学的なデータにもとづき，最も可能性の高い起炎菌を想定して行う治療をいう。決して「主治医個人の経験」によるのではない。

▶ empiric 治療での注意点を 2 つあげる。

> ① 安易なキノロン系薬の使用を避ける
> ② 「とりあえず β ラクタム系薬で開始する」を避ける

▶ わが国におけるキノロン系薬の乱用は目に余るものがある。従来のキノロン系薬は肺炎球菌への抗菌力が弱かったが，LVFX（クラビット）など肺炎球菌への抗菌力に優れた "respiratory quinolone" が開発された。しかし，すでにキノロン耐性肺炎球菌（LRSP）が 2% 程度報告されており，今後の増加が危惧されている（p 305

参照)。キノロン系薬は安易に用いるべきではない。肺炎球菌肺炎は十分量のペニシリン系内服薬や通常量のペニシリン系注射薬により治療できる。またキノロン系薬は結核菌にも効果を示すため，結核の診断が遅れる可能性がある。
▶ 市中肺炎にはβラクタム薬が無効のものが少なくない。発熱があり，胸部X線で陰影を認めれば，「とりあえずβラクタム薬を始める」という愚は避けなければならない。

治療の効果判定

▶ 自覚症状の改善，他覚的所見の改善が最も大切である (表10-8)。
▶ グラム染色で，起炎菌の消失，減少，形の変化などを観察する。
▶ 体温，白血球数，CRP，画像情報などは有用だが，必ずしも病勢と相関するとは限らない。あくまでも補助的情報として利用すべきである (p 22参照)。

表10-8 肺炎の治療効果の判定

(1) 自覚症状の改善
- 全身倦怠感の改善，食欲の回復
- 咳の減少，痰の量や性状の改善，など

(2) 他覚的所見の改善
- 坐っている，テレビを見ている，本を読んでいる，など
- 呼吸数の改善 (<20/分)，心拍数の改善，血圧の安定
- 聴診上の改善
  (ⅰ) crackle の減少
  (ⅱ) pan-inspiratory crackle から late insp.cr. への変化
  (ⅲ) 罹患部位の気管支音から正常肺胞音への改善，など
- 血液ガスの改善
- グラム染色像の変化

● 文献

1. Mandell LA. et al: Infectious Diseases Society of America/American Thoracic Society consensus guidelines on the management of community-acquired pneumonia in Adults. Clin Infect Dis 44 Suppl 2: S27-S72, 2007
2. 日本呼吸器学会呼吸器感染症に関するガイドライン作成委員会：成人市中肺炎診療ガイドライン．日本呼吸器学会，2007

《米国感染症学会／米国胸部疾患学会合同の市中肺炎ガイドライン（2007年）》

I．外来治療の場合
 1）基礎疾患がないとき
   A．マクロライド（AZM（ジスロマック），CAM（クラリシッド，クラリス），EM（エリスロマイシン））または
   B．DOXY（ビブラマイシン）
 2）基礎疾患のあるとき
  （心，肺，肝，腎疾患，糖尿病，アルコール多飲，悪性疾患，免疫能低下など）
  過去3カ月以内に抗菌薬投与があるとき
   A．レスピラトリーキノロン〔MFLX（アベロックス），LVFX（クラビット）〕，または
   B．βラクタム系　＋　マクロライド系
     AMPC（サワシリン）高用量
     CVA／AMPC（オーグメンチン）
     CTRX（ロセフィン）ほか

II．入院治療（ICU以外）の場合
 A．レスピラトリーキノロン，または
 B．βラクタム系　＋　マクロライド系
   CTX（セフォタックス）
   CTRX（ロセフィン）
   ABPC（ビクシリン）
   ertapenem（日本では未発売）

III．ICU治療の場合
 A．βラクタム系　＋　AZM（ジスロマック），または
 B．βラクタム系　＋　レスピラトリーキノロン

IV．特殊な起炎菌の場合
 1）緑膿菌を考慮するとき
   抗緑膿菌作用(+)βラクタム系（以下の4薬剤※のいずれか）を軸として
   ※TAZ／PIPC（ゾシン），CFPM（マキシピーム），IPM／CS（チエナム），MEPM（メロペン）
   A．※　＋　CPFX（シプロキサン）またはLVFX（クラビット）
   B．※　＋　アミノグリコシド系　＋　AZM（ジスロマック）
   C．※　＋　アミノグリコシド系　＋　レスピラトリーキノロン
 2）市中獲得型MRSAを考慮するとき
   VCM（バンコマイシン）またはLZD（ザイボックス）

9. 院内肺炎 hospital-acquired pneumonia

起炎菌
- 多彩な細菌が起炎菌となる。下記の細菌と口腔内嫌気性菌との混合感染が多い。
- 市中肺炎と同様に,S. pneumoniae,H. influenzae による場合も少なくない。
- K. pneumoniae を始めとする腸内細菌,P. aeruginosa などのブドウ糖非発酵菌なども見られる。
- S. aureus,とくに MRSA が分離される場合,コロニゼーションであることが圧倒的に多い。もちろん真に起炎菌であることもある。気管挿管,気管切開,経皮ドレナージなど,① 皮膚に損傷があるとき,② 人工物のあるとき,また,③ 広範囲スペクトラムの抗菌薬を使用中〜後,などである。

治療
- 喀痰,気道内分泌物,BALF などを採取できる場合,必ずグラム染色を実施する。「院内肺炎=起炎菌不明」ではない。
- ベンチレータ装着中は気道内分泌物の採取は容易であり,グラム染色を励行する。呼吸器内科医や ICU 担当医はグラム染色に習熟する必要がある。
- empiric 治療(p 99 参照)は,グラム染色の情報がないとき,やむを得ず採用する方法である。

1) グラム染色が行えた場合
市中肺炎と同様である(p 96 参照)。

2) グラム染色が行えなかった場合
① 緑膿菌の関与が考えにくいとき
- 入院後まだ抗菌薬を使用していないとき
    SBT / ABPC(ユナシン S)1.5〜3.0 g,1 日 4 回

② 緑膿菌の関与が考えられるとき
▶ これまで抗菌薬を再三使用した，入退院を繰り返している，などのとき

$\left.\begin{array}{l}\text{TAZ／PIPC（ゾシン）}\\\quad\text{4.5 g，1日4回，または}\\\text{IPM／CS（チエナム）}\\\quad\text{0.5〜1 g，1日3〜4回}\end{array}\right\}$ ＋ GM（ゲンタシン）
$\qquad\qquad\qquad\qquad$ 4〜5 mg／kg，1日1回

③ 重症の場合
▶ 検体採取が困難なために，やむを得ず empiric 治療を選択する場合もある。しかし，検体を得る最大限の努力は重症肺炎であるからこそ，求められる。
▶ 米国胸部疾患学会／感染症学会の合同ガイドライン（2005）は，患者を2群に分けて，かつ empiric に抗菌薬を選択する方法を採用しているが，"単純明快すぎる"この方法を筆者は必ずしも推奨しない。
▶ 3系統の抗菌薬（p 104 参照）をすべて投与するか，抗真菌薬なども含めるか，などは，症例毎に判断する。

《米国2学会合同ガイドライン（2005）の要旨》

(1) 多剤耐性菌の危険因子の評価
  ・下表に挙げる多剤耐性菌の危険因子を持っているか評価する

表10-9 多剤耐性菌の危険因子

- 過去90日以内の抗菌薬使用
- 入院中で5日以上経過
- 地域または院内の特定部門における高い耐性菌分離率
- 医療関連肺炎に関連した以下のリスクの存在
  - 過去90日以内に2日以上の入院歴
  - 長期療養施設に入所中
  - 在宅の注射療法
  - 30日以内の人工透析
  - 在宅の創傷ケア
  - 家族内に多剤耐性菌陽性者の存在
- 免疫能低下疾患あるいは免疫抑制薬の投与

〔米国合同ガイドライン（2005）より〕

(2) 肺炎の発症時期（入院後何日目か）
- early onset：4日以内，late onset：5日以上。
- early onsetであればS. pneumoniae，H. influenzae，MSSA，感受性のK. pneumoniaなど市中肺炎とほぼ同様の微生物が予想される。
- late onsetであればP. aeruginosa，ESBL産生菌，MRSAほかの多剤耐性菌の可能性が高まる。

(3) 患者のカテゴリー分類
- (1)と(2)を用いて，単純に2つのカテゴリーに分類する（表10-10）。

表10-10 患者のカテゴリー分類

	early	late
多剤耐性菌リスク（−）	Ⅰ	Ⅱ
多剤耐性菌リスク（＋）	Ⅱ	Ⅱ

Ⅰ群：多剤耐性菌のリスク（−），かつ early onset
Ⅱ群：多剤耐性菌のリスク（＋），または late onset

(4) 抗菌薬の選択
- 抗菌薬はⅠ群，Ⅱ群ともempiricに選択する（表10-11）。

表10-11 米国院内肺炎ガイドラインによる抗菌薬選択

Ⅰ群	CTRX（ロセフィン），LVFX（クラビット），SBT/ABPC（ユナシンS），ertapenem（日本未発売）のいずれか
Ⅱ群	CFPM（マキシピーム），CAZ（モダシン），IPM/CS（チエナム），MEPM（メロペン）のいずれか， かつ CPFX（シプロキサン），LVFX（クラビット），AMK（アミカシン），GM（ゲンタシン），TOB（トブラシン）のいずれか， かつ LZD（ザイボックス），VCM（バンコマイシン）のいずれか の計3剤を併用する

(5) 細菌検査の提出
- 抗菌薬開始前に，血液，下気道分泌物の培養（p 17，p 44参照）をできるかぎり提出する。

(6) 効果判定と培養情報の入手
- 48～72時間後に効果判定を行い，培養の結果や中途情報を入手する。

(7) 治療の継続，中止，変更，de-escalation
- 状態の改善がない，あるいは悪化の場合

(a) 培養：陰性
　　他の微生物，他の感染症，感染症以外の疾患など再評価する。
(b) 培養：陽性
　　分離菌に合わせて抗菌薬を修正する。
- 状態が改善した場合
(a) 培養：陰性
　　抗菌薬が中止できないか検討する。
(b) 培養：陽性
　　可能であればde-escalationして7～8日間治療後に再評価する。

> **Memo** de-escalation か？ narrow down か？
>
> "de-escalation" とは，empiric に広スペクトラム抗菌薬で治療を開始し，培養結果を得た後により狭域スペクトラムの抗菌薬に変更する方法を言う。しかし，筆者は "de-escalation" ではなく，"narrow down" という単語を用いることにしている。"de-escalation" は de- ＝反対向き，escalation ＝拡大，といずれも負の語感があり，どうも馴めない。一方 "narrow down" は他動詞である "narrow" が主治医の意志を，"down" が狭域スペクトラムへの方向性をストレートに表現しており，言葉として清々しい。

▶ このガイドラインの妥当性を検証した前向き研究（文献3）では，多剤耐性菌の危険因子を有する303例において，抗菌薬3系統の投与群：1～2系統の投与群の死亡率は34％：20％であった。この論文の著者は患者を2群にしか分けない（衣服のサイズで言えば，例えば「XL」しかない）"one-size-fits-all" approach ではなく，できるかぎり患者毎に背景因子と危険因子を個別化して治療を組み立てるべきであると主張している。
▶ もし良質な下気道分泌物が得ることができ，良い視野でグラム染色の観察を行うことができれば，米国ガイドラインのように3系統すべての抗菌薬を併用して empiric に投与しなくても治療が可能な場合は多い。
▶ グラム染色で見えない，あるいは見えにくい重要な病原体（レジオネラ，ニューモシスチス，ウイルスなど）を対象にした抗菌薬を含めるか否かは症例毎に検討すべきであると筆者は考える。

●文献
1. American Thoracic Society; Infectious Diseases Society of America: Guidelines for the management of adults with hospital-acquired, ventilator-associated, and healthcare-associated pneumonia. Am J Respir Crit Care Med 171; 388-416, 2005
2. Kett DH, et al: Implementation of guidelines for management of possible multidrug-resistant pneumonia in intensive care: an observational, multicentre cohort study. Lancet Infect Dis 11; 181-189, 2011
3. Yu VL: Guidelines for hospital-acquired pneumonia and health-care-associated pneumonia: A vulnerability, a pitfall, and a fatal flaw. Lancet Infect Dis 11; 248-252, 2011

10. 人工呼吸器関連肺炎
ventilator-associated pneumonia: VAP

■ 定義と分類
- 挿管後48〜72時間以降に発症した肺炎。
- 挿管後4日以内:early onset, 5日以上:late onset。

■ 診断
- VAP診断のゴールドスタンダードは存在しない。
- 診断のために,臨床的スコア (clinical pulmonary infection score:CPIS) および以下の方法で得られた検体を定量培養する, などの方法がある。(表10-12)。

表10-12 VAP診断のための定量培養の基準値

- EA $\geq 10^6$
- BAL $\geq 10^4 \sim 10^5$
- PSB $\geq 10^3$　　　　(cfu / ml)

EA:endotracheal aspiration (気管内チューブからの直接吸引)
BAL:bronchoalveolar lavage (気管支肺胞洗浄)
PSB:protected specimen brush (検体保護ブラシ)

- 培養検査の感度/特異度は一定せず,ともに診断的とは言い難い。

表 10-13　VAP における定量培養の感度 / 特異度

- EA　　：　74〜97% / 74〜100%
- BAL　：　19〜83% / 45〜100%
- PSB　：　36〜83% / 50〜95%

▶ 下気道から得られた検体の分離菌が起炎菌とは限らない．分離菌が単に定着なのか，肺炎を起こしているのか，総合的に判断する必要がある．

■ グラム染色の意義

▶ 各検体採取法のグラム染色の感度と特異度を表 10-14 に示す．
▶ 良質検体であれば，最も簡便な EA であっても診断に寄与する．
▶ EA のグラム染色の感度は比較的高いので，EA の検体で細菌が見えなければ VAP の可能性は低い．
▶ 抗菌薬の効果判定，菌交代の早期診断に有用である．通常は EA で十分である．主治医や ICU 担当医は，気管挿管患者の下気道分泌物を毎日グラム染色すべきである．
▶ きわめて重要な点だが，グラム染色で白血球による貪食像が見られても必ずしも肺炎とは限らない．VAP 診断はあくまでも総合判断である．

表 10-14　VAP におけるグラム染色の感度と特異度

	感度	特異度
・EA	89〜95%	56〜61%
・BAL	76〜90%	74〜100%
・PSB	74〜88%	89〜97%

■ 治療

▶ 院内肺炎と同様である．
▶ 短期間（7〜8 日間）で治療を切り上げる考え方が主流となった．8 日間と 15 日間の治療で，死亡率，肺炎再発率に差がないとの報告がある．ただし，緑膿菌やアシネトバクターなどのブドウ糖非発酵菌は例外として考えるべきである．

- βラクタム系とアミノグリコシド系の併用は意外にも否定的な見解が主流である。奏効率を高めず，耐性菌出現も抑制しないという。もしアミノグリコシド系を用いる場合は5〜7日間以内とする。

■ 予防
- 重要なポイントを表10-15にまとめた。
- 医療従事者の予防策遵守率がきわめて重要である。その高低が患者の命を直接左右する。

表10-15 VAP予防のための主な対策

危険因子	対策
医療従事者	標準予防策の遵守 （患者に接する直前の速乾性アルコール手指消毒，回路交換時，回路内結露除去時の手袋着用など）
経鼻挿管	経口挿管
カフ上貯留物	カフ上吸引付きチューブの使用と定期吸引
体位	30〜45度
口腔ケア	定期的に〔例えば4時間毎（頻度に定説なし）〕
加湿・加温	滅菌水あるいは人工鼻の使用
吸引カテーテル	閉鎖式あるいは単回使用
回路交換	定期交換しない （目に見えて汚いときや気流を妨げるときのみ交換）
水回り	患者に使用する物品を水回りに置かない

● 文献
1. American Thoracic Society: Infectious Diseases Society of America: Guidelines for the management of adults with hospital-acquired, ventilator-associated, and healthcare-associated pneumonia. Am J Respir Crit Care Med 171; 388-416, 2005
2. Campbell GD Jr.: Blinded invasive diagnostic procedures in ventilator-associated pneumonia. Chest 117; 207-211, 2000
3. 藤本卓司：ICUでのグラム染色の活用．竹末芳生，他（編）：麻酔・集中治療医のための抗菌薬使用と感染対策．pp 163-170，2011，克誠堂出版
4. O'Horo JC, et al: Is the Gram stain useful in the microbiologic diagnosis of VAP? A meta-analysis. Clin Infect Dis 55; 551-561, 2012
5. Chastre J, et al: Comparison of 8 vs 15 days of antibiotic therapy for venti-

lator-associated pneumonia in adults. JAMA 290; 2588-2598, 2003
6. Healthcare Infection Control Practices Advisory Committee; Centers for Disease Control and Prevention: Guidelines for preventing health-care-associated pneumonia, 2003. Recommendations of the CDC and the Healthcare Infection Control Practices Advisory Committee. MMWR 53; RR-3: 1-23, 2004
7. Coffin SE, et al: Strategies to prevent ventilator-associated pneumonia in acute care hospitals. Infect Control Hosp Epidemiol 29; S31-S40, 2008

11. 高齢者の肺炎　pneumonia in the elderly

▶ 高齢者の肺炎は以下の2つが大きな柱である。
　① *S. pneumoniae*（肺炎球菌）肺炎
　② 嫌気性菌を主因とする誤嚥性肺炎
▶ 閉塞性肺疾患や気管支拡張症など，呼吸器系に解剖学的異常のある患者では以下の3つの細菌が加わる。
　① *H. influenzae*
　② *M. catarrhalis*
　③ *P. aeruginosa*
▶ *Legionella* など非定型肺炎も忘れない。
▶ 高齢者では，呼吸器疾患を想定しにくい症状〔食欲低下，全身倦怠感，見当識障害，興味や活動性の低下（好きなテレビを観なくなった，新聞を読まなくなったなど）〕を呈することも少なくないので注意を要する。

肺炎球菌肺炎　Pneumococcal pneumonia
▶ 高齢者の肺炎球菌肺炎は死亡率が高い。血液培養陽性の場合，適切に治療しても約20%死亡する。
▶ 喀痰グラム染色と培養はもちろんだが，血液培養の陽性率が高いので（20〜30%），提出を忘れない。

1) 治療
▶ 注射用ペニシリン（PCG, ABPC）を用いれば，ほぼ100%に近い症例がペニシリン感受性肺炎球菌の範疇に入る（p 306参照）。

▶ カリウムを負荷したくないときや輸液量を少なくしたいときは，PCG でなく ABPC を選択する（p 361 参照）。
▶ 第 3 世代セファロスポリン系は代替薬であるが，出番は少ない。

 PCG（ペニシリン G）　200～300 万単位，1 日 4～6 回，点滴
 ABPC（ビクシリン）　2 g，1 日 4 回，点滴
 CTX（セフォタックス）　1 g，1 日 4 回，点滴
 CTRX（ロセフィン）　1 g，1 日 1～2 回，点滴

■ 誤嚥性肺炎　aspiration pneumonia

▶ 誤嚥性肺炎は 3 つの型に分類される。
 ① 不顕性誤嚥（silent aspiration）に伴う誤嚥性肺炎
 ② Mendelson 症候群
 ③ びまん性嚥下性細気管支炎

表 10-16　誤嚥性肺炎の危険因子

1. 神経学的要因	2. 機械的要因	3. 他の要因
意識障害 反回神経麻痺 脳卒中 Parkinson 病 仮性球麻痺 てんかん発作	頭頸部手術 イレウス 腹部手術 経鼻胃管 気管挿管 気管切開	歯科疾患 胃食道逆流症 糖尿病性胃運動低下 Trendelenburg 体位

① 不顕性誤嚥に伴う誤嚥性肺炎
▶ 誤嚥性肺炎の中で最も頻度が高い。本人も周囲も気づかない micro-aspiration によって発症する。
▶ 単に高齢というだけでは咽頭反射や咳嗽反射の低下は生じない。誤嚥性肺炎の発症には，他の危険因子（表 10-16）が関与する。
▶ 嫌気性菌による場合は悪臭が特徴的とされるが，実際に悪臭を伴うのは約 50％ にすぎない。

② Mendelson 症候群
▶ 大量の胃内容物の誤嚥により発生する化学肺炎で急性呼吸促迫症候群（acute respiratory distress syndrome：ARDS）を呈する。

③ びまん性嚥下性細気管支炎　diffuse aspiration bronchiolitis
- 1989 年に福地らが提唱した疾患概念である。
- 慢性に不顕性誤嚥を繰り返し発症する。
- CT では，びまん性汎細気管支炎に類似した小葉中心性陰影を呈する。嚥下性であるにもかかわらず，なぜ小粒状影がびまん性に分布するのか，メカニズムは不明である。

1）起炎菌
- 誤嚥性肺炎の起炎菌は，表 10-17，18 に要約される。

表 10-17　誤嚥性肺炎の起炎菌の特徴

1. 複数菌感染である
2. 嫌気性菌の関与が大きい
3. 市中肺炎と院内肺炎で起炎菌のパターンが異なる

表 10-18　誤嚥性肺炎の起炎菌：市中肺炎と院内肺炎の違い

- 市中肺炎
  3 大起炎菌
  1. *Peptostreptococcus* spp.
  2. *Fusobacterium nucleatum*
  3. *Prevotella melaninogenica*
- 院内肺炎
  上記 3 菌種に加え，院内細菌叢が加わりうる。
  1. *K. pneumoniae*，*Enterobacter*，*Citrobacter*，*Serratia* など
  2. *P. aeruginosa* などのブドウ糖非発酵菌，ほか

- 3 大起炎菌はいずれも口腔内嫌気性菌である。いくら重症あるいは ADL の低い患者であっても，免疫能低下がなく，過去に入院歴がなければ，起炎菌は市中肺炎パターンであると考えてよい。
- 院内発症の場合，市中の場合の 3 大起炎菌に院内細菌叢由来の細菌が加わる。
- 市中発症であっても近い過去に入院歴があれば，院内肺炎と同様に考える。

2) 検査
- 胸部単純X線写真では，S^2，S^6，S^{10}など背側の区域に浸潤影を呈することが多いが，例外も多い。びまん性嚥下性細気管支炎ではびまん性の小葉中心性陰影を呈する。
- 喀痰を採取する努力を惜しまず，可能な限りグラム染色を行う。
- グラム染色において多種雑多な細菌が白血球に貪食されている場合（polymicrobial pattern）（アトラス p 14）は直ちに誤嚥性肺炎と診断できる。また確実に下気道から喀出または吸引できた検体であるにもかかわらず，扁平上皮と白血球が混在する場合も，誤嚥性肺炎を強く示唆する。
- 血液培養を抗菌薬"投与前"に2～3セット必ず提出する。
- 経気管吸引法（transtracheal aspiration：TTA）や経胸郭吸引法（transthoracic needle aspiration）はルーチン検査としては推奨しない。

3) 治療
- 誤嚥性肺炎は市中発症と院内発症で起炎菌が異なるため，当然，選択する薬剤も異なる。
- 喀痰グラム染色が実施できず，かつ重症の場合は，レジオネラ肺炎の可能性を考えてキノロン系やマクロライド系の注射薬を加える。
- 嫌気性菌に無効なCEZ（セファメジン），CTM（ハロスポア，パンスポリン）などは用いない。
- MRSA肺炎はありうるが，かなり頻度は低い（p 97, p 290参照）。empiricにVCM（バンコマイシン）を用いることはしない。

① 市中肺炎
- 口腔内嫌気性菌をカバーする狭域スペクトラムが推奨されたが，βラクタマーゼ産生株が増加のため，（※）が無難かもしれない。

  PCG（ペニシリンG）   200万単位，1日4～6回，点滴
  ABPC（ビクシリン）   2 g，1日4回，点滴
  CLDM（ダラシンS）   600 mg，1日3回，点滴
  SBT／ABPC（ユナシンS）1.5（～3）g，1日4回，点滴（※）

② 院内肺炎，または近い過去に入院歴がある市中肺炎
▶ ① 口腔内嫌気性菌と，② 院内細菌叢由来のグラム陰性桿菌の両方を想定して抗菌薬を併用する。
▶ 抗菌薬の治療歴によって推定菌が異なる。P. aeruginosa まで含めるかどうか，を意識して考える。
▶ 近い過去の喀痰培養のデータがあれば参考にする。
　(a) 近い過去に抗菌薬を使用していない場合
　　　・P. aeruginosa の関与はまずないと予想して以下を選択する。
　　　　SBT／ABPC（ユナシンS）1.5（～3）g，1日4回，点滴
　(b) 広域ペニシリンや第1～2世代セファロスポリン系を使用したことのある場合
　　　・P. aeruginosa，他のブドウ糖非発酵菌の関与も想定する。
　　　　SBT／CPZ（スルペラゾン）1 g，1日3回，点滴
　　　　　あるいは，
　　　　CLDM（ダラシンS）600 mg，1日3回　かつ，
　　　　CAZ（モダシン）　　1 g，1日3回，点滴
③ 重症のとき
▶ グラム染色が利用できれば，その染色像に従って抗菌薬を選択し，重症時の用量を用いる。
▶ グラム染色の情報がないときは，各種ガイドラインに沿う。

12. 胸水と膿胸　pleural effusion and empyema

成因
▶ 胸水は，①血管透過性上昇，②静脈圧上昇，③リンパ流低下，④膠質浸透圧低下，のいずれかにより出現する。

$$Q_f = K_f [静水圧差 - \sigma \times 浸透圧差]$$

Q_f：胸水量，K_f：血管透過性係数，σ：定数

▶ 成因①の場合は滲出液に，成因②，③，④の場合は漏出液となる（表10-19）。
▶ 感染症に伴う胸水は滲出液である。

表10-19　胸水の分類

滲出液	感染症，腫瘍，膠原病，肺梗塞，間質性肺炎，血胸，膵炎，乳び胸（ときに漏出液）
漏出液	心不全，腎不全 無気肺 肝硬変，ネフローゼ，低栄養などによる低蛋白血症 粘液水腫（甲状腺機能低下症），Meigs症候群

身体所見

①聴診	・胸水が存在すると肺音は低下するが，胸水面直上に気管支音領域＝Skoda's zoneが存在する（Memo）。 ・crackleやfriction rubが聴取されることがある。 ・egophonyがSkoda's zoneでみられる（Memo）。

(つづく)

② 打診	・濁音（Memo）
③ 聴打診法	・打診と聴診を組み合わせた胸水の診察法である（Memo）。 ・感受性 96% と良好である。
④ 声音振盪	・低下する。

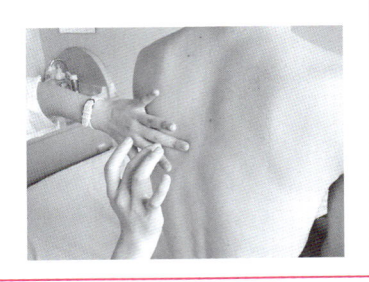

> **Memo**
>
> ### Skoda's zone
>
> 胸水存在時に水面直上に生じる気管支音領域。すなわち，呼期の音が吸期と同じくらいの強さに聞こえる。打診では半濁音を示す。一方，腫瘍や胸膜肥厚の場合は気管支音は聴取せず，肺音低下のみが認められる。
>
> ### egophony（山羊音）
>
> 「イー」と発声させながら，Skoda's zone で聴診すると「メー」と聞こえる（山羊の鳴き声様）。"E to A change" とも言う。胸水の上端のほか，肺炎においても聴取される。
>
> ### 打診の方法
>
> 打診には 4 つのポイントがある。
> ① 中指の DIP 関節を強く胸壁に当てる。
> ② 中指以外の指は胸壁から浮かせて触れないようにする。他の指が胸壁に接していると音がうまく響かない。
> ③ 他方の中指先端を用いて手首を効かせてつるはしを打ち下ろすように叩く。前腕は動かさず固定し，手関節のみを使う。
> ④ できるだけ弱い力で叩くほうがよい。打診音は小さい方が，共鳴音，濁音の差を聴き分けやすい。

> **Memo**
>
> ### 聴打診法　auscultatory percussion
>
> 以下の手順で診察する。
> ① 約5分間坐位または立位をとってもらう。
> ② 背部の中鎖骨線上，第12肋骨の3cm下方に聴診器を当てる。
> ③ 中鎖骨線上を上から下へ弾くように指で打診しながらその音を聴診する。
> ④ 音は次第に大きくなるが，胸水面に到達すると突然，非連続的に増強し，音が割れたように聞こえる。

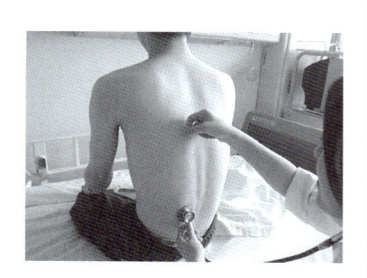

■ 検査

1) 胸部X線

- PA撮影でcost-phrenic angleがわずかに鈍であるとき，約300 ml（正常：数 ml）の胸水が存在する。縦隔偏位の場合は，>1,500 mlの胸水がある。少量の胸水の確認には側臥位X線が有用である。
- subpulmonary patternの胸水は見落としやすいので注意する（Memo）。

> **Memo**
>
> ### subpulmonary patternの胸水
>
> 通常，胸水は下凸の形状で貯留することが多いが，時に上向き凸となり，横隔膜挙上と見誤ることがある。 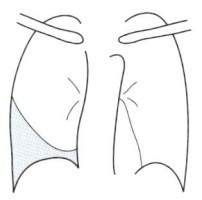
>
> 通常の胸水貯留パターン 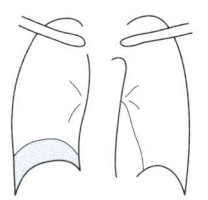　　subpulmonary pattern

2) 胸水穿刺

▶ 滲出性胸水を疑うとき，また片側胸水（とくに左側）のとき，胸水穿刺が安全に行えるときには必ず実施する。
▶ 穿刺できる胸水量は側臥位X線あるいはエコー上，>10 mmが1つの目安である。
▶ 胸水穿刺を行う目的は2つある。① 滲出液と漏出液を鑑別すること，② ドレナージの要否を判断すること，である。

① 提出する検査項目

> 必須7項目：WBC, WBC分画, T.P, pH, LDH, glucose, グラム染色
> 追加5項目：一般菌培養，抗酸菌（Z-N染色，培養），ADA, 細胞診, amylase
> 注：培養は嫌気性菌用容器に入れて提出する。

② 滲出液と漏出液の鑑別

▶ Lightの基準が有用である。以下3項目のうち"どれか1項目"を満たせば，滲出液であると判断する（感度98％，特異度83％）。Lightの基準を用いれば，滲出液を見逃すことはまずないが，漏出液を滲出液と見誤る可能性がある。

> 1. 胸水中タンパク / 血清タンパク　>0.5
> 2. 胸水LDH / 血清LDH　>0.6
> 3. 胸水LDH / 血清LDH正常上限値　>2/3

▶ ほか，コレステロール値，アルブミン値，ビリルビン値を用いた鑑別法があるが，上記の3つの基準で十分に実用的である。

③ ドレナージの要否の判断

▶ 肺炎関連胸水 parapneumonic effusion は以下のように3段階に分類する。肉眼的に膿が認められれば膿胸 empyema である。complicated 肺炎関連胸水と膿胸ではドレナージが必要である。

> uncomplicated：胸膜表面にまで炎症が波及したものの，胸腔内に細菌が現れていない状態である。抗菌薬療法のみで治癒する。
> complicated　　：胸膜表面を越えて胸腔内に細菌が到達した状態である。感染ではあるが，反応の要素が大きい。半日～1日で急速に胸水が貯留するので注意する。2日連続の胸部X線撮影も必要となる。胸腔内チューブ留置によるドレナージが必要である。
> border line　　：両者の中間。必ず24時間後に胸水を再検査する。

▶3者の鑑別は，グラム染色，pH，glucose，LDHの4つで行う。

> uncomplicated：7.20＜pH，glucose＞40，LDH＜1,000
> complicated：pH＜7.00，glucose＜40，LDH＞1,000
> border line：7.00＜pH＜7.20，glucose＞40，LDH＞1,000

▶ふつうにスピッツで提出した場合，pH値は直ちに検査しないと刻一刻と変化してしまう。動脈血ガス用の注射器で提出する。
▶胸水のグラム染色は医師自ら行うべきである。細菌が認められれば，他のデータにかかわらずcomplicatedである。ただし，complicatedであってもグラム染色で有意な細菌が見えないこと，培養陰性であることは少なくない。胸水貯留が単純に感染症でなく，反応の要素が強いことによると考えられる。
▶結核，腫瘍，膠原病，食道破裂でも，pH低値，glucose低値となるので注意する。
▶結核性では，①中皮細胞を欠き，②リンパ球優位，③ADA＞50 U/L，が目安となる。④PCRの感度は50～74％，⑤胸膜生検の感度は1回で67％である。抗酸菌の塗抹は陽性となることはほとんどなく，培養陽性率も＜25％である。
▶悪性疾患のとき，胸水細胞診の感度は60％である。

■ 膿胸の原因

膿胸をきたす原因の主なものは4つある。

> 1) 肺感染症
> 2) 咽頭炎 → "danger space"
> 3) 咽頭炎 → 血栓性内頸静脈炎（Lemierre 症候群）
> 4) 胸部手術後

1) 肺感染症
▶ 大多数を占める。肺炎，肺化膿症，結核に続発する。

2) 咽頭炎 → "danger space"
▶ 咽頭後壁粘膜の背側に "danger space"（頭蓋底から横隔膜に至る比較的 loose な組織の層）があり，ここまで感染が波及すると，容易に下方に進展し，後縦隔膿瘍さらには膿胸に進展する。

3) 咽頭炎 → 血栓性内頸静脈炎（Lemierre 症候群）
▶ 咽頭炎に続発して（3〜5日，長いと10日）健常人に発症する重篤な感染性血栓性内頸静脈炎である。患側頸部の腫脹，発赤，疼痛，圧痛を呈する。咽頭に常在する嫌気性菌が静脈系に侵入し，内頸静脈に血栓性静脈炎を形成し，さらに頸動脈鞘（総頸動脈，内頸静脈，迷走神経の3者を包む）に沿って炎症が進展し，内腔の血栓が飛んで多発性塞栓肺炎を起こして膿胸に至る。
▶ 口腔内嫌気性菌の *Fusobacterium necrophorum* によるものが古典的で有名だが，*Prevotella melaninogenica* など他の嫌気性菌での報告もある。

4) 胸部手術後

■ 起炎菌
1) 嫌気性菌
▶ 誤嚥性肺炎や肺化膿症に伴うときは，嫌気性菌の関与を考える。誤嚥性肺炎の3大起炎菌，① *Peptostreptococcus* spp., ② *Fuso-*

bacterium nucleatum、③ *Prevotella melaninogenica* が重要である (p 111 参照)。各グラム染色像は以下のとおりである。

> ① *Peptostreptococcus* spp.　：GPC-chain
> ② *Fusobacterium nucleatum*：GNR（細長で先細り）
> ③ *Prevotella melaninogenica*：GNR-S（*Bacteroides* spp.
> 　　　　　　　　　　　　　　　　と同様，多形性）

2）好気性菌

▶ *S. pneumoniae*、*S. pyogenes*（A群β溶連菌）、*S. anginosus* group（*S. milleri* group）などが多い。胸部手術後であれば，*S. aureus* や *P. aeruginosa* もありうる。糖尿病や肝硬変の患者などでは *K. pneumoniae*（肺炎桿菌）がよくみられる。これらは，いずれもグラム染色で容易に推定可能である。

■治療

1）uncomplicated 肺炎関連胸水

▶ 通常の肺炎の治療を行う。喀痰グラム染色によって起炎菌を推定し、抗菌薬を選択する。胸水のドレナージは不要である。

2）complicated 肺炎関連胸水および膿胸

▶ 胸腔内チューブ留置によるドレナージが必須である。チューブ留置後24時間経過して改善傾向がなければ，胸部単純X線あるいはCTを行う。
▶ 複数の被包化胸水を認めれば、胸腔内へのウロキナーゼ投与を行う (Memo)。

> **Memo　胸腔内へのウロキナーゼ投与**
>
> 　ウロキナーゼ12万単位を生食 100 ml に溶かして胸腔内チューブから注入し、3時間クランプ後、吸引する。これを3日間行う。清潔に処置を行うために胸腔内チューブははじめからダブル・ルーメン型を入れておくのがよい。

3) 結核性胸膜炎
p 267 参照.

● 文献
1. Light RW: Pleural effusion. N Engl J Med 346; 1971-1977, 2002.
2. Bouros D, et al: Intrapleural urokinase versus normal saline in the treatment of complicated parapneumonic effusions and empyema. AJRCCM 159; 37-42, 1999.
3. Guarino JR, et al: Auscultatory percussion; A simple method to detect pleural effusion. J Gen Intern Med 9; 71-74, 1994.
4. Clinton L, et al: Lemierre's syndrome. N Engl J Med 350; e14, 2004.
5. Bliss SJ, et al: Clinical problem-solving. A pain in the neck. N Engl J Med 350; 1037-1042, 2004

13. 慢性閉塞性肺疾患の急性増悪
acute exacerbations of chronic obstructive pulmonary disease

身体診察

▶ 慢性閉塞性肺疾患の重要な身体所見は,視診3,触診3,聴診3,打診1と覚える。

視診	ビール樽状の胸郭	肺実質が破壊されると肺の弾力が失われ,胸腔が陰圧であるために肺が過膨張する。一見,体格が良いかのように見えるので注意する。
	胸鎖乳突筋の使用	吸期に収縮するのが観察できる。$FEV_1 < 1,000\ ml$を意味する。
	口すぼめ呼吸	呼期に口をすぼめて陽圧をかけ,末梢の細気管支の虚脱を防ぐ動きである。自ら体得している患者もいるが,呼吸リハビリで指導する内容でもある。
触診	輪状軟骨〜胸骨の短縮 (crico-sternum)	肺が過膨張すると気管に付随する甲状軟骨,輪状軟骨も下方に牽引されて,輪状軟骨と胸骨上縁との距離が短くなる〔Memo (p 124)〕。
	前斜角筋の使用	前斜角筋は第3〜6頸椎と第1肋骨を結ぶ筋である。胸鎖乳突筋鎖骨枝のすぐ背側,鎖骨直上に検者の拇指をおいて触診する。吸期に筋が下から盛り上がるように触知されれば陽性である。$FEV1 < 1,000\ ml$を意味する。
	Hoover徴候	患者の正面あるいは背後から,検者の手を広げて肋骨弓下縁に小指をのせ,手掌を側胸部に密着させる。吸期に小指が内側に引き込まれれば陽性である。横隔膜の平低化による。$FEV_1 < 700\ ml$を意味する。
聴診	呼吸音全般の低下	肺実質が破壊されると音を伝える性質が低下して,肺音の音量が全体に小さく,遠く聞こえる。
	吸期早期crackle	p 92参照。$FEV_1 / FVC < 45\%$を意味する。
	口元で聴こえるcrackles	吸期早期crackleと同じ意義を持つ。患者に軽く開口してもらい(門歯間2 cm程度),口から2〜3 cmの距離に膜型をかまえて聴診する。吸期(ときに呼期にも)カラカラと砂利を踏むような高調音が聴取されれば陽性である。
打診	心濁音界の消失	過膨張した肺が心臓前面を覆うために濁音が消える。胸骨左縁第3〜5肋間の濁音が縮小〜消失する。

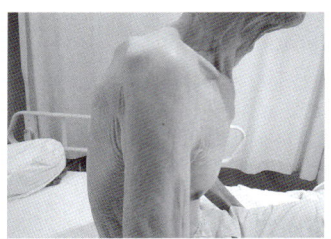

呼吸器感染症 13. 慢性閉塞性肺疾患の急性増悪

ビール樽状の胸郭

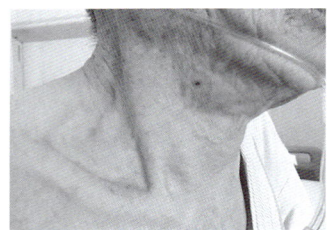

胸鎖乳突筋の使用

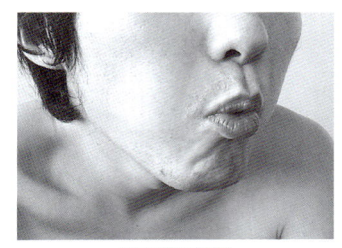

口すぼめ呼吸

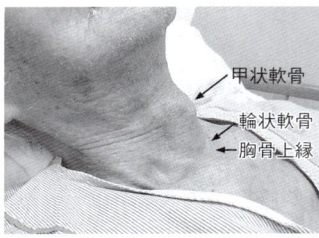

輪状軟骨〜胸骨（crico-sternum）の短縮
甲状軟骨
輪状軟骨
胸骨上縁

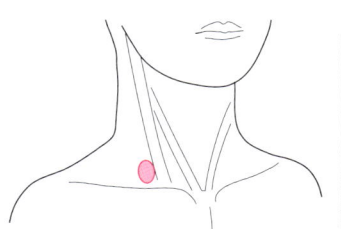

前斜角筋の触診部位

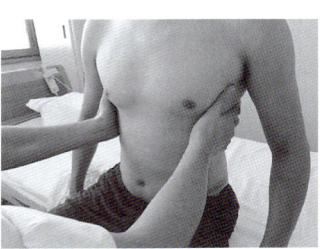

Hoover 徴候の診察法

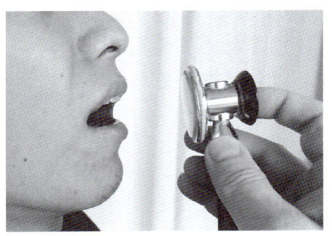

口元で聴く crackle

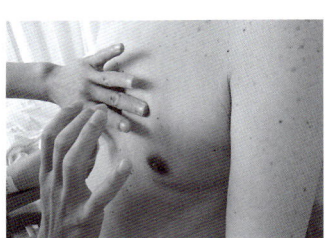

心濁音界の消失

> **Memo**
>
> ### crico-sternum
>
> 　正常では輪状軟骨（cricoid cartilage）と胸骨（sternum）の距離は3横指である．肺気腫ではこの距離が短縮する（＝short trachea）．ただし，陳旧性肺結核などにより上縦隔に癒着が存在すると短縮しないので注意する．
>
> | 3横指 | 1横指 | 0.5横指 |

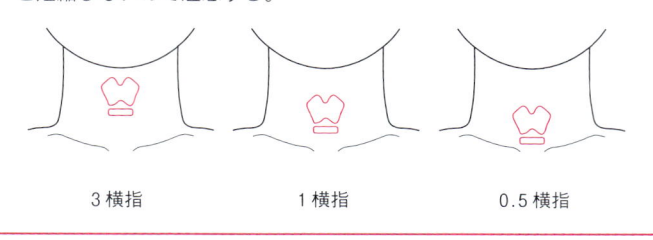

■ 呼吸不全の評価

- 呼吸不全の程度を正しく把握する必要がある（Memo）．
- いきなり聴診器を当てるのではなく，その前に，① 意識レベル，② 呼吸数，③ 心拍数，④ 皮膚の温もり，⑤ bounding pulse の有無などをとくに意識して診察する．
- 動脈血ガスも必ず見る．SpO_2 だけでは全く不十分である．呼吸数，心拍数を付記しない動脈血ガスのデータは価値が低い．

■ 起炎菌

- 起炎菌は "3+1" と考える．
- 3大起炎菌は，① *S. pneumoniae*，② *H. influenzae*，③ *M. catarrhalis* であり，加えて，④ *P. aeruginosa* がありうる．
- *P. aeruginosa* が起炎菌である可能性を高める要素は，① 呼吸器疾患の病歴が長い，② 抗菌薬がしばしば投与されている，③ 近い過去に入院歴がある，などである．
- 起炎菌の推定にはグラム染色が欠かせない．

Memo

呼吸不全の診かた

(1) 低酸素血症：PaO_2 の絶対値が重要である。

60～70	：呼吸数の増加（＞20／分）
～55	：チアノーゼ
～40	：興奮，不穏，見当識障害
～20	：昏睡，ショック

(2) 高炭酸ガス血症：$PaCO_2$ のベースライン値からの上昇幅が重要である。

＋5	：手の温もり
＋10	：脈圧の増大 bounding pulse
＋15	：傾眠 発汗 羽ばたき振戦
＋30	：昏睡

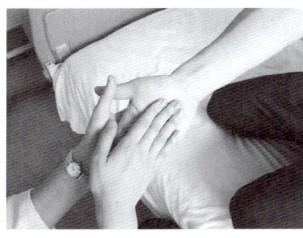

手の温もり

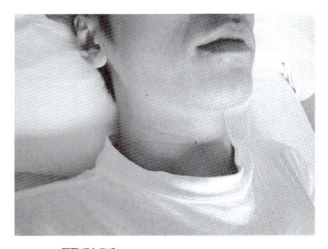

頸動脈の bounding pulse

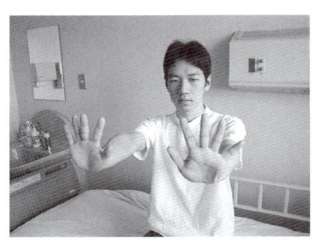

羽ばたき振戦

（文献1より）

治療

- グラム染色によって起炎菌を推定し，抗菌薬を選択する。
- 抗菌薬の選択は一般の肺炎の場合と同じである（p 95～99 参照）。

▶ 良質の喀痰が得られず,グラム染色の情報がない場合で,しかも過去に抗菌薬による治療歴がある場合には,*P. aeruginosa* もカバーする抗菌薬を選択せざるをえない。
▶ 呼吸不全の悪化を伴っている場合は,注射薬で強力に治療する。
▶ ステロイドも併用する。推奨されるステロイド量は以前に比べるとずいぶん少なくなった。プレドニゾロン 30〜40 mg 分 1 内服あるいは注射,7〜10 日間。もっと短くプレドニゾロン 40 mg 分 1,5 日間でよいとする報告もみられる。
▶ 臨床症状が安定すれば多少の炎症反応が残っても治療を終了する。CRP 陰性化を抗菌薬終了の目標としない。不必要に長い治療は耐性菌の定着を招来するだけである。

●文献
1. 宮城征四郎:呼吸不全の身体所見のとらえかたのポイント.Medical Practice 11; 1788-1791, 1987.
2. Vestbo J, et al: Global strategy for the diagnosis, management and prevention of chronic obstructive pulmonary disease: GOLD executive summary. Am J Respir Crit Care Med 187; 347-365, 2013

3 循環器感染症

1. 感染性心内膜炎
2. 心外膜炎
3. 血管内カテーテル関連感染症
4. ペースメーカー,埋め込み型中心静脈ポートの感染症

---

1. 感染性心内膜炎 infective endocarditis:IE

病変の部位
▶ 心臓弁に病変を形成することが多いが,中隔欠損部,乳頭筋,心筋壁に感染巣を形成する場合もある。したがって,必ずしも心雑音を伴うとは限らない。

基礎疾患
▶ 僧帽弁逸脱(30%)が最も多い。僧帽弁逆流か弁尖肥厚があるとリスクが高まる。基礎疾患なし(30%),大動脈弁または僧帽弁の器質的変化(20%),先天性心疾患(10%)と続く。

侵入門戸
▶ α溶血性連鎖球菌(緑連菌)は口腔や上気道の常在菌である。う歯,歯周炎,ほか口腔の損傷部位から侵入する。
▶ *S. aureus* は,① 皮膚に損傷のある場合,② 人工物(血管カテーテルや気管切開チューブなど)が留置されている場合,などに起炎菌となりやすい。また血管カテーテル関連感染症で,血液から *S. aureus* を分離し,カテーテル抜去後,発熱と血液培養陽性が3日以上持続するときには,IEを強く疑う。
▶ *Streptococcus bovis* は大腸癌など大腸疾患に続発してIEを起こす。逆に,血液培養で *S. bovis* が分離されれば,積極的に大腸癌を rule out すべきである。

2つの病型

① 亜急性細菌性心内膜炎：週〜月の単位で症状が出現し，倦怠感，食欲低下，発熱，寝汗，背部痛，体重減少など，結核や悪性腫瘍にも似た症状を呈する。*Streptococcus* spp. による場合が多い。

② 急性細菌性心内膜炎：日の単位で発症し，悪寒，戦慄，発熱，背部痛，関節痛，筋痛などの急性症状を示す。*S. aureus* による場合が多い。*S. pneumoniae* によることもある。症状は激しい。

症状と徴候

① 発熱はほぼ必発と考えてよい。高熱とは限らない。微熱の場合もある。

② 心雑音は，85〜94％で聴取する (Memo)。AR，MR など左心系の雑音を聴取することが多いが，中心静脈カテーテルや Swan-Ganz カテーテル，薬物注射常用者の IE の場合，三尖弁など右心系が侵されやすい。経過中に心雑音が変化するときは，心不全の合併を示唆する。

③ ほか，以下のように多彩な症状，徴候を示す。

▶ 中枢神経系合併症（35％）：脳卒中（20％），局所徴候を欠く脳症，意識低下（13％），髄膜炎（4％）など。

▶ 筋・関節症状（25〜40％）：筋痛（とくに腰痛），関節痛を呈する。これらは感染そのものではなく，免疫反応による。当然，菌血症に伴う化膿性関節炎や骨髄炎の場合もありうる。

▶ 塞栓徴候：結膜の点状出血，爪下出血（53％），Roth 斑（中心部が白い網膜出血＜5％），Osler 結節（手指先の有痛性結節 10〜20％），Janeway 病変（手掌や足底の無痛性結節），腸管，心臓，肺，四肢，腎臓などの塞栓形成など，がありうる（p 130 参照）。

▶ focus 不明の有熱患者では注意深く心臓の聴診をし，爪，結膜，手，足をよく観察する。また必ず，眼底を眼底鏡（直像鏡）で観察する（p 53 参照）。内科医も眼底の診察はできなければならない。ただし，疾患の重大さを考えれば，当然眼科医による診察も依頼すべきである。

> **Memo**

心雑音の聴き方

IEの診断で必要な逆流性雑音の特徴を示す。鑑別に必要な弁狭窄に伴う雑音も付記した。

(1) AS 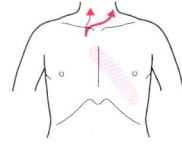
SASH領域
ejection
頸部放散：右＜左
Gallavardin現象に
注意（心尖部）

(2) AR 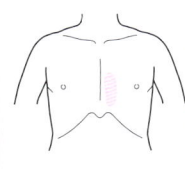
lower LSB
early diastolic
はぁ〜（高調音）
坐位，前傾姿勢
bounding pulse
（＋）

(3) MS 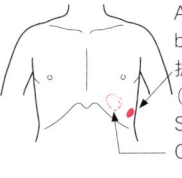
Apex
barking sound
拡張期ランブル
（低調）
S1↑（closing snap）
OS（opening snap）

(4) MR 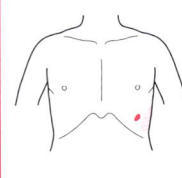
Apex より少し外側
pan-systolic
高調音
放散の方向：
前尖の障害→後方
後尖　〃　→前方

(5) PS 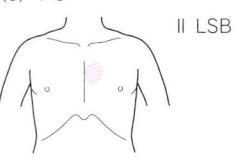
II LSB

(6) PR 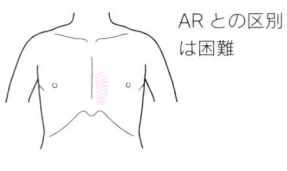
ARとの区別
は困難

(7) TR 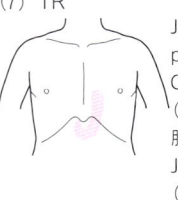
J字の領域，
pan-systolic
Carvallo's sign
（吸期で雑音↑）
肝臓拍動（＋）
JVP：CV波
（収縮期にやや
　緩徐に突出）
右S3

● 文献
1. Constant J: Essentials of Bedside Cardiology for Students and House Staff. Little, Brown and Company, Boston, 1989

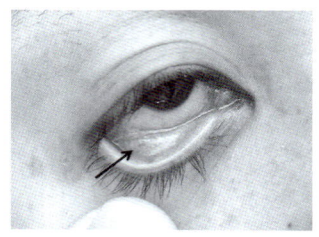

図 10-2 結膜の点状出血斑
眼瞼を大きくめくって観察する。
奥の方に存在することもある。

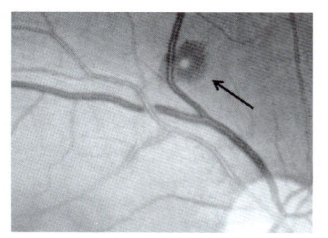

図 10-3 眼底の Roth 斑
白斑(塞栓)の周囲が出血で赤く見える。
日の丸の「逆」と覚えるとよい。

起炎菌

▶ 40％：緑連菌（亜急性 IE の主因），20％：黄色ブドウ球菌（急性 IE の主因），10％：腸球菌，と続く。
▶ 血液培養の陰性を 5〜7％ に認める。その理由で最も多いのは，① 血液培養前の抗菌薬投与であり，次いで，② 培養が難しい起炎微生物〔*Bartonella* spp., HACEK (Memo), *Coxiella burnetii*, *Brucella* spp., *Chlamydia* spp. など〕である。

> **Memo**
>
> ### HACEK
>
> HACEK：ゆっくり発育する 5 種の細菌，*Haemophilus*, *Aggregatibacter*（旧 *Actinobacillus*），*Cardiobacterium*, *Eikenella*, *Kingella* のグループを表す。いずれも口腔内正常細菌叢に属する。IE 疑いで血液培養陰性のとき，これらの可能性があることを想起できればよい。個別の菌名を暗記する必要はない。血液培養は 5 日以内に陽性となる場合が多いが，陰性でも終了せず，最低 3 週間は続行するよう細菌検査室に依頼する。

▶ 非感染性心内膜炎が IE 全体の 2.5％ を占める。marantic endocarditis（"marantic" とは「消耗性」の意。悪性腫瘍など衰弱した患者にみられる），Libman-Sacks 心内膜炎（全身性エリテマトーデスに伴う），ベーチェット病など，である。

検査

1）血液，尿検査
- 炎症反応の亢進，貧血，顕微鏡的血尿，蛋白尿などがみられる。
- 白血球尿，細菌尿もありうる。黄色ブドウ球菌によるIEの場合，尿中に20〜45%の確率で細菌尿がみられる。
- 免疫複合体（60%），リウマチ因子（20%）などが陽性になり，補体が低下することもある（5〜15%）。

2）血液培養
- 85〜95%で陽性。
- 必ず，抗菌薬投与"前"に採取する。静脈血でよい。3セットを採取する。
- 菌血症は"持続的"であるから，いつ採血してもよい（発熱には関係なく）(Memo)。
- たとえ陰性でも3週間は培養を続ける。いったん生えた菌株は治療中〜終了後も数カ月間保存する。

3）心エコー
- 感度は，経胸壁エコー：65%，経食道エコー：85〜90%である。前者が陰性所見であるからといってIEを否定してはならない。

> **Memo　菌血症の3分類**
>
> 菌血症は3つに分類することができる。
> ① 一過性（transient）　　：歯みがき，歯間ブラシ使用，抜歯，消化管ポリープ生検，など
> ② 間欠性（intermittent）：肺炎，胆嚢炎，腎盂腎炎，など多くの細菌感染症
> ③ 持続性（continuous）　：細菌性心内膜炎，感染性動脈瘤

診断
- 1994年"Duke criteria"が提唱され，今は2000年のLiらによる改定基準がよく用いられている。内容は上記に述べた症状や検査所見を組み合わせたものとなっている。大項目として，① 血

液培養，②心エコー所見，③心雑音の3つがあり，小項目として，①患者背景（心疾患や薬物中毒），②発熱，③塞栓や出血など血管病変，④免疫学的異常，⑤心エコー陽性であるが大項目を満たさない，の5つで構成される。
▶ 暗記する必要は全くない。その都度，参照すればよい。

■ 治療の原則
▶ 症状の改善と感染巣の完治とは別に考える。解熱した後も長い治療期間が必要である。
▶ 血液培養が陰性化した後，決められた治療期間を遵守する。陰性化を確認するまで，24～48時間毎に血液培養（2セット以上）を採取する。
▶ 殺菌的抗菌薬を用いる。静菌的抗菌薬の単独使用は無効であり，禁忌である。
▶ MICを測定し，難治例ではMBCも測定する。
▶ 抗凝固療法は適応がない。塞栓症状を予防する証拠はない。

■ 抗菌薬の選択
▶ 以下，よくみられる起炎菌による自然弁の感染性心内膜炎の治療法について述べる（他の起炎微生物や人工弁の場合については文献6参照）。

1) α-streptococci, *Streptococcus bovis*
▶ PCG（ペニシリンG）に対するMICを必ず測定する。感受性試験で同じ「S：感受性」の結果であっても，MIC値によって治療が異なるからである。

① MIC：≦0.12 μg/ml
  (a) PCG（ペニシリンG）1,200～1,800万単位，持続静注または分4～6，4週間
  (b) CTRX（ロセフィン）2 g，分1，4週間
  (c) (a)または(b)，2週間に加えて，GM（ゲンタシン）3 mg/kg，分1，2週間

② MIC：0.12＜　＜0.5 μg/ml
  (a) PCG（ペニシリンG）2,400万単位，持続静注または分4～6，

4 週間，または CTRX（ロセフィン）2 g，分 1，4 週間
　　　上記のいずれかに加えて，
　　　GM（ゲンタシン）3 mg/kg，分 1，2 週間
③ MIC：0.5 μg/ml≦
　（a）腸球菌と同じ

> **Memo** **感染性心内膜炎（IE）でのアミノグリコシド系薬**
>
> 　アミノグリコシド系薬は 1 日 1 回投与法の安全性と有効性がほぼ確立しているが，IE においては，まだ証拠が得られていない。米国のガイドラインでは，分 1 と分 3 が混在して推奨されている。

2) *Enterococcus* spp.
▶ すべてのセファロスポリン系薬剤に耐性を示す。
▶ PCG（ペニシリン G）＋アミノグリコシド系が標準的治療である。
　（a）ABPC（ビクシリン）12 g，分 4～6，4～6 週間，または
　　　PCG（ペニシリン G）1,800～3,000 万単位，持続静注または分 6，
　　　4～6 週間上記のいずれかに加えて，
　　　GM（ゲンタシン）3 mg/kg，分 3，4～6 週間
▶ 腸球菌による IE では，GM と SM（ストレプトマイシン）の感受性を検査すべきである。GM 耐性の場合は，
　SM 15 mg/kg，分 2，4～6 週間
▶ PCG 耐性の場合は，SBT/ABPC（ユナシン S）や VCM（バンコマイシン）を用いる。

3) *Staphylococcus aureus*
▶ 死亡率：25～40％ と高い。病勢が急で，しかも強く厄介な起炎菌である。また長い治療期間を必要とする。"しつこい" 細菌である。いったん治癒したと思われても遠隔病巣に潜伏し，数週～数年を経たあとで再燃することがある。
▶ 麻薬や覚醒剤などの薬物注射常用者では三尖弁病変が多い。
▶ わが国では，nafcillin や oxacillin が発売中止になったため，本来の第 1 選択薬を用いることができない。代わりに第 1 世代セファロスポリン系を用いる。

- CEZ（セファメジン）2 g，1日3回，6週間
- GM（ゲンタシン）3 mg／kg，分2〜3，3〜5日間を加えてもよい。
▶ MRSA や MRCNS では，VCM（バンコマイシン）を用いる。
  - VCM（バンコマイシン）（投与量は p 389 参照），4〜6週間
  - 人工弁では RFP（リファンピシン）と GM（ゲンタシン）を加える。

4) HACEK
▶ 感染性心内膜炎の 5〜10％ を占める。
▶ 発育が遅い。血液培養2週目で陰性であっても培養を続ける。ただし，近年の知見では，通常の方法でもたいてい5日以内に培養されると報告されている。
▶ もともと HACEK は，いずれも ABPC（ビクシリン）感受性菌であるが，βラクタマーゼ産生菌が報告されており，第3世代セファロスポリン系薬や SBT／ABPC（ユナシン S）が推奨される。
  - CTRX（ロセフィン）   2 g，1日1回，4週間
  - CTX（セフォタックス） 1 g，1日4回，4週間
  - SBT／ABPC（ユナシン S）3 g，1日4回，4週間

■ 治療への反応，治療期間
▶ 抗菌薬の投与が適切であれば，α-streptococci，CNS では 3〜4 日で解熱する。S. aureus，P. aeruginosa では，9〜12 日くらいかかることがある。
▶ 治療期間は，① 起炎菌，② 薬剤感受性，③ 弁（自然弁か人工弁か），④ 使用する抗菌薬，の組み合わせによって異なる。

■ 手術の適応
▶ IE の＞25％ に手術適応がある。手術適応の判断には心不全の有無が最も重要である。心不全を呈する症例の 80％ で手術が必要であり，とくに大動脈弁逆流症＋心不全では死亡率＞50％ であり，できるだけ早く手術を行う。
▶ ほか，1回以上の重症塞栓症状，菌血症持続，大きな疣贅（≧10 mm），腱索や乳頭筋の破壊，真菌性などの場合，手術適応となる。発熱，白血球数増多，CRP 上昇などの炎症所見は手術適応

には直接関係しない。
▶ 左心系 IE で重症の弁膜症があり，かつ疣贅＞10 mm の場合，① 48 時間以内の早期手術群，② 必要に応じて手術を行った群の比較において，死亡率は① 3%，② 5% で差はなかったが，全身性の塞栓症状が① 0%，② 21% であった結果から，早期手術を推奨する意見がある（文献 9）。
▶ 右心系 IE は，長期の中心静脈カテーテル留置，中毒による薬物注射などで発生する。真菌やグラム陰性桿菌による場合が左心系 IE よりも多く，治療抵抗性であるために＞70% の症例で手術が必要である。

合併症

1) 心不全
弁の破壊，腱索の断裂，心室中隔や乳頭筋の破壊による。

2) 感染性動脈瘤　mycotic aneurysm
死亡例の 5〜10% にみられる。分岐部にできやすい。身体のどの部位の動脈にも発生しうる。頭蓋内，内臓，四肢の順に多い。頭蓋内には 1〜5% 発生し，破裂の前に頭痛を訴える。腹腔動脈にできることもある。破裂すれば突然死の原因となる。

3) 糸球体腎炎
免疫反応による。

予防
▶ 2007 年，IE 予防の考え方が大きく根本的に変更された。
▶ IE 予防の主な変更点は，以下のとおりである。
　(1) 歯科処置は，侵襲の大きな場合（歯肉組織や歯根尖部の処置，口腔粘膜を切開する処置）に対象が限定された
　・単純抜歯，歯科麻酔注射，齲蝕の治療は対象からはずれた。
　・古くから歯科処置が IE の危険因子であると信じられてきたが，実際に IE に歯科治療が先行する症例は多くなく，一方，歯磨き，歯間の糸掃除などより頻度が高い日常的な行為や口腔衛生

- 一過性菌血症は，歯磨きや歯間の糸掃除（20～68%），爪楊枝の使用（20～40%）などのほか，単に食物を嚙む（7～51%）だけでも発生する。
- たいへん興味深いことに，菌血症を発生させるリスクは，歯磨きと単純抜歯に大きな差はない。菌血症のみられる率は歯磨き23%，単純抜歯60%と後者で高いが，いずれも5分後がピークで20分以内に90%が収束し，菌量は両者とも少なく$\leq 10^4$ CFU/ml であった（文献8）。

表10-20 IE予防の対象心疾患

- 人工弁，人工物による弁疾患治療後
- IEの既往歴
- 先天性心疾患のうち以下のいずれか
  - チアノーゼを伴い，かつ未治療
  - 人工物や人工弁を用いた治療後，6カ月以内
  - 治療後，欠損部分が残存
- 心臓移植手術前で，弁逆流の存在

表10-21 歯科処置におけるIE予防の抗菌薬投与法

- 内服
  AMPC（サワシリン）2 g，単回
- 注射
  ABPC（ビクシリン）2 g，または
  CEZ（セファメジン）1 g，または
  CTRX（ロセフィン）1 g，　　いずれも単回
- ペニシリンアレルギーのある場合
  CEX（ケフレックス）2 g　内服，または，
  CEZ，またはCTRX　注射（上記），または
  CLDM（ダラシン）600 mg　内服または注射，または
  AZM（ジスロマック）500 mg　内服，または
  CAM（クラリシッド，クラリス）500 mg　内服，　いずれも単回

(2) 対象心疾患が高リスクの場合に限定された（表10-20）。

- 心臓弁疾患（かつては予防の対象）の大半が対象から外れた。
(3) 処置，検査については，泌尿器科，婦人科の処置，消化管内視鏡検査が生検も含めて対象外となった。気管支鏡検査（BAL，TBLB を含めて）も同様である。
- 一方，扁桃摘出術，膿瘍や膿胸の穿刺などは対象に含まれる。

▶ 抗菌薬による予防は，処置の 30〜60 分前に，内服あるいは注射の単回投与で行う（表 10-21）。

●文献

1. Durack DT, et al: New criteria for diagnosis of infective endocarditis: Utilization of specific echocardiographic findings. Am J Med 96; 200-209, 1994
2. Li JS, et al: Proposed modifications to the Duke criteria for the diagnosis of infective endocarditis. Clin Infect Dis 30; 633-638, 2000
3. 久松良和，他：市中総合病院における感染性心内膜炎症例の検討．感染症誌 74；51-56，2000
4. Kanter MC, et al: Neurologic complications of infective endocarditis. Neurology 41; 1015-1020, 1991
5. Fournier PE, et al: Comprehensive diagnostic strategy for blood culture-negative endocarditis: A prospective study of 819 new cases. Clin Infect Dis 51; 131-140, 2010
6. Baddour LM, et al: Infective endocarditis: Diagnosis, antimicrobial therapy, and management of complications: A statement for healthcare professionals from the Committee on Rheumatic Fever, Endocarditis, and Kawasaki Disease, Council on Cardiovascular Disease in the Young, and the Councils on Clinical Cardiology, Stroke, and Cardiovascular Surgery and Anesthesia, American Heart Association: Endorsed by the Infectious Diseases Society of America. Circulation 111; e394-434, 2005
7. Wilson W, et al: Prevention of infective endocarditis: guidelines from the American Heart Association: A guideline from the American Heart Association Rheumatic Fever, Endocarditis, and Kawasaki Disease Committee, Council on Cardiovascular Disease in the Young, and the Council on Clinical Cardiology, Council on Cardiovascular Surgery and Anesthesia, and the Quality of Care and Outcomes Research Interdisciplinary Working Group. Circulation 116; 1736-1754, 2007
8. Lockhart PB, et al: Bacteremia associated with toothbrushing and dental extraction. Circulation 117; 3118-3125, 2008
9. Kang DH, et al: Early surgery versus conventional treatment for infective endocarditis. N Engl J Med 366; 2466-2473, 2012
10. Hoen B, et al: Infective endocarditis. N Engl J Med 368; 1425-1433, 2013

2. 心外膜炎　pericarditis

原因
1）感染症
ウイルス（コクサッキー，エコーなどのエンテロウイルスほか），次に結核が続く。一般細菌によるのは手術後や感染性心内膜炎に続発する場合などである。

2）非感染症
尿毒症性，悪性腫瘍が2大原因であり，外傷，心筋梗塞に合併あるいは続発するもの，膠原病による漿膜炎などが続く。

症状
▶ 胸骨直下の胸痛で，臥位で仰向けになると痛みが悪化し，坐位となり前傾すると和らぐ。左鎖骨上部，頸部（とくに僧帽筋前縁），肩に放散することもある。心外膜炎の炎症が横隔神経（心臓と肺に挟まれて走行する）に波及すると，同神経の由来する C3〜5 の支配領域に関連痛が生じるためである。
▶ 深吸気や咳嗽で増悪するので，胸膜炎と間違われることがある。また体位により変化したり，C3〜5領域の関連痛を生じたりするために，筋骨格系由来の痛みに誤診されることもある。

身体診察
▶ 心膜摩擦音〔Memo (p 140)〕は，心臓の拍動に同期して，ゾッゾッやガサガサというような雑音として聴こえる。ただし，病初期に聴こえないことはよくあるし，聴取されていても半日後には聴こえなくなるということもある。また，体位によって聴こえたり聴こえなかったりする。
▶ 最もよく聴取されるのは胸骨左縁第3，4肋間である。
▶ 心囊液が貯留すると，奇脈(Memo)，頸静脈圧(JVP)(Memo)の上昇，外頸静脈の怒張，脈圧の低下などの所見を呈するようになる。

Memo

奇脈

吸気時における著明な収縮期圧の低下（8 mmHg 以上の圧の低下；10～12 mmHg 以上との記載もある）をいう。正常者でも吸気時に血圧は低下するが，奇脈はその程度が大きい場合をいう。

あまり深過ぎない中くらいの平静な呼吸をさせて，ゆっくりカフ圧を下げていく。Korotkoff 音の聞こえ始めたときには，呼期にだけ聞こえるため不規則に聞こえ，そのうちに心拍数に一致して規則正しく聞こえるようになる。そのときの血圧（A）からもう一度カフ圧を 20～30 mmHg 程度上げて，ゆっくり下降させて不規則に音が聞こえはじめる最上点の血圧（B）を確認する。B－A＞8 mmHg（または＞10～12 mmHg）であれば奇脈である。

Memo

頸静脈圧（JVP）

中心静脈ラインを入れることなく，身体診察によって中心静脈圧（CVP）を推定する方法である。ベッドを 45 度にして，患者の内頸静脈の拍動を観察する。内頸静脈の拍動は，収縮期に内方への皮膚の凹み（へこみ）として観察される（三尖弁逆流がなければ）。この凹みの最上点と胸骨角（第 2 肋骨付着部）の垂直距離が頸静脈圧（JVP）である。一方，頸動脈波は収縮期に外方に突出するので逆向きである。慣れれば両者の鑑別は難しくない。45 度で見えないときは，0 度，30 度，90 度（坐位）など角度を変えて観察する。

JVP の正常上限は 3～4.5 cm である。ベッドの角度に関わらず JVP＋5＝CVP の関係があり，これより CVP を推定することができる。ただし，JVP の測定は過小評価になりがちなので注意する。

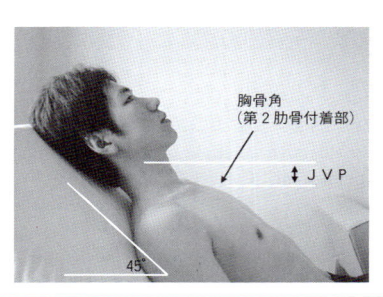

JVP の診察を"マニアック"あるいは"名人芸"と誤解している医師が少なくない。訓練さえ積めば誰にでもできる。少し大袈裟だが，JVP なしの日常診療は成り立たないとさえ思う。たいへん役立つこの方法を研修医は習熟してほしい。

> **Memo**
>
> ### 心膜摩擦音：3つのphase
>
> 心外膜炎の経過中85%の患者に心膜摩擦音が聴取される。膜型を胸壁に押し当てて聴く。典型的には，前傾姿勢にて，胸骨左縁，呼期末で聞こえやすい。摩擦音は3つのphase，すなわち①心室収縮期，②心室拡張早期，③心房収縮期に発生しうる。心膜摩擦音を聴取した100症例をまとめた研究によると，3つのphaseすべて：52%，2つのphase：33%，1つのphaseのみ：15%であった（文献2）。筆者らはS4に似た摩擦音がphase③のみに単独で存在したきわめて稀な症例（文献2によると1%のみ）を経験したことがある（文献3）。

■ 検査

- 心電図：① 広範な誘導でのST上昇，② PQ低下，③ reciprocalなST低下を伴わない，の3点が特徴的である。
- 心嚢液：一般細菌，抗酸菌の塗抹，培養，細胞診に提出する。ADAのカットオフ値を40 U/Lに設定すると，結核性心外膜炎の診断は，感度93%，特異度97%と良好である（p 259参照）。

■ 治療

- ウイルスの場合はNSAIDを用いながら保存的にみる。ステロイドの使用については未だ定説がない。
- 結核性の場合，肺結核と同様に4剤を併用する。ステロイドの併用については定説はないが，使用が推奨される（p 270参照）。
- 細菌性の場合は，グラム染色と培養により抗菌薬を選択する。治療期間は1ヵ月と長くかかる。

● 文献

1. Troughton RW, et al: Pericarditis. Lancet 363; 717-727, 2004
2. Spodick DH: Pericardial rub. Prospective, multiple observer investigation of pericardial friction in 100 patients. Am J Cardiol 35; 357-362, 1975
3. 伊木れい佳，他：What's your diagnosis？(98)：ヒントは痛みの部位．JIM 21：87-89, 2011（京都GIMカンファレンス：急性外膜炎の症例検討）
4. Koh KK, et al: Adenosine deaminase and carcinoembryonic antigen in pericardial effusion diagnosis, especially in suspected tuberculous pericarditis. Circulation 89; 2728-2735, 1994

3. 血管内カテーテル関連感染症
catheter-related bloodstream infection

疫学 / 起炎菌
1) 4 大起炎菌
① CNS（*S. epidermidis* などのコアグラーゼ陰性ブドウ球菌）
② *S. aureus*
③ *Candida* spp.
④ グラム陰性桿菌
▶ 入院患者では CNS の約 80%，*S. aureus* の約 60%（施設によってはそれ以上）がメチシリン耐性である（p 297, p 291 参照）。

2) 感染ルート
① 管外性：穿刺部の皮膚から
② 管内性：ルート接続部（三方活栓など）から
　　　　　輸液作成時の汚染から

3) 留置部位と感染率
▶ 中心静脈カテーテルの感染率：大腿静脈＞内頸静脈＞鎖骨下静脈
▶ 末梢挿入型中心カテーテル（peripherally inserted central catheter：PICC）は当初感染率が低いと考えられていたが，近年，従来法と比較してけっして低くないとするデータが増えてきた。

4) 死亡率
▶ *S. aureus* による場合が抜きん出て高い（30〜40%）。

症状と徴候
▶ 発熱，悪寒，戦慄，刺入部の発赤，圧痛，膿の存在，遠隔感染巣の諸症状である。
▶ ただし，刺入部に発赤，圧痛，膿が存在しなくとも，血管内カテーテル感染症はけっして否定できない。

▶ 以下の場合，局所の炎症所見を欠くことがよくある。
  ① CNS による場合
  ② *Candida* による場合
  ③ グラム陰性桿菌による場合
  ④ 好中球減少時

検査
1）細菌検査
① 局所材料のグラム染色と培養
▶ 刺入部の膿をグラム染色する。培養提出のために切断したカテーテル内腔もよく観察する。もし内腔にヘドロ様物があれば，これもグラム染色をする。グラム染色を省略して培養だけを提出してはならない。

② 血液培養
▶ 3 セット提出する。3 セットまでは感度が上がり，コストも許容できる（p 44 参照）。少なくとも 2 セットは提出する。
▶ 1 セットはカテーテルから採血する。残る 1〜2 セット（筆者は 2 セットを推奨する）は他部位の静脈から経皮的に採血する。
▶ DTP（differential time to positivity）が参考になる。すなわち，中心カテーテルから得られた血液培養が末梢静脈からの血液培養よりも 2 時間以上早く陽性となると，カテーテル感染血流感染症の可能性が高まる（感度 81〜96％，特異度 90〜92％）。

③ カテーテルの培養
▶ 先端を培養に提出する。皮下の部分は提出しなくてよい。
▶ 無症状の患者では，抜去カテーテルの培養をルーチンに提出してはならない。感染には至らない中心静脈カテーテルへの細菌の定着（colonization）はよく見られる。
▶ ころがし法〔カテーテル先端 5 cm を培地上で転がし，15 コロニー以上発育すれば汚染（contamination）でなく定着か感染のいずれか〕が有名だが，この方法ではカテーテル管腔内の微生物をとらえることができない。市立堺病院では，カテーテル先端を滅菌スピッツに入れて生理食塩水を加えて試験管ミキサーにかけ，得られた洗浄液を培養する方法を採用している。

2) 眼底検査
- 眼内炎の合併の有無を確かめる。必ず主治医も眼底を観察する。身体診察の1つとして，内科医も眼底鏡（直像鏡）に馴れ親しむべきである（p 53 参照）。
- 加えて，眼科医にも診察を依頼する。

3) 心エコー
- 2つの場合に必要である。
  ① 感染性心内膜炎を疑うとき
  ② カテーテルを抜去し，抗菌薬投与3日後に解熱しないとき
- 経胸壁よりも経食道の方が感度が高い（p 131 参照）。

■ 合併症
- 注意すべき合併症：① 感染性心内膜炎，② 骨髄炎（腰椎＞胸椎＞頸椎），③ 脊椎硬膜外膿瘍，④ 腸腰筋膿瘍，⑤ 眼内炎，⑥ 塞栓肺炎，⑦ 化膿性関節炎，など

■ カテーテルの抜去
- ① 刺入部に発赤や膿がある場合，② 臨床的に敗血症が明らかな場合，抜去する。
- 発熱が軽〜中等度の場合は，必ずしも中心静脈カテーテルを抜去しなくてもよい。
- S. aureus，Candida spp.，グラム陰性桿菌による場合は，抜去が原則である。コアグラーゼ陰性ブドウ球菌（CNS）でも抜去が望ましいが，カテーテルを温存して治療できる場合がある。
- カテーテル抜去3日目に，陰性化を確認するための血液培養を提出する。
- カテーテル抜去3日目に，① 解熱しない，あるいは，② 血液培養陽性が持続するならば，感染性心内膜炎や他部位（肺，肝臓，骨髄，腸腰筋など）での感染巣形成を疑い，精査する。

■ 治療
- カテーテル抜去とともに，抗菌薬や抗真菌薬による治療を行うの

が原則である。CNSではCVC抜去のみで抗菌薬を投与せず経過観察することを許容する専門家の意見がある。ただし、①人工弁や人工関節がなく、②CVC抜去後に血液培養が陰性化、の条件を満たす必要がある。
▶ どうしてもCVCを温存したいときは、72時間後に血液培養を再検し、もし陽性なら、即抜去する。
▶ グラム染色により起炎菌を推定して抗菌薬を選択する。

グラム染色像	推定される起炎菌	選択すべき薬剤
GPC-cluster	*S. aureus*（MRSAを含む），CNS（MRCNSを含む）	VCM（バンコマイシン）DAP（キュビシン）
GNR-M, L	*E. coli*, *Enterobacter* spp.	CTX（セフォタックス）
GNR-S	*P. aeruginosa*	CAZ（モダシン）
GP-huge	*Candida albicans*, *Candida*（non-*albicans*）	抗真菌薬

▶ CNSの約80％，*S. aureus*の約60％以上がメチシリン耐性，すなわち，MRCNS，MRSAであることを忘れない（p 297, p 291参照）。
▶ 重症の真菌血症，近い過去にFLCZ（ジフルカン）使用歴のある場合は，fluconazole耐性*Candida*を想定して，キャンディン系，L-AMB（アムビゾーム）などを用いる。
▶ 標準的な治療期間は微生物によって異なる。
　　CNS　　　　　　5〜7日間
　　S. aureus　　　　4週間（あるいは14日間）(Memo)
　　グラム陰性桿菌　14日間（7〜14日間）
　　*Candida*属　　　血液培養が陰性化した後，14日間
▶ もし，心内膜炎，塞栓肺炎，肝膿瘍，腸腰筋膿瘍などがあれば，4〜6週間，骨髄炎では6〜8週間治療する。
▶ 中心静脈カテーテルを抜去後，血液培養の陰性化を経て，いつ次のカテーテルを再留置してよいのかは確立していない。
▶ 主な起炎微生物の治療は以下のとおり。

1) S. aureus

- ① CVC抜去,②72時間後の血液培養陰性確認,③4〜6週間の抗菌薬投与,が基本である。
- 14日間治療を選択するなら,表10-22の条件を満たす必要がある。
- 経食道心エコーは菌血症の発症時ではなく,5〜7日後に実施する(感度が高くなるため)。

表10-22 S. aureusによる血流感染症で14日間治療を行う条件

1) CVC抜去
2) 以下のないこと
   ・糖尿病,ステロイドや免疫抑制薬の投与
   ・感染性心内膜炎(経食道心エコー:必須)
   ・遠隔臓器の感染巣
3) 治療開始3日目,解熱かつ血液培養(−)

- 長期埋め込み型で,やむを得ず抜去しないとき,次善の策として,抗菌薬の全身投与と抗菌薬ロックを併用する選択肢がある。
- CVC培養(+),血液培養(−)のときはcontamination(汚染)の可能性もあるため,5〜7日で治療を終了した上で慎重に経過観察を行う方針もありうる。

> **Memo** **S. aureusによる菌血症**
>
> S. aureusはいわゆる"しつこい"細菌であり,陰性化しにくく,血行散布した遠隔巣に長期間潜んで,随分あとになって再燃することもある。他の起炎菌と比較して長期間の治療が必要である。
> 4週間治療が標準である。最近の米国ガイドラインでは心内膜炎などの合併症がなければ14日間でよいとの記載もある。ただし,その場合は表10-22の条件を満たす必要がある。

2) coagulase-negative staphylococci:CNS

- 治療期間は,CVC抜去後5〜7日間。ただし,CVC抜去のみで抗菌薬なしでの経過観察を許容する意見がある。
- もし何らかの理由でCVCを温存する場合は,抗菌薬投与10〜14日間に加えて抗菌薬ロック療法10〜14日間。

3) *Candida* spp.
- CVC を抜去する。温存せざるを得ないときはガイドワイヤーを用いて CVC を入れ替える。
- 通常の治療は，FLCZ（ジフルカン）400 mg，1日1回，14日間。
- 過去3か月以内にアゾール系の投与歴があるなら，non-*albicans Candida*（*C. glabrata*，*C. krusei* など）の可能性を想定して FLCZ でなくキャンディン系を用いる（p 275 参照）。

抗菌薬ロック療法
- 抗菌薬ロック療法の方法は以下のとおり。

	抗菌薬	ヘパリン生食
VCM	2.0〜5.0 mg / ml	0 or 5,000 IU / ml
ABPC	10.0 mg / ml	10 or 5,000 IU / ml
CEZ	5.0 mg / ml	2,500 or 5,000 IU / ml
CAZ	0.5 mg / ml	100 IU / ml
GM	1.0 mg / ml	2,500 IU / ml

- 長期留置型 CVC の場合に限り，適応がある。
- 抗菌薬の全身投与と抗菌薬ロック療法を組み合わせて行う。
- 24〜48時間毎にロックする，2週間を目安とする。

予防
- 医療従事者による標準予防策の遵守が最も重要である。
- カテーテルが必要か否かを毎日評価し，不要であればすぐに抜去する。
- 中心静脈カテーテルについては，以下①〜⑤を遵守する。
  ① 留置時は，マキシマル・バリアプレコーションによる無菌操作を遵守する。
  ② 消毒は1％クロルヘキシジンアルコールを用いる（p 45 参照）。
  ③ カテーテル挿入部は透明ドレッシングで覆う。滅菌ガーゼでもよい。透明ドレッシングの交換は週1回でよい。頻回のドレッシング交換（例えば毎日）はコストがかかるだけでなく，感染機会を増やすことになり，かえってよくない。

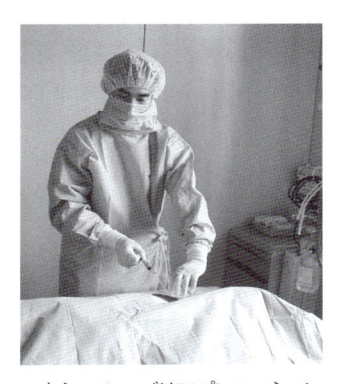

マキシマル・バリアプレコーション
キャップ，マスク，滅菌ガウン，滅菌手袋，大きな滅菌覆布

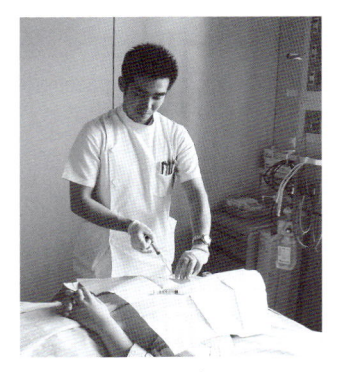

ミニマル・バリアプレコーション
小さな滅菌覆布，滅菌手袋

④ カテーテルそのものの定期的な入れ換えは推奨されない。
⑤ 輸液ラインの交換は，72時間よりも頻回に行わない。つまり，週2回でよい。これより頻回に交換すると，かえって感染率を上昇させる。
▶ 末梢静脈カテーテルはかつて72〜96時間毎の定期交換が推奨され，その後，より頻回の入れ替えは必要がないと言われるようになった。さらに踏み込んで，必要時（静脈炎，閉塞，漏れなど）のみの交換でよいとする報告もみられる。現時点では未解決事項である。
▶ 透析患者においては，鼻腔に S. aureus (MSSA, MRSA にかかわらず) を保菌している場合，ムピロシン軟膏による除菌を行うと，シャント部位感染症や菌血症が減少する。

4. ペースメーカー，埋め込み型中心静脈ポートの感染症
infections of pacemaker and implantable central venous port

ペースメーカーの感染症
- コアグラーゼ陰性ブドウ球菌（CNS），*S. aureus* が2大起炎菌である。グラム陰性桿菌，*Candida* spp. もありうる。
- 局所に炎症所見（熱感，発赤，腫脹，圧痛など）を認めない場合もある。
- 血液培養を2セット提出する。検体を得るための経皮的にペースメーカー周囲を穿刺することは，以下の2つの理由で推奨されない。①検体が十分に得られないことが多い，②外部からの細菌汚染の危険がある。
- ペースメーカーの感染症を疑って血液培養が陽性になった場合は，経食道心エコーを行って，感染性心内膜炎の併発がないか，チェックする。
- ペースメーカーを抜去したら，①ポケットの組織，②リード先端の両方をグラム染色，培養（好気と嫌気）に提出する。
- 治療の大原則は，ジェネレーターとリードの両者抜去である。抗菌薬投与がそれに加わる。治療期間は他の血流感染症と同様である。
- 再埋め込みの時期について定説はない。血液培養が陰性化して72時間後，10～14日後などの意見がある。

ポートの感染症
- 起炎微生物はペースメーカーと同様である。
- ポートは本来，化学療法などのために間欠的使用に限定することが原則であるが，悪性疾患の患者の在宅療養などでやむを得ず栄養目的で使用されている実態がある。
- ポートを経静脈栄養の目的で使用すると，感染率は6倍も高い。
- 穿刺時の消毒法について定説はないが，中心静脈に直接つながるデバイスであるから，筆者は中心静脈ルート確保時に準じて1％クロルヘキシジンアルコール（ただし綿棒）を用いるのがよいと

- 考える。
- 針交換の頻度についての定説はない。頻度が高すぎると穿刺部位の皮膚を傷めてかえってポート感染のリスクを高める。
- ポートを穿刺した針をどれくらい長く留置してよいか，未だ定説がない。
- 原因微生物が *Candida* spp. の場合，ポート抜去は必須であり，*S. aureus* も抜去が強く推奨される。
- CNS，腸球菌，グラム陰性桿菌による場合で，かつ複雑性の合併症（膿瘍，敗血症による血栓症，感染性心内膜炎，骨髄炎など）がない場合，ポートを温存して抗菌薬の全身投与と抗菌薬ロック療法を組み合せて治療を行う選択肢がある（p 146 参照）。

●文献

1. Mermel LA, et al: Clinical practice guidelines for the diagnosis and management of intravascular catheter-related infection: 2009 Update by the Infectious Diseases Society of America. Clin Infect Dis 49: 1-45, 2009
2. O'Grady NP, et al: Guidelines for the Prevention of Intravascular Catheter-related Infections. Clin Infect Dis 52: e162-e193, 2011
3. Chopra V, et al: Bloodstream infection, venous thrombosis, and peripherally inserted central catheters; Reappraising the evidence. Am J Med 125: 733-741, 2012
4. Renes SH, et al: Prevention of intravascular central venous catheter-related infections: 0.5% concentration of chlorhexidine preparation with alcohol for skin preparation and femoral vein for renal replacement therapy. Clin Infect Dis 53: 745-746, 2011
5. Baddour LM, et al: Update on cardiovascular implantable electronic device infections and their management: a scientific statement from the American Heart Association. Circulation 121: 458-477, 2010
6. Baddour LM, et al: Infections of cardiovascular implantable electronic devices. N Engl J Med 367: 842-849, 2012
7. Touré A, et al: Totally implantable central venous access port infections in patients with digestive cancer: Incidence and risk factors. Am J Infect Control 40: 935-939, 2012

4 尿路感染症

1. 単純性膀胱炎
2. 急性腎盂腎炎
3. カテーテル関連尿路感染症
4. 無症候性細菌尿
5. 妊婦の尿路感染症
6. 男性の尿路感染症
7. 腎膿瘍, 腎周囲膿瘍
8. 気腫性腎盂腎炎

■ 分類
尿路感染症は2つの観点から分類することができる。

1) 感染部位による分類
▶ 下部(膀胱炎, 尿道炎, 前立腺炎, 精巣上体炎)
▶ 上部(腎盂腎炎, 腎膿瘍, 腎周囲膿瘍)

2) 基礎疾患の有無による分類
▶ 単純性
▶ 複雑性(尿路系の構造上あるいは機能上の異常に起因するもの)

■ 病因
尿路感染症は, 上行性感染が95%, 血行性が5%である。

■ 危険因子
▶ 女性は尿道が短いために上行性感染が起きやすい。若年女性は男性に比べ, 約30~40倍もリスクが高い。性交, 妊娠, 分娩後, 閉経後, 避妊具や殺精子剤の使用が感染の頻度を増す。閉経後はエストロゲンの減少が腟粘膜の萎縮, 乳酸菌の消失, 腟内pHの上昇を招来し, 腸内細菌が定着しやすくなる。
▶ 50歳以下の男性では尿路感染症は稀である。発症した場合は性感染症や包茎を考える。50歳以上では前立腺肥大が最も大きく関与する。

- 65歳以上では，男女の発生頻度はほぼ同等となる。
- 膀胱カテーテル留置，泌尿器科処置，神経因性膀胱，膀胱尿管逆流症，結石，腫瘍などが重要な危険因子である。

検査
1) 尿迅速テスト
①白血球エステラーゼテスト
- 感度 75~95%。扁平上皮の混入の多い場合など偽陽性となる。

②亜硝酸
- 陽性の場合，10^5 CFU/ml の有意細菌尿を意味する。
- 感度は，採尿前の膀胱内貯留時間が短いと 40%，4 時間以上であると 80% に高まる。
- 淋菌や腸球菌など，硝酸塩を亜硝酸に還元しない細菌では陽性とならない。
- 緑膿菌は，陽性：陰性 ≒ 60：40（%）である。すなわち，「尿中亜硝酸陽性だから腸内細菌。緑膿菌は否定。」ではない。

2) グラム染色
- 尿は簡単に採取できる。グラム染色を省略した経験的治療は行ってはならない。
- 尿は遠心せず，そのまま染色する (Memo)。

> **Memo 尿のグラム染色**
>
> 遠心しない尿をグラム染色し，強拡大（1,000 倍）で >1 個/各視野の細菌が認められれば，培養の 10^5 CFU/ml に相当する。感度と特異度はともに 90% である。>5 個/各視野では特異度は 99% にまで上がる。遠心尿を用いるとやや感度が上がるが，あえて手間をかけるメリットは少ない。

- 尿道炎の場合，尿道分泌物の採取は，男性では，陰茎を検者がぎゅーっと絞って得るのが手っ取り早い。女性では，尿道口を小綿棒で拭って塗抹するか，あるいは初尿を用いる。
- グラム染色パターンと推奨薬剤を示す（表 10-23）。

表10-23 起炎菌のグラム染色像と第1選択薬

グラム染色像	推定される主な起炎微生物	第1選択薬 (投与量は本文参照)
中型陰性桿菌* (GNR-M)	E. coli, K. pneumoniae Enterobacter spp. Citrobacter spp.	CEZ, CTM CTX, CTRX
陰性双球菌 (GNDC)	N. gonorrhoeae	CTRX
陽性球菌塊状 (GPC-cluster)	S. saprophyticus S. aureus (MSSA, MRSA)	CEZ CEZ (MRSAではVCM)
陽性球菌連鎖状 (GPC-chain)	Enterococcus spp.	ABPC+GM
小型陰性桿菌 (GNR-S)	P. aeruginosa 他のブドウ糖非発酵グラム陰性桿菌	CAZ, AZT, LVFX, CPFX
陽性で大型 (GP-huge)	真菌	多くは定着。治療不要
細菌を認めない (No organism)	治療途中 C. trachomatis など	AZM, DOXY

＊Enterobacter, Citrobacter は菌交代によって出現することが多い。したがって，すでに第1〜2世代セファロスポリン系などの抗菌薬を用いている状況で，GNR-M（中型陰性桿菌）が見られれば，これらの細菌も考慮する。

▶ 多核白血球が多く存在するにもかかわらず，細菌が認められないときは以下のいずれかである。
① すでに抗菌薬が投与されている
② Chlamydia trachomatis 尿道炎
③ 尿路結核
④ 隣接臓器の感染症（虫垂炎，憩室炎など）
⑤ 結石
⑥ 腫瘍
⑦ 間質性腎炎

3）培養
① 尿
- 尿道に細菌が存在するので，尿は無菌ではない。すぐに培養を開始する。
- 室温に1時間以上放置してはならない。やむをえない場合は4℃下に保存する。
- 淋菌は低温に弱い。グラム陰性双球菌（GNDC）が見えたら，すぐに培養を開始する。無理な場合は室温で保存する。
- 一般に＞10^5 CFU/ml で有意とされるが，明らかに尿路感染症を示唆する症状があるなら，10^2～10^4 CFU/ml であっても意義がある。

> **Memo** 10^5 CFU/ml とは？
>
> CFU は colony forming unit の頭文字である。培地上に1個の集落（コロニー）を形成する基本単位という意味で，ふつう1個の菌が1個の集落を形成するので，「CFU」は菌の絶対数を意味する。
> 次に，「10の何乗」の意味は以下のとおりである。培地に検体を塗抹するとき，先端のループが1 μl の白金耳を用いる。したがって，たとえば翌日の培地に100～200個程度の集落が生えてきたならば，菌量は 10^2 CFU/μl であり，1 ml＝10^3 μl であるから，菌量は 10^2 CFU/μl ＝10^5 CFU/ml となる。

② 血液
- 腎盂腎炎や菌血症が疑われる場合，必ず血液培養も行う。
- 大切な点は，①抗菌薬投与前に，②2～3セット，③静脈血，である。

4）核酸増幅法
- *C. trachomatis* での PCR（polymerase chain reaction），LCR（ligase chain reaction），*N. gonorrhoeae* での PCR がある。

1. 単純性膀胱炎 uncomplicated cystitis

臨床像
- 下腹部痛の不快感や痛み,頻尿,排尿痛,残尿感などの膀胱刺激症状を呈する。発熱は認めない。

診断
- 女性の膀胱炎を診断するには,まず腟炎を除外することが重要である(p 231 参照)。実は,腟炎は尿道炎や膀胱炎よりも頻度が高い。膀胱刺激症状のほか,帯下の増加や悪臭,外陰部の瘙痒感の有無を必ず問診する。
- 尿のグラム染色が有用である。腟炎では尿中に白血球を認めない。非細菌性尿道炎では,尿に白血球が存在するものの,細菌は認めない。
- 尿の培養結果の解釈は注意を要する(表 10-24)。

表 10-24 尿培養結果の解釈の注意点

1. グラム染色結果と培養結果とを併せて判断する。
2. 抗菌薬を開始した後の尿では,真の起炎菌は分離されないことが多い。
3. 単純性尿路感染症では混合感染はまずない。複数の細菌が分離されたら汚染(コンタミネーション)を考える。
4. 複雑性尿路感染症や抗菌薬投与歴のある場合には,混合感染がありうる。

起炎微生物
- *E. coli* が約 80% を占める。
- *K. pneumoniae*, *Proteus mirabilis* などの腸内細菌が続く。*Staphylococcus saprophyticus* も意外に多い。

治療
- 第 1~2 世代セファロスポリン系を第 1 選択薬として 3~5 日間治

療する。キノロン系を推奨する意見もあるが,筆者の見解は異なる（後述）。
- 妊婦と男性は,やや長く7日間治療する。
- FOM（ホスミシン）が,幸いなことにESBL産生菌やキノロン耐性株に対しても感受性を示す。海外ではトロメサミン塩,日本ではカルシウム塩であり,製剤として異なる。前者は消化管からの吸収がよく3g単回投与が推奨されるが,後者は1gを1日3回投与で2日間程度用いる。
- ST合剤（バクタ）2錠（S/T＝800/160 mg）,1日2回,3日間も第一選択のひとつである。
- ABPC（ビクシリン）やAMPC（サワシリン）は *E. coli* の市中株約40％,院内株約60％が耐性を示すので,残念ながら第1選択薬としては奨められない。
- キノロン耐性大腸菌が増加しており,セファロスポリン系よりも感受性率が低い。2011年の厚生労働省の年報によると,全国平均31.4％,市立堺病院でも市中株23％,院内株34％がLVFX（クラビット）耐性である（p 330参照）。
- キノロン系は内服薬の中で唯一緑膿菌や多くのブドウ糖非発酵菌に有効な薬剤であり,その意味でも安易に第一選択として用いず温存したい。

2. 急性腎盂腎炎　acute pyelonephritis

臨床像
- 発熱,悪寒,時に戦慄を伴い,側腹部痛,背部痛を訴える。腹痛,吐き気,嘔吐などを伴うこともある。腎臓は後腹膜腔の臓器であるが,炎症が強いときには腹膜刺激徴候が出現して,消化器疾患との鑑別が必要となることもある。
- 尿は混濁し,血尿のこともある。

診断
- 単純性か複雑性かで,起炎微生物は大きく異なる。尿は得やすい

検体であり，必ずグラム染色を行い，そのうえで抗菌薬を選択する（p152，表10-23）。
▶ 血液培養も必ず提出する。菌血症の合併頻度は，高齢者60%，若年者16%である。

治療
▶ 入院治療が基本である。しかし，基礎疾患がなく軽症であれば外来治療も可能である。

1) 単純性
① 軽症～： LVFX（クラビット）500 mg，1日1回，または
　中等症　CEZ（セファメジン）1 g，1日3回，または
　　　　　CMZ（セフメタゾン）1 g，1日4回
② 重症　：CTX（セフォタックス）1 g，1日4回，
　　　　　かつ，GM（ゲンタシン）5 mg/kg，1日1回
　　　　　GMは最初の1週間までで終了するのが安全である
　　　　　IPM/CS（チエナム）0.5 g，1日3～4回，または，
　　　　　MEPM（メロペン）1 g，1日3回

▶ セファロスポリン系にGMを併用する有効性のエビデンスは存在しない。ただ，アミノグリコシド系は①未変化体として99%が尿から排泄されて尿中濃度が血中の25～100倍に達する，②いったん尿細管細胞内に浸透した後，ゆっくりと細胞外に放出されるために腎組織内濃度が長時間（＞1日）維持される，などを考えると，併用にもメリットがありうるのではないかと筆者は考える。
▶ 治療期間は10～14日間が標準である。点滴投与は5日間程度とし，内服薬につなぐ。その場合の再燃は1%にすぎないといわれる。
▶ 市中の尿路感染症に対してキノロン系が万能薬であった時代は過去のものとなった。地域差はあるが，キノロン耐性大腸菌が増加している（前ページ，p 329参照）。いまやセファロスポリン系よりも耐性率が高くなった。
▶ 基質拡張型βラクタマーゼ（extended-spectrum β-lactamases：ESBL）を産生する *E. coli*, *K. pneumoniae* の分離率は市中：院

内で，それぞれ *E. coli* 14％：20％，*K. pneumoniae* 2％：5％（2011 年市立堺病院）である。幸いなことにセファマイシン系の CMZ（セフメタゾン）が感受性を保っている。
▶ ESBL 産生菌に対して CMZ の"感受性結果が「S」でも有効ではない"という意見がある。市立堺病院では尿グラム染色を用いた効果判定を行っており，実際に尿の観察に基づいて言えば，少なくとも尿路感染症において"CMZ は ESBL 産生菌に有効である"との実感を筆者は得ている。結論として，ESBL 産生菌を疑う場合，バイタルが安定していれば CMZ，バイタルが不安定であったり，尿路系以外の感染症（たとえば胆道系感染症など）では念のためカルバペネム系を選択する方針を筆者は採っている。

2）複雑性
▶ ① 複雑性尿路感染症，② 院内発症，③ 近い過去の抗菌薬治療歴，などの症例では，*P. aeruginosa*，*Serratia marcescens*，*Enterococcus* spp. など多彩な起炎菌がみられる。
▶ グラム染色により抗菌薬を選択する（表 10-23）。

治療の効果判定
▶ "72 時間" ＝ 3 日目の判断が重要である。適切な抗菌薬の投与開始後，72 時間で解熱しなければ，尿路の狭窄や閉塞，腎膿瘍，腎周囲膿瘍の形成などを考え，直ちに画像検査（腹部超音波検査，造影 CT など）を実施する。
▶ 造影 CT 検査の約 60％ に腎梗塞に酷似した造影欠損が認められる。誤診しないよう注意する。
▶ 治癒確認のための尿培養は通常は不要。例外は妊婦。

3. カテーテル関連尿路感染症
catheter-associated urinary tract infection：CA-UTI

- 尿路感染症は医療関連感染の約 40% を占める。
- うち約 80% は尿路カテーテル留置に関連している。
- 単回の導尿による尿路感染症の発生率は 1〜5%，留置した場合の発生率は 3〜8%／日である。尿路カテーテル留置後 1 カ月も経てばほぼ全例で無症候性細菌尿を呈するようになる。
- 尿路感染症に合致する症状と徴候が存在し，患者のカテーテル尿から（あるいはカテーテル抜去後 48 時間以内に中間尿から）≧ 10^3 CFU／ml の細菌が認められ，かつ他の疾患を否定できた場合に CA-UTI と診断する。

治療
- 無症候性細菌尿は治療しない（尿が濁っただけで症状がなければ抗菌薬は用いない）。カテーテルを抜去するのみでよい。
- 有症状ならば治療する。グラム染色を行って抗菌薬を選択する。
- カテーテル表面のバイオフィルム形成を考慮し，カテーテルを交換したうえで抗菌薬を開始する。

4. 無症候性細菌尿　asymptomatic bacteriuria

- 症状がないのに，尿中に細菌が認められることがある。
- 女性では異なる 2 つの尿で，男性では単回の尿で ≧ 10^5 CFU／ml，尿路カテーテル留置の場合（男女ともに）単回の尿で ≧ 10^2 CFU／ml の菌量を認め，かつ同じ細菌を分離し，無症状である場合をいう。
- 通常は治療しない。例外は，以下の 3 つである。
  ① 妊婦
  ② 泌尿器科手術前
  ③ 好中球減少時

▶ 糖尿病患者における無症候性細菌尿のスクリーニングと治療は，意外なことに，いずれも推奨されない。

5. 妊婦の尿路感染症　UTIs in pregnancy

▶ 妊婦の 7% に無症候性細菌尿が発生し，治療しないと 18〜37% が急性腎盂腎炎を発症する。無症候性細菌尿を治療することにより発症率が 1〜6% まで下がる。
▶ 起炎菌は通常の単純性感染症と同様である。

治療（p 430 参照）
▶ 妊婦は無症候性でも治療を行う。
▶ 妊婦には，テトラサイクリン系，キノロン系，アミノグリコシド系，ST 合剤は禁忌である。
▶ βラクタム系は妊婦に対し比較的安全である。重症度に応じて第 1〜3 世代セファロスポリン系を選択する。

1) 無症候性細菌尿および膀胱炎
　　CEZ（セファメジン）1 g，1 日 3 回，点滴
　　あるいは，CEX（ケフレックス）500 mg，1 日 4 回，内服 7 日間

2) 急性腎盂腎炎
　　CEZ（セファメジン）　1 g，1 日 3 回，点滴，14日間
　　（途中で内服に変更する）
　　CTX（セフォタックス）1 g，1 日 4 回，点滴

6. 男性の尿路感染症　UTIs in men

膀胱炎，腎盂腎炎　cystitis, pyelonephritis
▶ 50 歳以下の男性では膀胱炎，腎盂腎炎は稀である。

- 男性の膀胱炎,腎盂腎炎は基本的に複雑性である。必ず背景因子がある。前立腺肥大症か慢性前立腺炎が多い(Memo)。
- 抗菌薬の選択は女性とは異なる。前立腺への移行がよいST合剤,キノロン系が推奨される。

> **Memo　男性の尿路感染症と直腸診**
>
> 　男性の尿路感染症において直腸診は欠かせない。前立腺肥大症では,表面整で対称性に腫大し,直腸側に突出する前立腺を触れる。中心溝はわかりにくい。
> 　直腸診は普段から行う習慣がないと,つい面倒になる。慣れれば短時間で行うことができる。患者によく意義を説明して,ていねいに声をかけながら実施することが肝要である。

■ 前立腺炎　prostatitis

1) 急性前立腺炎
① 臨床像
- 発熱,排尿痛,頻尿,会陰部痛,肛門部痛などを訴え,直腸診で激烈な圧痛がある。
- 若年者では性感染症,高齢者では前立腺肥大や尿路に対する医療処置が誘因となる。

② 起炎微生物
- 若年者では大半が *C. trachomatis*, *U. urealyticum* など,高齢者では腸内細菌である。

③ 治療
- 前立腺への移行のよい薬剤を選択する。2〜6日後に症状は軽快するが,治療期間は長く4〜6週間が奨められる。
  ST合剤(バクタ)2錠(S/T=800/160 mg)/回,1日2回
  あるいは,LVFX(クラビット)500 mg,1日1回

2) 慢性前立腺炎
① 臨床像,診断
- 漠然とした下腹部から会陰部の不快感や鈍痛,軽い頻尿,排尿時や射精時の疼痛などである。

- 急性前立腺炎が先行するとは限らず,発症時期が不明なことが多い。尿路感染症の繰り返しが発見の契機になることが多い。
- 直腸診は有用でない。前立腺マッサージ後の初尿を検査する。

② 起炎微生物
- 急性前立腺炎と同様である。

③ 治療
- 治療期間は 6〜12 週間と長い。
  ST 合剤(バクタ)2 錠(S/T = 800/160 mg)/ 回,1 日 2 回,
  あるいは,
  LVFX(クラビット)500 mg,1 日 1 回

3) プロスタトディニア
- 前立腺に炎症を認めないのに前立腺由来の疼痛を有する疾患であり,心身症の 1 つとも考えられている。

7. 腎膿瘍,腎周囲膿瘍
renal abscess, perinephric abscess

- "72 時間" が重要である(p 157 参照)。急性腎盂腎炎の治療開始後,72 時間を経過して解熱しないとき強く疑う。
- 血行性のこともある。
- 糖尿病,膀胱尿管逆流症,結石,腫瘍などの基礎疾患がある場合に多い。
- 起炎菌は,① 急性腎盂腎炎に続発する場合,② 血行性の場合,の 2 つに分けて考える。② では *S. aureus* の可能性が高まる。

検査
- 尿のグラム染色,培養
  注意:尿所見正常であるからといって腎膿瘍,腎周囲膿瘍は否定できない。尿検査の約 30% は正常である。健常側の腎臓から正常尿が排泄されるからである。
- 血液培養 2〜3 セット

▶ 造影 CT
▶ 超音波検査は炎症初期には膿瘍が描出されないことがある。

■ 治療
1) 腸内細菌のとき
　　CEZ（セファメジン）1〜2 g，1 日 3 回，あるいは，
　　CTX（セフォタックス）1〜2 g，1 日 4 回
　　上記のいずれかに加えて，
　　GM（ゲンタシン）5 mg／kg，1 日 1 回
2) *P. aeruginosa* のとき
　　PIPC（ペントシリン）3〜4 g，1 日 4 回，に加えて，
　　GM（ゲンタシン）5 mg／kg，1 日 1 回
3) MSSA のとき
　　CEZ（セファメジン）1〜2 g，1 日 3 回
4) MRSA のとき
　　VCM（バンコマイシン），投与量は p 389 参照
5) 治療困難例のとき
　　IPM／CS（チエナム）1 g，1 日 3〜4 回

▶ IPM／CS（チエナム）や MEPM（メロペン）は膿瘍に対して力を発揮する薬剤である。通常はドレナージが必要な場合でも内科的に治療できる症例もある。
▶ 長期（6〜8 週間）の治療が必要である。アミノグリコシド系薬の併用は最初の 1 週間にとどめる。
▶ 腎膿瘍は，通常ドレナージは不要である。抗菌薬のみの内科的治療で治癒する場合が多い。ただし，経皮ドレナージの適応と可否について，泌尿器科や放射線科に早目に相談しておくべきである。5〜7 日経過して改善がなければドレナージが必要である。
▶ 腎周囲膿瘍は，外科的ドレナージを必要とする。

8. 気腫性腎盂腎炎
emphysematous pyelonephritis

▶ 腎および腎周囲にガス産生を伴う尿路感染症である。
▶ 症例の95%に糖尿病が存在し，20〜30%に尿路の狭窄や閉塞がある。
▶ 起炎菌は *E. coli* が約70%，*K. pneumoniae* が続き，両者で大半を占める。「ガス産生＝嫌気性菌」ではない。嫌気性菌の関与は極めて稀である。
▶ 診断は腎および周囲のガスを確認することによる。約80%の症例では単純X線写真でも診断可能であるが，疑えば超音波検査，CTを積極的に行う。
▶ 保存的治療の開始3日後までに効果判定を行う。ガス像の減少傾向がない場合は腎摘出術の適応である。
▶ 治療の第一選択は，抗菌薬の全身投与かつ経皮ドレナージである。膿が被包化していたり，複数存在していても2本以上のドレナージチューブを留置するなどの工夫を試みる価値はある。
▶ 腎摘出術の適応は，上記治療への反応，残存する腎組織の程度などによって決定するが，全体で20%を下回る率にとどまる。

●文献
1. Jenkins RD, et al: Review of urine microscopy for bacteriuria. JAMA 255; 3397-3403, 1986
2. Gupta K, et al: International clinical practice guidelines for the treatment of acute uncomplicated cystitis and pyelonephritis in women: A 2010 update by the Infectious Diseases Society of America and the European Society for Microbiology and Infectious Diseases. Clin Infect Dis 52; e103-120, 2011
3. Nicolle LE, et al: Infectious Diseases Society of America guidelines for the diagnosis and treatment of asymptomatic bacteriuria in adults. Clin Infect Dis 40; 643-654, 2005
4. Hooton TM: Uncomplicated urinary tract infection. N Engl J Med 366; 1028-1037, 2012
5. 主要菌の抗菌薬感受性．2011年1月〜12月年報．院内感染対策サーベイランス検査部門．http://www.nih-janis.jp/report/kensa.html（厚生労働省院内感染対策サーベイランス検査部門のホームページ）

6. Borsa F, et al: Comparative pharmacokinetics of tromethamine fosfomycin and calcium fosfomycin in young and elderly adults. Antimicrob Agents Chemother 32; 938-941, 1988
7. Hooton TM, et al: Diagnosis, prevention, and treatment of catheter-associated urinary tract infection in adults: 2009 International Clinical Practice Guidelines from the Infectious Diseases Society of America. Clin Infect Dis 50; 625-663, 2010
8. Ubee SS, et al: Emphysematous pyelonephritis. BJU Int 107; 1474-1479, 2011

5 消化器感染症

1. 感染症下痢症
2. 急性虫垂炎
3. 憩室炎
4. 腹膜炎
5. 肝膿瘍
6. 胆道系感染症
7. 急性膵炎
8. ヘリコバクター・ピロリ感染症

---

1. 感染性下痢症　infectious diarrhea

▶ 市中の感染性下痢症の2大起炎菌は，① キャンピロバクター，② 非チフス・サルモネラ，である。ウイルス性も多く，全体の30〜40％を占める。

▶ 一方，院内発症の下痢症は考え方が全く異なる。① 諸薬剤の副作用，② 抗菌薬起因性下痢症（*Clostridium difficile* を含め）などを第一に考える。

病型

▶ 小腸型と大腸型に2分類される（表10-25）。ただし，混合型でどちらにも分類しにくいグループも存在する。
▶ 発生機序により3分類される。
① **毒素型**：黄色ブドウ球菌，セレウス菌（*Bacillus cereus*），ボツリヌス菌（*Clostridium botulinum*）
　細菌が摂食前の食物内で増殖して毒素を産生し，その毒素によって発症する。抗菌薬は無効である。
② **感染型**：サルモネラ，腸炎ビブリオ，キャンピロバクターなど
　細菌が腸管に感染して症状を起こす。
③ **生体内毒素型**：腸管出血性大腸菌，コレラなど
　細菌が腸管内で増殖する過程で産生する毒素によって症状を起こす。

表 10-25 感染性下痢症の分類

	小腸型	大腸型
起炎菌	ウイルス, *V. cholerae*, ETEC, *Giardia*, *Cryptosporidium* など	*Shigella*, *Salmonella*, *Campylobacter*, *E. coli* O157：H7 *C. difficile*, *E. histolytica* など
発熱	ない〜軽度	あり
腹痛	腹部の中央；弱い	下腹部, 直腸；強い
便の量	多い	少ない
便の性状	水様性	粘液性
血便の有無	稀	よく見られる
便中白血球	稀	よく見られる（アメーバ赤痢では少なめ）
直腸鏡所見	正常	潰瘍, 出血, 発赤

■ 病歴, 身体診察

- 摂食歴, 旅行歴, ペット, 抗菌薬の服用（中止の場合でも 8 週前まで）, 周囲の同症状者の有無などについて問診する。
- 脱水の程度を知る。体重の変化, 坐位と立位での血圧と心拍数, JVP（p 139 参照）, 皮膚 turgor, 腋窩（乾燥の有無）を診る。
- 感染性下痢はふつう数日以内に軽快する。7 日以上続くときは, 原虫, 寄生虫, HIV, 薬剤などを含めて鑑別する。

■ 診断

1) 便グラム染色

- 起炎菌が推定できる場合が 2 つある。
  ① *Campylobacter* spp.：らせん状, "かもめ" 様の陰性桿菌
  ② *S. aureus*：塊状陽性球菌
- 便中に白血球が認められれば, 以下 3 つを考える。
  ① 腸管壁浸潤性の細菌感染症（病原性大腸菌, 赤痢, サルモネラなど）
  ② 炎症性腸疾患（潰瘍性大腸炎, Crohn 病）
  ③ *Clostridium difficile* 感染症

2) 便培養

- 市中発症の腸管感染症では必ず提出する。
- 院内発症の場合は"3日のルール"（Memo）を適用する。

> **Memo** "3日のルール"
>
> 入院3日目以降に下痢を発症した場合，便から *Campylobacter*, *Salmonella*, *Shigella* などのふつうの細菌が培養される可能性はきわめて低い。薬剤の副作用や *C. difficile* 感染症の可能性を考える。したがって，入院患者の急性下痢症では，便培養ではなく，投薬内容のチェックや便中CD毒素，GDH抗原の迅速検査を行う。

3) 便の迅速検査

① *Clostridium difficile* 毒素/抗原

- 以前に使用されていたGDH（glutamate dehydrogenase）抗原のラテックス凝集反応（CDチェックD-1）は他の細菌（*C. sporogenes*, *Peptostreptococcus anaerobius* など）との交差反応性があり，しかも感度が低い（21〜68%）ため，いまは用いない。
- 現在，toxin A/B/GDH抗原を同時検出する迅速キット（EIA法）を用いることができる。toxin A/Bの感度/特異度は61〜78/99〜100（%）である。GDH抗原は，感度89〜100%，特異度83〜99%であるが，毒素非産生 *C. difficile* 株でも陽性になる欠点をもつ。特異度がほぼ100%のtoxin A/Bを主とし，感度の高いGDH抗原を補助として利用するのがよいだろう。
- toxin A/BとGDH抗原の結果解釈を表10-26に示す。
- toxin A/Bが陰性のとき，繰り返して検査を提出する意義はない。1回目が陰性で2回目が陽性となる確率は1.9%ときわめて低い。

② *E. coli* O157：H7菌体抗原

- 迅速法は感度41%，特異度100%との報告がある。

③ ベロ毒素

- 感度79%，特異度96%。

④ ロタウイルス
▶ 感度,特異度はよくわからない。
⑤ ノロウイルス
▶ イムノクロマト法の感度 93%(保険収載)。

表 10-26 便中 Toxin A/B と GDH 抗原の解釈

Toxin A/B	GDH 抗原	結果の解釈
＋	＋	*C. difficile* 感染症ほぼ確定
－	－	*C. difficile* 感染症は否定的
－	＋	3 つの可能性 1) 毒素非産生性 *C. difficile* 2) 毒素産生性 *C. difficile* だが,toxin A/B 偽陰性 3) GDH 偽陽性

4) 便の直接鏡検
▶ 下痢が 7 日以上経っても軽快しないときは原虫による下痢症も鑑別に入れる。原虫はサイズが大きいが,腸管外ではすぐに弱ってしまう。新鮮な便を時間をおかずに(主治医が走って検査室に届けるのが一番!)直接鏡検すれば診断は難しくない。

5) 血清学的検査
▶ 血清赤痢アメーバ抗体
- 感度は非常によい(>90%)。

治療
▶ 大多数の症例は,安静と水・電解質・糖の補給のみでよい。
▶ 嘔吐がなければ経口摂取の方がよい。ただの水やお茶よりも糖分や塩分の入ったものの方がよい。下痢症であるからといって,安易に点滴を選択しない。ただし,状態によっては 1〜2 L の輸液を行うと患者が楽になることもよくある。脂肪や牛乳,コーヒーなどは下痢を悪化させるので避ける。
▶ 抗菌薬が必要な場合は限られる(表 10-27 参照)。
▶ 感染性下痢症の上位を占める,① キャンピロバクター,② 非チ

フス・サルモネラ，③病原性大腸菌に対して，いずれも原則として抗菌薬は不要である。安易にキノロン系薬を処方しない。
▶ 一方，抗菌薬が必要な場合，キノロン系薬かST合剤がよく用いられる。この2系統が選ばれる理由は，いずれも嫌気性菌に抗菌力がないか，あるいは弱いために，腸内細菌叢を乱しにくいからである。

表10-27 感染性下痢症と抗菌薬の要否

要らない	① 非チフス・サルモネラのほとんど ② *Campylobacter* spp. ③ *Vibrio parahemolyticus*（腸炎ビブリオ） ④ *Aeromonas* spp.　⑤ *Yersinia*　⑥ *E. coli* O157：H7
要る	① *Shigella*　② *V. cholerae* ③ 非チフス・サルモネラの一部　④ 旅行者下痢症 ⑤ *C. difficile*　⑥ *Giardia lamblia*　⑦ 赤痢アメーバ ⑧ 性感染症としての直腸炎（淋菌，梅毒，クラミジア，単純ヘルペスウイルス）

■ 病原体各論
▶ 各病原体に関する重要ポイントは決して多くないので，しっかり頭に入れたい。以下に列挙する。

1) サルモネラ　*Salmonella* spp.
▶ 非チフスとチフスに分類する。前者が98％を占める。
▶ 病型は，非チフスによる胃腸炎（gastroenteritis），チフスやパラチフスによる腸熱（enteric fever）の2つに分けられる。
▶ 細胞内寄生体の1つであり，他のグラム陰性桿菌とはひと味違う。

① 非チフス・サルモネラ
（a）疫学
- *S. enteritidis*，*S. typhimurium*（ネズミチフス菌）でほとんどを占める。
- 潜伏期：6～72時間。

- 主な感染源は鶏肉，鶏卵である。
- 鶏卵の殻の汚染だけが原因ではない。鶏の卵管に菌が存在し，卵が鶏の体内で形成される過程で卵内部に菌が入る。もともとの菌量は少ないが，殻を割って長く室温に放置した後に摂食すると，感染の危険が高まる。

(b) 菌血症とそれに伴う合併症
- サルモネラ腸炎の約5％が菌血症を伴う。以下の点で厄介である。
  (ⅰ) 血管内腔に炎症巣を形成しやすい
      動脈硬化病変に親和性がある
  (ⅱ) 塞栓性病変を遠隔臓器に形成しやすい
      髄膜炎，化膿性関節炎，骨髄炎，胆管炎，肺炎，ほか

(c) 治療
- 非チフス・サルモネラ腸炎では基本的に抗菌薬を投与しない。抗菌薬の投与は症状や排菌期間を短縮せず，逆に保菌率を高めるからである。

表 10-28 非チフス・サルモネラ腸炎で抗菌薬を用いる場合

- 菌血症を伴う重症例
- 1歳以下の小児
- 大動脈瘤，心臓弁膜症などの患者
- 人工骨頭，人工弁のある患者
- HIV 感染症，移植患者

- 抗菌薬投与の適応は表 10-28 の場合に限られる。
    LVFX（クラビット）　500 mg，1日1回，3〜5日間
    CTRX（ロセフィン）　1〜2 g，1日1回（〜2回），3〜5日間
    重症例では，両者を併用する。
    血液培養陽性のときは7〜14日間，治療する。
- 細菌性心内膜炎，感染性動脈炎の合併が診断されれば，すぐに手術が必要である。

② チフス，パラチフス
- 下痢症というより全身感染症であり，不明熱の鑑別診断の1つでもある。
- 渡航歴がなくても，冷凍食品などの摂食により国内でも発生しうる。
- 2〜4週間の発熱（99%），頭痛（53%），腹痛（44%），バラ疹（2〜4 mm）などを呈する。
- 下痢（48%）は半数以下で，便秘（12%）の場合すらある。咳嗽（19%）を認めることもある。
- 比較的徐脈（Memo）を17〜50%に認める。
- 血液培養は73〜97%で陽性となり，診断のきっかけとなる場合が多い。

> **Memo** 比較的徐脈
>
> 発熱の程度のわりに脈拍数が少ないことをいう。チフス，レジオネラ，クラミジアなど細胞内寄生体による感染症の徴候である。以下の目安がよく引用されるが，少し厳しすぎる印象がある。
> T°Cのとき，脈拍数＜T×10−323

- インド，パキスタン，バングラデシュなどの南アジアでは，キノロン低感受性のチフス（平均54%，インド88%），パラチフス（87%）が増えている。
- キノロン低感受性株では，CPFX（シプロキサン）の薬剤感受性は「S」と表記される（MIC＜1 μg/mlが「S」の基準であるため）が，臨床上は効果を示さない。オールドキノロンであるナリジクス酸（NA）の薬剤感受性検査を依頼し，耐性「R」であれば，キノロン低感受株と判断し，キノロン系の使用は避ける。CPFXのMIC＞0.125 μg/mlであればこれも目安になる。2011年に臨床検査標準協会（Clinical and Laboratory Standards Institute：CLSI）がMIC≦0.06 μg/mlを「S」とする新基準を決定したが，読者の施設がその基準で報告しているか否かを確認する必要がある。

- ▶ 治療
  - ・第1選択
    CTRX（ロセフィン）2 g，1日1回，14日間
  - ・第2選択
    AZM（ジスロマック）1 g，1日1回内服（初日），以後500 mg，6日間
    または
    AZM　　　　　　　1 g，1日1回内服，5日間
    （ただしAZMのこれら2つの用法用量は保険適用外）
  ③ 慢性保菌者
  - ・チフスの3%，非チフスの0.3～0.6%に起きうる。
  - ・胆石症があると胆道系に保菌しやすい。稀に尿路に保菌することもある。

2）腸炎ビブリオ　*Vibrio parahemolyticus*
- ▶ 感染性食中毒でよくみられる起炎菌の1つである。夏期に多い。
- ▶ 治療は保存的でよい。

3）コレラ　*Vibrio cholerae*
- ▶ 生体内毒素型，小腸型の典型である。
- ▶ 激しい下痢と嘔吐による脱水が全身状態を悪化させる。水電解質補給が重要である。
- ▶ 抗菌薬は補助的な役割にすぎない。
- ▶ 治療
    DOXY（ビブラマイシン）100 mg，1日2回，4日間

4）赤痢菌　*Shigella* spp.
- ▶ 代表的な腸管浸潤性の腸炎である。
- ▶ 潜伏期は24～48時間。約半数が古典的な二相性の病状を示す。すなわち，はじめは回数は少ないが大量の下痢便を特徴とする小腸型であり，途中から1回量の少ない粘血便に変わる。
- ▶ 全例，治療する。
    LVFX（クラビット）500 mg，1日1回，3日間

5）キャンピロバクター　*Campylobacter* spp.

- 潜伏期は1〜7日（たいてい2〜4日）と比較的長い。"3日のルール"（p 167参照）を逸脱することがあるので注意する。
- らせん状あるいはかもめが翼を広げたような形（"gull-wing"）のグラム陰性桿菌であり，便グラム染色で診断できる。
- 重篤な合併症は稀であり，治療は保存的でよい。
- 重症例のみ抗菌薬を用いる。マクロライド系を選択する。
  CAM（クラリシッド，クラリス）200 mg，1日2回，5日間
- ギラン・バレー症候群（Guillain-Barré syndrome：GBS）との関連
  - 下痢開始後1〜3週後に発症する。
  - 発症は，*Campylobacter jejuni* 感染症の0.1%以下である。
  - *C. jejuni* 感染症に続発するGBSは，GBS全体の約30%を占める。
  - GBSは本来脱髄疾患であるが，*C. jejuni* 関連のGBSは軸索が障害されて重症化し，後遺症を残す症例が少なくない。

6）病原性大腸菌

- "病原性大腸菌"は下痢症を起こす6種の大腸菌の総称である。
  (1) 腸管病原性大腸菌（EPEC）
  (2) 腸管組織侵入性大腸菌（EIEC）
  (3) 腸管毒素原性大腸菌（ETEC）
  (4) 腸管出血性大腸菌（EHEC）
  (5) 腸管付着性大腸菌（EAEC）
  (6) 腸管凝集性大腸菌（EAggEC）

① 腸管毒素原性大腸菌（ETEC）
- 病原性大腸菌の中で最も多い。旅行者下痢症の中でも最も頻度の高い原因菌である。

② 腸管出血性大腸菌（EHEC）
(a) 疫学
- 健康な牛の約1〜2%の腸内に存在する。
- 感染経路は，① 食物，② 水，③ ヒト−ヒト間の接触，の3つである。

(b) 病原性
- 生体内毒素型。ベロ毒素（Shiga-like toxin）を産生する。
- 70～90％は O157：H7，ほか O111，O26，O48，O165 など。
- 耐性菌はまずない。

(c) 臨床上の特徴
- 潜伏期間は平均 3～4 日（1～8 日の幅あり）である。
- 激しい腹痛と頻回下痢。30～90％に血便を認める。
- 発熱は微熱にとどまることが多い。
- 血便をきたす例は，サラッと粘りけのない鮮血性で，"all blood no stool" と形容される。
- 腸炎症状そのものは 1 週間以内に消退する。

(d) 検査
- 培養
ルーチンの培養では検出できない。特殊な培地が必要である。症状発現からはじめの 2 日間は陽性率が高い（＞90％）が，7 日経つと約 30％となる。
- 菌体抗原，ベロ毒素に対する迅速診断キット（p 167 参照）
- 血清抗体価
90％の患者で第 5 病日に陽性となる。いったん陽性になると 1 カ月後でも陽性が持続する。時間の経過した培養陰性の症例で意義が大きい。

(e) 治療
- 抗菌薬は腸炎症状の短縮には寄与しない。
- 止痢剤は禁忌である。
- 抗菌薬投与の是非については，溶血性尿毒症症候群（HUS）の誘因になるか否かをめぐって長く論争があった。
- 2012 年に発表された *E. coli* O157：H7 に感染した 10 歳以下の小児 259 名を対象とした前向きコホート研究では，全体の 14％（36 名）の患児が HUS を発症し，HUS 発症率は，抗菌薬の投与群：非投与群＝36％：12％で有意差が存在した。① 抗菌薬投与，② 嘔吐，③ 白血球増多（＞14,000／μl）の 3 つが HUS 発症に関連したと報告している。
- なお，過去には発症 2 日以内に FOM（ホスミシン）を用いると

HUS 発症率が低かったという報告もある。因みに 1996 年の堺市の集団発生事例ではいずれの結論も得られなかった。

(f) 合併症
- 急性期の合併症として① HUS（Memo），② 血栓性血小板減少性紫斑病，③ 脳症，④ 腸重積がある。
- 長期的合併症として，腸管出血性大腸菌（EHEC）による HUS を発症した患者の約 30% が，① 蛋白尿，② 腎機能低下，③ 高血圧，④ 神経症状などを呈する。
- 長期的合併症は何年も経って出現することがよくある。とくに，① 蛋白尿は HUS 発症 1 年以内に陽性となるのは半数のみである。EHEC による HUS 発症患者では完治したと思われても，少なくとも 5 年間あるいはそれ以上の期間フォローアップする必要がある。患者がフォローアップから漏れないように主治医が責任をもってスケジュールを立て，患者と家族に説明する。

> **Memo　溶血性尿毒症症候群（HUS）**
>
> - 3 徴：① 溶血性貧血，② 血小板減少，③ 腎不全
> - 発症時期：大多数が下痢発症後 6～9 日目，6～9%（10 歳以下，14～15%）の患者に発症する。腸炎症状が鎮静化して 2～3 日経った頃，まさに本人，周囲が安心した頃に突然発症する。
> - 死亡率：3～5%，後に末期腎不全（2～3%）やネフローゼ症候群に至る場合もある。
> - 危険因子：① 年齢（5 歳以下，高齢），② 血性下痢，③ 発熱，④ 白血球増多，⑤ 止痢薬の使用，⑥ 抗菌薬の使用（？定説になりつつある（前頁参照））
> - 早期発見：発症後 6～9 日頃の尿蛋白，尿潜血の連日チェックが簡便である。患者にテステープを与え，自宅での自己チェックを指導してもよい。
> - 治療：保存的治療が基本である。必要であれば人工透析を行う。FFP 輸血，血漿交換療法の有効性については定説がない。一方，血栓性血小板減少性紫斑病については血漿交換療法の有効性が確立している。

7）黄色ブドウ球菌　*S. aureus*
- 毒素型の中で最も多い。
- たいてい調理者の手が原因であり，夏に多い。
- 潜伏期は，セレウス菌と並んで，1〜6時間ときわめて短い。
- 突然，吐き気，嘔吐，腹痛を呈する。発熱や下痢を示す症例は少ない。
- 耐熱性毒素であり，加熱調理しても予防できない。

8）セレウス菌　*Bacillus cereus*
- 毒素型
- 2つの臨床病型がある。
  ① 吐き気と嘔吐を主体としたきわめて短い潜伏期（1〜6時間）の"嘔吐型"
  ② 腹痛と下痢を主体とした少しだけ長い潜伏期（8〜16時間）の"下痢型"

9）*C. perfringens*
- いわゆる"ウェルシュ菌"である。
- 感染型の食中毒をきたす。潜伏期は8〜16時間である。
- ほか，壊死性腸炎，ガス壊疽などの原因になる。
- 胆道系感染症において重篤な溶血を起こすことがある。

10）ビブリオ・ブルニフィカス　*Vibrio vulnificus*
- 急速進行性の蜂窩織炎，壊死性筋膜炎，敗血症をきたす。
- 臨床的に2つのタイプに分類される。
  ① primary septicemia 型：消化管が侵入門戸となり，発症する。
  ② primary wound-infection 型：外傷が海水に曝露することによって起きる。
- 大部分は肝硬変患者に発症する。健常者はふつう発病しない。原因食品は，わが国では刺身と寿司，外国では生カキが多い。
- ②は本人の気づかない小さな傷の場合もある。問診は海水曝露を重視する。
- 潜伏期は0.5日〜2日と短く，急性に発症，進行する。下痢の頻

度は少ない。腹痛，吐き気，嘔吐などはありうる。
- 死亡率 50% 以上，ショック例では 90% 以上。発症から死亡まで 1〜2 日と短い。
- 治療
  - ショックに至る前に治療を開始することが救命の鍵となる。
  - 第 3 世代セファロスポリン系とテトラサイクリン系の併用が奨められている。
    CAZ（モダシン）   DOXY（ビブラマイシン）
    2 g，1 日 3 回   ＋   100 mg，1 日 2 回

11) *C. difficile*

- 抗菌薬関連下痢症のうち 15〜25% を *C. difficile* 感染症（CDI）が占める。抗癌剤が原因となることもある。
- 典型的には下痢，腹痛，発熱，血便などの症状だが，下痢がなく，腸管穿孔，イレウス，中毒性巨大結腸症などを呈する場合もある。重症度も，軽症から重症，無症候の保菌者まで様々である。
- 病変はたいてい大腸全般にみられるが，直腸〜S 状結腸が主体である。
- 偽膜（2〜5 mm 大の円形〜不整形の黄白色プラーク）の形成は CDI 全体の 51〜55% にとどまる。したがって大腸内視鏡検査で偽膜が認められなくても CDI を否定できない。
- (1) 抗菌薬曝露，(2) *C. difficile* 感染，(3) 宿主免疫能，の 3 つの条件が揃ってはじめて CDI を発症する（"3 hit disease"）。
- 抗菌薬の開始後 5〜10 日での発症が多いが，開始翌日でもありうるし，投与終了後 8 週間までは発症リスクがある。抗菌薬投与歴の問診が重要である。
- 一方，たいへん興味深いことに *C. difficile* 感染後の潜伏期間は短い。全例が曝露後 1 週以内に発症し，中央値は 2〜3 日と短い。そのため CDI は散発的にではなく，集団で発生しやすい。
- これも興味深い特徴であるが，もともと抗 toxin A IgG 抗体価が高い宿主は，*C. difficile* が感染するとさらに抗体価が上昇し，*C. difficile* を排除するか，または保菌にとどまって CDI を発症しない。この点が保菌者からの感染症発症リスクが大きい MRSA と

の大きな違いのひとつである。
- ▶ 検査（p 167 参照）
  - 検査には十分量の便が必要である。下痢便であれば 5 ml, 形のある便では拇指頭大以上が必要である。量が少ないと偽陰性となる。
- ▶ 治療
  - まずは抗菌薬を中止する。15～23％ が 2～3 日で自然軽快する。改善がなければ，metronidazole（フラジール）を第一選択とする。
    metronidazole（フラジール）250 mg, 1 日 4 回, または
    500 mg, 1 日 3 回, 10～14 日間
    有効なら翌日には解熱し，4～5 日で下痢が収まる。
  - 重症例，再発例の治療は表 10-29 参照

表 10-29 *C. difficile* 感染症：重症，不応性／劇症，再発の治療

重症	VCM（バンコマイシン）（経口） 125 mg, 1 日 4 回, 10～14 日間
不応性／劇症	(a) or (a)+(b) or (a)+(b)+(c) (a) VCM（経口） 500 mg, 1 日 4 回, 10～14 日間 (b) VCM（注腸） 500 mg, 1 日 4 回, 10～14 日間 (c) metronidazole（点滴）[*1] 500～750 mg, 1 日 4 回, 10～14 日間
再発（1 回目）	metronidazole（フラジール）または VCM（経口） それぞれ重症度に応じて
再発（2 回目）	VCM 漸減間欠療法（経口）[*2]

[*1]：metronidazole の注射薬はわが国では未認可で入手できない。
[*2]：125 mg 4 回／日, 1 週間 → 同量 2 回／日, 1 週間 → 同量 1 回／日, 1 週間 → 同量 1 回／隔日, 1 週間 → 同量 1 回／3 日, 2 週間

- 芽胞形成を抑制する新しい抗菌薬である fidaxomicin が米国では承認されている。再発率の比較において VCM：fidaxomicin＝27％：8％。
- 再発例において健常者の便を用いる"便移植"が奏効率 81～94％ との報告がある。ほか，毒素吸着療法，免疫療法，プロバイオティクスなど。いずれも標準治療ではない。

- ▶ 無症候保菌者の扱い
  - 除菌や発症予防のための抗菌薬の投与はいずれも行わない。

消化器感染症 1. 感染性下痢症

- ▶ 医療関連感染対策
  - *C. difficile* は院内で集団発生することがある。
  - Clostridium 属はアルコールに抵抗性（Memo）であるので，患者の診察，看護の後，速乾性アルコールによる手指消毒では予防できない。*C. difficile* 陽性の患者の診療においてはルーチンに手袋を着用する。白衣が患者やベッド柵に接触するなら，エプロンまたはガウンも着用する。手袋を外した後，必ず流水下手洗いを行い，物理的に洗い流す。
  - 接触予防策をいつまで続けるか，定説は未だない。米国疾病対策センター（CDC）ガイドラインには「有症状の期間のみ」とある。ほか，下痢消失後 48 時間まで，下痢消失後 1 週間まで，退院まで継続など，さまざまな意見がある。

> **Memo** 芽胞（spore）とアルコール抵抗性
>
> 芽胞形成性の細菌はアルコール抵抗性であるため，医療関連感染対策上，注意が必要である。芽胞とは，環境が増殖に適さない条件となったときに細菌が自らの内部に作る休眠状態の菌体をいう。真菌とは異なり，菌体の内部に作る。環境が増殖に適した状態になると，発芽し再び栄養型になる。*Clostridium* spp., *Bacillus* spp.（ともにグラム陽性桿菌）が重要である。

12）ウイルス

- ▶ 感染性腸炎の 30〜40％ がウイルス性である。
- ▶ ウイルス性腸炎は小腸型の代表である（p 166，表 10-25 参照）。すなわち，発熱，腹痛が軽度だが，便の量は多く水様性である。血便は稀である。
- ▶ ノロウイルスは，かつて Norwalk ウイルスあるいは，SRSV（小型球形ウイルス）と呼ばれていた。冬季に集団発生がよく見られるが，他の季節でもありうる。カキなどの二枚貝を加熱せずに食べたり，接触を介した経口感染で感染する。潜伏期は 18〜72 時間（たいてい 24〜48 時間）。治療は対症療法でよい。
- ▶ ほかアデノウイルス，小児ではロタウイルスなどが原因となる。
- ▶ 免疫能低下の場合はサイトメガロウイルスを忘れない。

13）寄生虫・原虫
① 赤痢アメーバ　*Entamoeba histolytica*
▶ 感染経路は以下の2つが重要である。
　(a) 流行地域への海外渡航
　　　旅行後，何年も経って発症することがあるので，丁寧に問診する。
　(b) 男性同性愛者の性感染症
▶ 大腸炎，肝膿瘍の原因となる。
　(a) 大腸炎
- 栄養型は腸管外ではすぐに死滅するので，新鮮な下痢便（採取後15分以内）を迅速に鏡検しなければならない。
- 大腸内視鏡も診断的である。特徴的な潰瘍所見が見られ，腸液を吸引して直ちに鏡検すると栄養体を観察できる。
- アメーバ性大腸炎は，炎症性腸疾患（潰瘍性大腸炎やCrohn病）に誤診されることがある。注意を要する。

　(b) 肝膿瘍（p 192参照）
▶ 血清抗体の感度，特異度ともに良好で大きく診断に寄与する。
- 大腸炎では7日目に90％，肝膿瘍では7〜10日目に99％陽性となる。

▶ 男性の患者では，同性間の性行為で感染した可能性があり，HIV感染のリスクも高いので，必ずHIV検査を奨める。
▶ 治療
- metronidazole（フラジール）500〜750 mg，1日3回，10日間，に続き，paromomycin（アメパロモ）500〜750 mg，1日3回，7〜10日間。
- metronidazole は，日本人では投与量が1,500 mg／日を超えると吐き気，嘔吐，食欲低下，味覚異常などの消化器症状が出現しやすいという報告がある。たいていは少ない量でも奏効するために，アメーバ性大腸炎の場合，500 mg，1日3回を推奨する専門家の意見がある。
- metronidazole はアメーバの栄養型にのみ有効であり，消化管内の囊子（cyst）には効果がない。囊子が死滅せずに生きていると，アメーバ性大腸炎の再燃，アメーバ性肝膿瘍の原因となるため，metronidazole の治療に続いて，囊子を死滅させる薬

剤による治療を追加して行う必要がある。代表的な薬剤のひとつがアミノグリコシド系の一種である paromomycin である。
- paromomycin は長い間，熱帯病治療薬研究班に属する医療機関で入手するしかなかったが，幸い 2013 年，わが国でも発売が再開され，ごく普通に処方できるようになった。

② ランブル鞭毛虫　*Giardia lamblia*
▶ 急性下痢症が 7 日以上軽快しないときには鑑別診断に入れる必要がある。
▶ 発展途上国への旅行（汚染した水，食物からの経口感染），保育園での感染，同性愛者か否か（ヒト-ヒト感染）など，念頭に置いて問診する。
▶ 診断は，便中の囊胞か栄養体あるいは十二指腸液中の栄養体の検出による。
▶ 治療
  - metronidazole（フラジール）250 mg，1 日 3 回，5〜7 日間

③ クリプトスポリジウム　*Cryptosporidium* spp.
▶ 塩素処理をしても死滅しないので，水道水を介した大流行が起きうる。1993 年米国ミルウォーキーでは 40 万人が感染する大流行が発生した。この事例では水様性下痢（93％），腹痛（84％），発熱（57％），嘔吐（48％）を認めた。
▶ 免疫能正常者では数日で自然治癒する。HIV 感染症では重症化，死亡がありうる。

14）旅行者下痢症　travelers' diarrhea
▶ 発展途上国への渡航者に発生する下痢を総称する。
▶ 腸管毒素原性大腸菌（enterotoxigenic *E. coli*：ETEC）による場合が最も多い。赤痢菌，*Campylobacter jejuni*，非チフス・サルモネラ菌，*Yersinia enterocolitica*，赤痢アメーバなどが続く。
▶ 軽症の場合，対症療法でよいが，中等症以上では抗菌薬を用いる。
▶ 治療
  - LVFX（クラビット）　　500 mg，1 日 1 回，3 日間，または
  - CPFX（シプロキサン）200 mg，1 日 3 回，3 日間

●文献

1. Guerrant RL, et al: Practice guidelines for the management of infectious diarrhea. Clin Infect Dis 32; 331-350, 2001
2. Thielman NM, et al: Acute infectious diarrhea. N Engl J Med 350; 38-47, 2004
3. Gupta SK, et al: Laboratory-based surveillance of paratyphoid fever in the United States: Travel and antimicrobial resistance. Clin Infect Dis 46; 1656-1663, 2008
4. Lynch MF, et al: Typhoid fever in the United States, 1999-2006. JAMA 302; 859-865, 2009
5. 堺市学童集団下痢症対策本部. 堺市学童集団下痢症報告書（腸管出血性大腸菌 O157 による集団食中毒の概要）. 1997
6. Wong CS, et al: The risk of the hemolytic-uremic syndrome after antibiotic treatment of *Escherichia coli* O157: H7 infections. N Engl J Med 342; 1930-1936, 2000
7. Ikeda K, et al: Effect of early fosfomycin treatment on prevention of hemolytic uremic syndrome accompanying *Escherichia coli* O157：H7 infection. Clin Nephrol 52; 357-362, 1999
8. Tarr PI, et al: Shiga-toxin-producing *Escherichia coli* and haemolytic uraemic syndrome. Lancet 365; 1073-1086, 2005
9. 寺嶋淳, 他. 腸管出血性大腸菌感染症：分子疫学的現状. 化学療法の領域 28; 1232-1240, 2012
10. Wong CS, et al: Risk factors for the hemolytic uremic syndrome in children infected with *Escherichia coli* O157: H7: a multivariable analysis. Clin Infect Dis 55; 33-41, 2012
11. Rosales A, et al. Need for long-term follow-up in enterohemorrhagic *Escherichia coli*-associated hemolytic uremic syndrome due to late-emerging sequelae. Clin Infect Dis 54; 1413-1421, 2012
12. Cohen SH, et al: Clinical practice guidelines for *Clostridium difficile* infection in adults; 2010 update by Society for Healthcare Epidemiology of America (SHEA) and the Infections Diseases Society of America (IDSA). Infect Control Hosp Epidemiol 31; 431-455, 2010
13. Cornely OA, et al: Treatment of first recurrence of *Clostridium difficile* infection: fidaxomicin versus vancomycin. Clin Infect Dis 55; S154-S161, 2012
14. van Nood E, et al: Duodenal infusion of donor feces for recurrent *Clostridium difficile*. N Engl J Med 368; 407-415, 2013
15. Haque R, et al: Amebiasis. N Engl J Med 348; 1565-1573, 2003
16. Stanley SL Jr: Amoebiasis. Lancet 361; 1025-1034, 2003
17. Pritt BS, et al: Amebiasis. Mayo Clin Proc 83; 1154-1160, 2008
18. 柳沢如樹：原虫疾患：赤痢アメーバ症. モダンメディア 58; 237-245, 2012

2. 急性虫垂炎　acute appendicitis

▶ common diseaseの代表的疾患であるが，非典型例も少なくない。しばしば臨床医を謙虚にさせる疾患である。

臨床症状

▶ "消化不良"や"腹満感"などの漠然とした症状で始まり，次いで，上腹部あるいは臍周囲の"痛み"を自覚する。軽度の吐き気と1〜2回程度の嘔吐がある。
▶ 12時間以内に痛みは右下腹部に移動し，歩行や咳によって増悪する。
▶『虫垂炎の診断では，「腹痛 → 吐気／嘔吐」の発現順の意義が高い（感度100%，特異度64%）』と言われる。しかし，筆者の経験では，発症当初の内臓痛を"痛み"と表現しない患者は少なくない。炎症が進展して腹膜表面まで到達したときに初めて"痛み"として訴えた場合，「吐気／嘔吐 → 腹痛（漿膜痛）」という順番になる。注意して問診する必要がある。
▶ 便秘と下痢はどちらもありうる。「便秘かな？」と思って下剤を内服する患者もいる。
▶ 発熱は軽度である（＜38℃）。高熱の場合は穿孔を疑う。

身体診察

▶ 急性虫垂炎を疑ったら，必要な診察を省略せずに行う（Memo）。とくにわが国の医学教育では直腸診が軽視されている。省略してはならない。
▶ 虫垂炎にかかわる諸徴候は，虫垂の解剖学的な位置によって陽性か否かが決まる。虫垂炎全体での感度，特異度を論じても意味がない。
▶ 虫垂の高さ（頭側寄りか尾側寄りか）は大きく偏位しうる。先端の方向も様々な向きをとる。そのためにMcBurney点，Lanz点に一致して圧痛が存在する典型例ばかりでなく，圧痛点が大きく移動することがある。例えば，虫垂が低く骨盤内に存在すると，

> **Memo**
>
> ## 急性虫垂炎の身体診察
>
> McBurney 圧痛点
> 　臍と前上腸骨棘を結ぶ線の中央
>
> Lanz 圧痛点
> 　両側の前上腸骨棘を結ぶ線の右3分の1の点
>
> Rosenstein 徴候
> 　左側臥位で右下腹部を触診すると圧痛が増強する。
>
> Blumberg 徴候
> 　腹部を緩徐に圧迫して急に手を離すと，より強い疼痛が生じる（＝反跳痛）。
>
> 1. Rosenstein 徴候
>
> Rovsing 徴候
> 　下行結腸の存在を意識しながら，左下腹部をやや上向きに圧迫すると右下腹部に疼痛が生じる。また左下腹部の圧迫を急に解除した瞬間に右下腹部の疼痛が増強すれば同じ意義がある（関連反跳痛：referred rebound tenderness）。 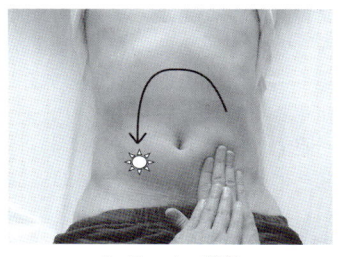
>
> 2. Rovsing 徴候
>
> 閉鎖筋（obturator）徴候
> 　股関節，膝関節を90度屈曲し，大腿を垂直軸として下腿を外方に振ると，大腿が内旋（右側では時計回り）する。骨盤内側の恥骨側面にある内閉鎖筋が後方に牽引されるため，もし虫垂が内閉鎖筋に隣接していれば疼痛を生じる。 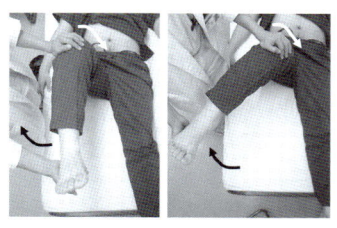
>
> 3. 閉鎖筋（obturator）徴候

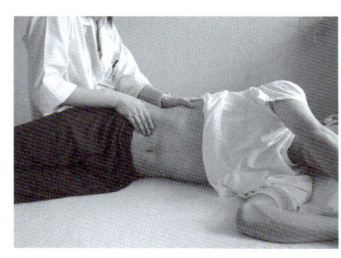

消化器感染症 2. 急性虫垂炎

腸腰筋（psoas）徴候
　左側臥位で右大腿を後方へ伸展すると右下腹部に疼痛を感じる。
　患者がベッド上で股関節を屈曲したままの体位を好む場合，これも腸腰筋徴候のひとつであるかもしれない（p 218 参照）。

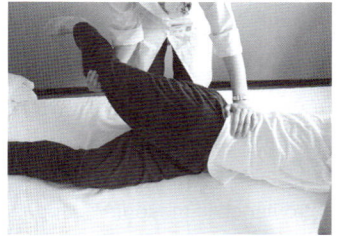

4．腸腰筋（psoas）徴候

腸腰筋徴候：Gaenslen 法
　ベッド端から右下肢を下垂させる psoas 徴候の診かたもある。

直腸診
　圧痛が存在する。もし右方向だけでなく広い範囲に圧痛があれば腹膜炎の合併を疑う。

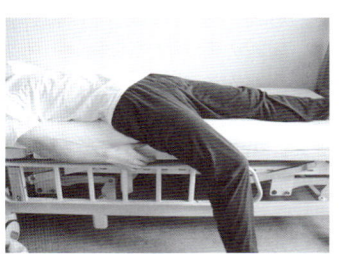

5．腸腰筋徴候：Gaenslen 法

直腸診での圧痛や閉鎖筋徴候のみが陽性となる場合もある。
▶ 虫垂の深さ（腹壁寄りか後腹膜寄りか）も重要である。腹壁直下に虫垂が存在すれば圧痛や腹膜刺激徴候が著明であるので診断は容易である。一方，盲腸の背側に位置すると，正常の腸管が上に覆いかぶさるために腹膜刺激徴候が分かりにくくなる。さらに，小腸間膜の背側，より深い大腸間膜の背側，結腸傍溝（上行結腸外側）などに虫垂が存在する場合は，骨盤内に存在する場合とあわせて，いわゆる "隠れ虫垂炎" と呼ばれ，より徴候が現れにくい。"隠れ虫垂炎" は診断に至る前に 78％ が穿孔し，逆に穿孔性虫垂炎の 68％ を占める。
▶ 虫垂の位置の偏りが生む非典型的な虫垂炎の一部を挙げる。
① retrocecal appendicitis
　虫垂が盲腸の後方に位置するため，症状や身体所見が不明瞭になる。psoas sign のみが陽性のことがある。下痢を伴いやすい。

② pelvic appendicitis

膀胱炎や急性腸炎と誤診されることがよくある。すなわち，膀胱周囲炎による頻尿，排尿痛などの膀胱刺激症状を示したり，テネスムスや下痢など直腸由来の症状を呈したりする。腹部触診での所見に乏しく，直腸診での圧痛のみが陽性のことがある。内閉鎖筋に虫垂が接すれば，閉鎖筋徴候が陽性となる。

③ retro-ileocolic mesenteric appendicitis

小腸や大腸の腸間膜背側に虫垂が位置すると，腹壁，腸腰筋，直腸いずれからも位置が遠いために，漠然とした圧痛があるのみで，さまざまな徴候，直腸診での圧痛のすべてが陰性になりうる。痛みの訴えは，腹痛よりも背部痛，側腹部痛である場合が多く，局在が不明瞭である。まさに腹腔内に虫垂が周囲から隔絶されて浮いたような状態にあって，文字通り，診断も"宙に浮く"危険がある。

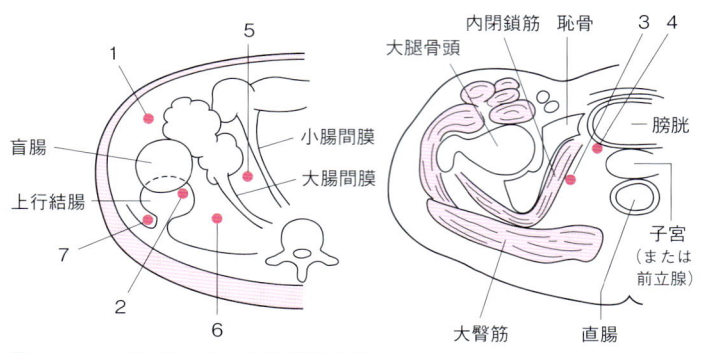

図 10-4 虫垂がとりうる解剖学的位置
1. 腹腔内前方，2. 回盲部背側，3. 骨盤内（内閉鎖筋に隣接），4. 骨盤内（膀胱に隣接），5. 小腸間膜背側，6. 大腸間膜背側，7. 結腸傍溝

検査

▶ 白血球数増多（10,000〜20,000/μl）。しかし，症例の 30% では＜10,000/μl。白血球数が正常であっても，決して虫垂炎を否定

してはならない。
- CT は大きく診断に寄与する。感度 95〜98％，特異度 83〜93％。
- しばしば顕微鏡的血尿や白血球尿を認める（約 40％）。尿管や膀胱への炎症の波及による。血尿，白血球尿があれば尿路系疾患，と早合点しない。

起炎菌
- polymicrobial pattern である。腸管内の好気性菌と嫌気性菌，すなわち，二次性腹膜炎や憩室炎と同様に，*E. coli*，*K. pneumoniae*，*Peptostreptococcus* spp.，*Bacteroides fragilis* などである。

治療
- 症状発現から 24 時間を経過すると穿孔が起き得る（約 20％）。治療の大原則は手術である。
- 抗菌薬は，
    ① 穿孔や腹膜炎を起こしていなければ，執刀前 1 回の予防投与でよい。
    　　CMZ（セフメタゾン）1 g，単回，執刀の 30 分前
    ② 穿孔や腹膜炎があれば，以下を 5 日以上投与する。
    　　CMZ（セフメタゾン）2 g，1 日 4 回，
    　　または，SBT／ABPC（ユナシン S）3 g，1 日 4 回
    　　重症では，IPM／CS（チエナム）0.5〜1 g，1 日 4 回

●文献
1. Paulson EK, et al: Suspected appendicitis. N Engl J Med 348; 236-242, 2003
2. Wagner JM, et al: Does this patient have appendicitis? JAMA 276; 1589-1594, 1996
3. Poole GV: Anatomic basis for delayed diagnosis of appendicitis. South Med J 83; 771-773, 1990
4. Girdry SP, et al: The anatomy of appendicitis. Am Surg 60; 68-71, 1994

3. 憩室炎　diverticulitis

- 憩室は，① 高齢者に多く，② 年齢とともに増加する。40 歳以下では 10%，80 歳以上で 50〜70% に認める。
- 欧米では憩室炎の 85% は左側（S 状結腸〜下行結腸）に存在するが，日本などアジア圏では右側（上行結腸）に多い（76%）。
- 憩室炎はしばしば顕微鏡的なあるいは肉眼的に確認できる穿孔を伴う。
- 憩室炎のごく初期には，実際の病変とは異なった部位に内臓痛を感じる。虫垂炎が上腹部であるのに対して，S 状結腸の憩室炎では臍下部である。
- その後，発熱，左下腹部の疼痛，筋性防御，反跳痛が出現してくる。"左側虫垂炎"のあだ名がある。
- ふつう，末梢血白血球の増多，左方移動，CRP 上昇など，炎症反応は著明である。
- 出血は伴わない（憩室炎と憩室出血は同時には発生しない）。
- 発熱や腹痛などを伴わず，silent に発症，進展して，膀胱，腟，腸管，皮膚との間に瘻孔を形成することがある。
- 膀胱瘻は男性に多く（女性では子宮が結腸と膀胱の間に介在するため），尿に空気や便の細片が混じる。腟瘻では帯下への便混入や腟ガス排気音の存在を訴える。

起炎菌
- *E. coli*, *K. pneumoniae* などのグラム陰性の腸内細菌と，*B. fragilis* などの嫌気性菌が重要である。

治療
- 起炎菌が上記のように，polymicrobial pattern であるから，

　　CMZ（セフメタゾン）　　　　1〜2 g，1 日 4 回，点滴，または
　　SBT／ABPC（ユナシンS）1.5〜3 g，1 日 4 回，点滴，または
　　CTRX（ロセフィン）　　＋　metronidazole（フラジール），内服
　　　1〜2 g，1 日 1 回　　　　　500 mg，1 日 3 回

▶ グラム陰性桿菌を ST 合剤で，嫌気性菌を metronidazole（フラジール）でカバーする以下のレジメもある。

ST 合剤（バクタ）
2 錠（S/T = 800/160 mg），
1 日 2 回
+
metronidazole（フラジール），内服
500 mg，
1 日 2 回

● 文献
1. Jacobs DO: Diverticulitis. N Engl J Med 357; 2057-2066, 2007
2. Stollman N, et al: Diverticular disease of the colon. Lancet 363; 631-639, 2004

4. 腹膜炎 peritonitis

特発性細菌性腹膜炎 spontaneous bacterial peritonitis : SBP
▶ 腹水を伴う肝硬変やネフローゼ症候群で見られる感染症である。
▶ ① 腹水中の好中球 > 250 / μl，② 腹水培養陽性，③ 明らかな一次感染巣がない，で定義される。
▶ さまざまな点で続発性の細菌性腹膜炎とは異なる。

1）症状
▶ 発熱，腹痛，腹部膨満などを呈するが，発熱以外の症状は軽い場合が多い。50% の症例では腹痛，圧痛を欠く。
▶ 腹水を有する肝硬変で，局在のはっきりしない発熱が見られるときは，必ず疑ってみるべき疾患である。

2）起炎菌
▶ 続発性腹膜炎が polymicrobial pattern であるのに対し，単一菌による場合がほとんどである。① *E. coli*，② *K. pneumoniae*，③ *S. pneumoniae* が 3 大起炎菌である。*S. pneumoniae*（肺炎球菌）が上位にあげられる点は興味深い。嫌気性菌はまず関与しない。
▶ 腹水中の好中球 > 500 / μl で，SBP が疑われるにもかかわらず，培養陰性のことがある（culture-negative neutrocytic ascites）。

SBPと同様に,積極的に治療する必要がある。

3）検査
- 続発性腹膜炎とは異なり,腹水中の好中球はさほど多くない（>250/μl）。
- 腹水中タンパクも低い。≦1 g/dl であると,10倍以上SBPを発症しやすくなる。
- 腹水グラム染色：意外に陽性率は低い（10〜20%）。
- 腹水培養：陽性率は92%と高い。滅菌スピッツではなく,血液培養ボトルに腹水10 mlを直接注入して検査に提出する。

4）治療
- CTX（セフォタックス）1〜2 g,1日4回,点滴
  あるいは,
  CTRX（ロセフィン）2 g,1日1回,点滴
- 48時間後に腹水の再検を行う。①腹水中の白血球数が減少し,症状の改善が見られれば,5日間で治療を終了する。②悪化していれば,抗菌薬をカルバペネム系かキノロン系に変更する。

■ 続発性細菌性腹膜炎　secondary bacterial peritonitis
- ①消化管の穿孔による場合,②腹腔臓器（胆嚢や膵臓など）の感染症から連続性に発生する場合,の2つがある。

1）検査
① 腹水
- グラム染色：polymicrobial pattern
- 白血球>10,000/mm^3,LDH>225 mU/ml,蛋白>1.0 g/dl,Glu<50 mg/dl
- 腹水培養は,前述のとおり血液培養ボトルで提出する。

② 血液培養
  2〜3セットを提出する。

2) 治療

▶ 複数菌感染であるから，① 腸内細菌科のグラム陰性桿菌（*E. coli*, *K. pneumonia* など），② 嫌気性菌（*Bacteroides fragilis* など）の両方をカバーする薬剤を選ぶが，腸管内のすべての細菌をカバーする必要はない。
▶ 嫌気性菌への対応には 2 つの方法がある。
　① 嫌気性菌に有効な β ラクタム系薬〔CMZ（セフメタゾン），SBT / ABPC（ユナシン S），IPM / CS（チエナム）など〕を用いる。
　② 嫌気性菌に有効な CLDM（ダラシン S），metronidazole（フラジール）のいずれかを選び，これらを第 2～3 世代セファロスポリン系やキノロン系と組み合せて用いる選択肢がある。ただし，わが国では metronidazole の注射剤を入手できない（2013 年 11 月現在）。
　（a）軽症のとき
　　　　CMZ（セフメタゾン）　　　　1～2 g，1 日 4 回
　　　　SBT / ABPC（ユナシン S）1.5～3 g，1 日 4 回
　（b）重症のとき
　　　　TAZ / PIPC（ゾシン）　4.5 g，1 日 4 回
　　　　IPM / CS（チエナム）　0.5～1 g，1 日 3～4 回，または
　　　　MEPM（メロペン）　　1 g，1 日 3 回
　　　緑膿菌の関与がありうるなら，GM（ゲンタマイシン）（p 382 参照）を併用する。

●文献

1. Bhuva M, et al: Spontaneous bacterial peritonitis: An update on evaluation, management, and prevention. Am J Med 97; 169-175, 1994
2. Such J, Runyon BA: Spontaneous bacterial peritonitis. Clin Infect Dis 27; 669-674, 1998
3. Solomkin JS, et al: Diagnosis and management of complicated intra-abdominal infection in adults and children: Guidelines by the Surgical Infection Society and the Infectious Diseases Society of America. Clin Infect Dis 50; 133-164, 2010

5. 肝膿瘍　hepatic abscess

▶ 肝膿瘍は大きく2つに分類される。
① 細菌性，② アメーバ性

■ 細菌性
1）分類
▶ 3つの経路で発生する。
① 血行性　　：他部位の感染症による菌血症に由来する
② 経門脈性：虫垂炎や憩室炎など腸管感染症に由来する
③ 経胆管性：胆嚢炎，胆管炎に由来する

2）症状
▶ 発熱，悪寒・戦慄，肝の圧痛や右胸郭の叩打痛などを認める。問診と身体診察だけでは診断の難しい場合が多い。

3）起炎菌
▶ polymicrobial pattern である。
　好気性菌：①グラム陰性桿菌：*E. coli*，*K. pneumoniae*，など
　　　　　　②グラム陽性球菌：*Streptococcus* spp.，
　　　　　　　　　　　　　　　　Enterococcus spp.
　嫌気性菌：*Bacteroides fragilis*，など

4）検査
① ALP 上昇
- 感度がよい。診断のきっかけになることが多い。

② 腹部エコー
- 感度は90％程度と高いが，初期には異常を認めないことがある。腹部エコーのみで肝膿瘍を否定してはならない。膿瘍は，① 低エコー，② 高エコー，③ モザイクパターン，の3つのパターンを示しうる。小さな高エコーパターンの場合は，肝血管腫と酷似するので注意が必要である。

③ 腹部 CT（造影）
- 診断的（感度 100%）である。単純でなく必ず造影する。

④ 血液培養
- 陽性率は約 60% と高い。ただし，血液培養の分離菌が原因菌のすべてを反映しないことに注意する。例えば，血液培養から *E. coli* のみが分離されたとしても，*B. fragilis* などの嫌気性菌の関与も考えて抗菌薬を選択すべきである。

5）治療
① 経皮経肝ドレナージ
- 安全に行える場合は，原則として全症例に適応がある（因みに，アメーバ性では基本的にドレナージを必要としない）。

② 抗菌薬
- 続発性細菌性腹膜炎と同様である（p 191 参照）。治療期間は 4〜8 週と長い。途中で内服治療としてもよい。

アメーバ性

- 圧倒的に男性に多い（5〜18 倍）。
- 性感染症を強く疑う。また数ヵ月〜数年も経って肝膿瘍を発症しうるので旅行歴の聴取を入念に行う。
- 発見時 7〜10 cm の場合が多い。細菌性肝膿瘍に比べると単発例が多い（65〜75%）。
- 発熱，右季肋部，肝臓の圧痛はそれぞれ 60% 程度に見られる。下痢は 30〜40% にしか伴わない。
- 咳嗽，胸腹痛，胸水など，呼吸器症状が主訴となる場合もあるので注意する。横隔膜を介して胸膜が刺激されるためである。

1）診断
- 血清抗体値は診断にきわめて有用である。7〜10 日目に 99% の症例で陽性となる。
- ALP 上昇は感度 85% である。
- 穿刺するとチョコレート色の膿瘍液が吸引できる。意外だが，膿汁中に白血球は見られず，アメーバも通常存在しない。アメーバ

は病変の辺縁部分にしか存在せず,白血球はアメーバによって破壊されるためである。

2) 治療

- metronidazole(フラジール)750 mg,1 日 3 回,10 日間,に続いて paromomycin(アメパロモ)500〜750 mg,1 日 3 回,7 日間(わが国の添付文書では 10 日間)
- 90% の症例で 3 日以内に臨床症状の改善が見られる。
- 穿刺ドレナージはたいてい必要としない。
- ドレナージが必要であるのは以下の 2 つの場合である。
    ① 治療開始後,5〜7 日経っても改善が見られないとき
    ② 直径>5 cm,または左葉の膿瘍で破裂の危険があるとき
- paromomycin は消化管内の囊子(cyst)を死滅させ,再発を防ぐために内服する(p 180 参照)。metronidazole による治療だけでは約 10% に再発がみられる。
- 治療後は腹部エコーでフォローする。3〜12 カ月をかけて,ゆっくりと縮小するが,小さな囊胞性病変が最後まで消えないこともある。

■ カンジダ性

- 好中球減少症の患者が広域抗菌薬を投与された後,白血球が回復してくる時期になってはじめてカンジダ性肝膿瘍,脾膿瘍が顕在化してくることがある。

●文献

1. Haque R, et al: Amebiasis. N Engl J Med 348; 1565-1573, 2003
2. Stanley SL Jr: Amoebiasis. Lancet 361; 1025-1034, 2003
3. Pritt BS, et al: Amebiasis. Mayo Clin Proc 83; 1154-1160, 2008
4. Garvin KW, et al: Amebic liver abscess. Am J Trop Med Hyg 83; 961, 2010

6. 胆道系感染症 biliary tract infection

胆嚢炎 cholecystitis

1) 症状
- 発熱，右季肋部痛，右肩甲骨や右肩への放散痛，吐き気，嘔吐などである．限局した腹膜炎症状を伴うこともある．
- 高齢者ではしばしば意識レベルの低下を伴う．

2) 身体所見
- 右季肋部の圧痛，筋性防御，Murphy 徴候（Memo）など．

> **Memo**
>
> **Murphy 徴候**
>
> 検者の手を右肋骨弓下に置き，腹壁を圧迫しないように注意しながら，手をのせたまま患者に腹式呼吸でまず吸気を促す．続いて，腹圧をかけずリラックスしてゆっくりと息を吐いてもらいながら，ほんの少しだけ腹壁にのせた手に力を加える．このとき，のせた手を"引き込んでもらう"ような感覚で右肋骨弓直下に手指先を忍び込ませるのがコツである．
>
> 次に，指先をもぐり込ませたまま，患者に深吸気を促すと，横隔膜とともに胆嚢が下降して検者の指先に触れた途端，痛みのために突然，吸気が止まる．

3) 鑑別診断
- 若い女性の発熱を伴う右季肋部痛では，*Chlamydia trachomatis* による Fitz-Hugh-Curtis 症候群（＝肝周囲炎）を疑う（p 230 参照）．淋菌による場合もあるが，*C. trachomatis* に比べると頻度は圧倒的に少ない．
- 脊椎疾患（悪性腫瘍の脊椎転移，化膿性脊椎炎など）が同レベルの分節の関連痛として右季肋部痛を生じうる．その場合，血清 ALP も上昇するので，胆道系感染症と誤診しやすい．脊椎疾患では，体動による痛みの増悪や脊椎叩打痛などを認める．

▶ CTRX（ロセフィン）使用中に胆泥を形成して胆囊炎をきたすことがある。

4) 起炎菌
▶ 虫垂炎，憩室炎，続発性腹膜炎などと同様に polymicrobial pattern である（p 187 参照）。

5) 治療
① 抗菌薬の選択
　（a）中等症
　　・中等症までは以下のいずれかで十分に治療できる。
　　・安易にカルバペネム系，第 3 世代セファロスポリン系を用いない。
　　　CMZ（セフメタゾン）1～2 g，1 日 4 回（ビタミン K を併用する，p 368, p 370 参照）
　　　SBT / ABPC（ユナシン S）1.5～3 g，1 日 4 回
　（b）重症
　　・ショック，DIC，臓器不全を伴うような重症例では，以下を選ぶ。
　　　TAZ / PIPC（ゾシン）　4.5 g，1 日 4 回
　　　IPM / CS（チエナム）　0.5 g，1 日 4 回
　　　MEPM（メロペン）　　1 g，1 日 3 回

② ドレナージ
ドレナージの要否の判断が大切である。① 不整な胆囊壁肥厚（>3 mm）と短径 35 mm 以上の腫大または壁内低エコー帯（壁の三層構造）が見られるとき，② 胆囊周囲膿瘍のあるとき，③ 適切な抗菌薬を投与開始 48 時間後に臨床的改善がみられないとき，などの場合，経皮経肝胆囊 1 回穿刺吸引法，あるいは持続ドレナージの適応がある。消化器専門医に相談する。

③ 手術
以前は抗菌薬治療で炎症を抑えてから手術を行うことが多かったが，入院 72 時間以内の急性期に手術を行う考え方に変わってきた。たいてい腹腔鏡下に行う。早期に外科医に相談する。

■ 胆管炎　cholangitis

1) 症状
▶ ① 発熱，② 右季肋部痛，③ 黄疸（＝Charcot 3 徴）が古典的であるが，診察上，黄疸を認めないことは多い。しばしば，④ ショック，⑤ 意識障害を伴う（＝Reynolds 5 徴）。
▶ 逆に，突然の意識障害とショックで発症し，発熱や疼痛を欠くこともよくある。

2) 検査
▶ 血清 ALP 上昇の感度は良好である。
▶ 画像検査の感度
 - 総胆管結石の検出頻度は，腹部エコー 50〜75％，腹部 CT 75％，MRCP 90％ である。
▶ 血液培養 2〜3 セットを忘れずに提出する。
▶ 胆汁グラム染色
 - ドレナージされた胆汁は，必ずグラム染色を行う。
 - 胆汁でグラム陽性球菌／連鎖形成が見られたら，連鎖球菌か腸球菌を考える。

3) 治療
▶ ドレナージの要否を判断することが重要である。急性閉塞性化膿性胆管炎（AOSC）ではドレナージが必須である。緊急に行うか否かは症例による。
▶ 抗菌薬の選択は胆嚢炎と同様であるが，注意すべき点が2つある。

> ① 腸球菌は，第1〜4世代セフアロスポリン系すべてに耐性である。
> ② 院内発症で，かつ抗菌薬使用歴のある患者では，*P. aeruginosa* の関与を考慮する。

① 腸球菌は，第 1〜4 世代セフアロスポリン系すべてに耐性である。セフアロスポリン系で治療を始めて奏効しないときには，腸球菌の関与を考えてペニシリン系を選ぶ。嫌気性菌の関与も考慮し，SBT／ABPC（ユナシン S）を用いる。

② 院内発症で，かつ抗菌薬使用歴のある患者では，*P. aeruginosa* の関与を考慮する．嫌気性菌と緑膿菌の両方に有効な TAZ / PIPC（ゾシン），SBT / CPZ（スルペラゾン）などを用いる．

●文献
1. Lo Chung-Mau, et al: Prospective randomized study of early versus delayed laparoscopic cholecystectomy for acute cholecystitis. Ann Surg 227; 461-467, 1998
2. Strasberg SM: Acute calculous cholecystitis. N Engl J Med 358; 2804-2811, 2008
3. Saini S: Imaging of the hepatobiliary tract. N Engl J Med 336; 1889-1894, 1997

7. 急性膵炎 acute pancreatitis

▶ 急性膵炎の全症例に対してルーチンの抗菌薬予防投与は推奨されない．
▶ 壊死性膵炎が存在すれば，IPM / CS（チエナム）またはMEPM（メロペン）の予防投与を行う．
▶ 壊死性膵炎の診断は造影CTにより行う．感染合併の診断はCTガイド下 fine-needle aspiration による．

原因
▶ 2大原因：① 胆石症，② アルコール，で90％以上を占める．
▶ ERCP後，脂質異常症，高Ca血症，薬剤性，自己免疫性（IgG4 関連を含む），特発性など，他に多くの原因がある．

診断
▶ 症状，血清のアミラーゼ，リパーゼの上昇などにより診断は比較的容易である．
▶ ただし，血清アミラーゼ，リパーゼ値は病勢に比例しない．
▶ Cullen 徴候，Turner 徴候（Memo）がよく知られるが，感度は3％にすぎない．また特異度もよくない．

> **Memo** **Cullen 徴候,Turner 徴候**
>
> 腹腔内や後腹膜の出血に由来する臍周囲(Cullen 徴候)や側腹部(Turner 徴候)の皮下出血斑である。一見,打撲による皮下出血によく似ている。

■ 重症度
- 厚生労働省急性膵炎重症度判定基準(2008),Ranson's criteria,APACHE II スコアなどが用いられる(成書参照)。

■ 壊死性膵炎
- 急性膵炎全体の 20~30% に合併する。
- 造影 CT で診断する。膵臓全体の 30% 以上に造影されない壊死部分があるとき,壊死性膵炎と診断する。
- 壊死性膵炎が発生すると,その 30~70% に感染症を合併し,急性膵炎による死亡の 80% 以上の原因を占める。
- 感染を合併したか否かは,発熱や白血球数,腹痛の程度などでは判断できない。
- CT ガイド下 fine-needle aspiration を行い,グラム染色,培養を実施する。感度 96%,特異度 99% と高い。

■ 治療
- 基本は大量輸液を中心とする保存的治療である(成書参照)。

1) 抗菌薬
- 抗菌薬予防投与はルーチンには行わない。
- 造影 CT を行い,壊死性膵炎が存在するか否かを判断する。存在すれば,IPM/CS(チエナム)または MEPM(メロペン)の予防投与を行うと感染合併率が減少する。
- また,抗菌薬の動注療法が有効であるとの報告もある。

2) 内視鏡的治療
- 膵炎が総胆管結石による場合で,しかも閉塞性黄疸や胆管炎が疑

われる場合には，48時間以内の緊急のERCPおよびEST（内視鏡的乳頭切開術）の適応がある。

3）栄養
▶「急性膵炎 → 絶食，IVH」と考えがちだが，経鼻空腸チューブによる経管栄養の優位が確立してきた。
▶腸管内を食物が通過する方が腸管の防御機構を回復させ，bacterial translocation が減少する。またコストが安く，血管カテーテル関連感染症も起こさない。
▶Treitz 靱帯を越えて経鼻空腸チューブを挿入する。膵炎の重症度にかかわらず適応があるが，イレウスがあれば適応外である。

4）手術
▶一部の症例で適応になる（成書参照）。

■ 仮性囊胞
▶急性膵炎の 10〜20% に発生する。
▶感染，出血，破裂，周囲臓器の圧迫などを起こしうる。
▶症状がなく，径 6 cm 以下であれば，経過観察し，6 週後に手術適応を判断する。

●文献
1. Frossard JL, et al: Acute pancreatitis. Lancet 371; 143-152, 2008
2. 急性膵炎診療ガイドライン 2010 改訂出版委員会：急性膵炎診療ガイドライン 2010（第3版），pp105-108, pp115-116, 2009, 金原出版
3. Villatoro E, et al: Antibiotic therapy for prophylaxis against infection of pancreatic necrosis in acute pancreatitis. Cochrane Database Syst Rev 12; CD002941, 2010

8. ヘリコバクター・ピロリ感染症
Helicobacter pylori infection

▶ 加齢とともに感染率は高まり，50 歳台では半数以上が抗体陽性である。感染経路は不明である。ほとんどは全くの無症状であるが，ごく一部に消化性潰瘍を生じる。

■ 除菌療法

▶ 2000 年にプロトンポンプ阻害薬（PPI），AMPC（サワシリン），CAM（クラリシッド，クラリス）3 剤による除菌療法，さらに，2007 年に CAM を metronidazole（フラジール）に代えた二次除菌療法が保険適用になった。

▶ 胃潰瘍，十二指腸潰瘍，ほかの 3 疾患に加えて，2013 年に *H. pylori* 感染胃炎に対しても除菌治療が保険適用となった。

▶ まず一次除菌療法を行い，不成功の場合，二次除菌療法を試みる。

① 一次除菌
1. ランソプラゾール（タケプロン）　30 mg，1 日 2 回，または
   オメプラゾール（オメプラール）　20 mg，1 日 2 回，または
   ラベプラゾール（パリエット）　10 mg，1 日 2 回
2. AMPC（サワシリン）　750 mg，1 日 2 回
3. CAM（クラリシッド，クラリス）　200〜400 mg，1 日 2 回

上記 1 ＋ 2 ＋ 3　を 1 週間

② 二次除菌
1. 上記の PPI 3 種のうちいずれか
2. AMPC（サワシリン），上記と同用量
3. metronidazole（フラジール）250 mg，1 日 2 回

上記 1 ＋ 2 ＋ 3　を 1 週間

■ 除菌判定

▶ 治療終了後 4 週以降に行う。
▶ 尿素呼気試験は，感度 95％，特異度 95％。ただし 4 週未満で検

査を行うと治療不成功でも偽陰性となってしまう。
- 抗 *H. pylori* 抗体は陰性化あるいは有意な低下に1年以上を要する。
- 便中 *H. pylori* 抗原も,感度 95%,特異度 97% とよい。

> **Memo** 　　　　　　　　　　**尿素呼気試験**
>
> 　尿素 $O=C(NH_2)_2$ は胃粘液中の成分のひとつである。*H. pylori* の持つウレアーゼによって,$O=C(NH_2)_2+H_2O \rightarrow 2NH_3+CO_2$ の反応が起き,この反応で発生した CO_2 は消化器から吸収され,血液,肺を経て,呼気中に排出される。
> 　尿素呼気試験では ^{13}C(または ^{14}C)でラベルされた尿素の錠剤を内服し,20分後に呼気を採取し,$^{13}CO_2$(または $^{14}CO_2$)を測定する。

一次除菌療法の失敗
- 15〜25% に認められ,CAM(クラリシッド,クラリス)耐性が原因の約 80% を占める。2006 年の CAM 耐性率は 27%(全国平均)であった。今のところ AMPC(サワシリン)耐性はゼロに近い。

二次除菌療法
- 一次除菌療法が不成功の場合,二次除菌療法を行う。
- 二次除菌療法の除菌率は 90% 前後と良好である。
- わが国では,今のところ metronidazole(フラジール)の耐性率は低い(4〜5%)。

再感染
- 除菌後の再感染率は低い(0〜2% / 年)。

●文献
1. 日本ヘリコバクター学会ガイドライン作成委員会:*H. pylori* 感染の診断と治療のガイドライン 2009 改訂版.日本ヘリコバクター学会誌 10(Suppl);1-26, 2009
2. McColl KE: *Helicobacter pylori* infection. N Engl J Med 362; 1597-1604, 2010

6 皮膚・軟部組織感染症

1. 蜂窩織炎と丹毒
2. 化膿性筋炎
3. 壊死性筋膜炎
4. ガス壊疽
5. 糖尿病の足病変
6. トキシック・ショック症候群
7. 劇症型A群連鎖球菌感染症

---

1. 蜂窩織炎と丹毒　cellulitis and erysipelas

■ 蜂窩織炎

- 皮下組織にまで及ぶ"比較的深い"皮膚・軟部組織の感染症である。
- 丹毒に比べると、境界は不鮮明であり、周囲と明確に区別できる非連続的な隆起はみられない。
- 原因菌は *S. aureus*（黄色ブドウ球菌）が最も多い。ほか β 溶連菌〔A 群（*Streptococcus pyogenes*）、G 群、C 群、B 群〕の場合、両者同時感染の場合もある。免疫能が低下した患者では腸内細菌や緑膿菌も起炎菌になりうる。
- 市中獲得型メチシリン耐性黄色ブドウ球菌（community-acquired MRSA：CA-MRSA）はわが国でも 2003 年頃から報告があるが、少ない。
- 原因微生物のうち、比較的特殊なものを以下に挙げる。

表 10-30　比較的頻度の低い蜂窩織炎の原因微生物と特徴

Pasteurella multocida, *Capnocytophaga canimorsus*	*P. multocida* はネコ 100%、イヌ 15〜75% が保菌。咬傷 24 時間以内に炎症反応が出現する。スピードの速さが A 群溶連菌に似る。*C. canimorsus* はイヌ 74%、ネコ 57% が保菌。ときに劇症化することがある。

(つづく)

表 10-30（つづき）

Aeromonas hydrophila, Vibrio vulnificus	水への曝露による。*A. hydrophila* はとくに悪性疾患で化学療法中，肝硬変などでみられる。*V. vulnificus* は p 176 参照。
Cryptococcus neoformans	丘疹や斑状丘疹の場合が多いが，免疫能低下の患者では蜂窩織炎を呈する。
Mycobacterium marinum	外傷に関連して海水，湖水，プールの水に曝露後 2〜6 週後に発症する。

▶ 蜂窩織炎に誤診しやすい疾患は多い。
▶ とくに深部静脈血栓症との鑑別は重要である。危険因子の問診，Homans 徴候，急性肺塞栓を合併した場合の P2 亢進（Memo），JVP 上昇（p 139 参照），外頸静脈怒張などの診察が重要である。
▶ ほか，表在性血栓性静脈炎，接触性皮膚炎，薬疹，結節性紅斑などの脂肪織炎，好酸球性蜂窩織炎，Sweet 病，痛風による関節炎の波及，全身性エリテマトーデス，多発性動脈炎，悪性リンパ腫など，蜂窩織炎の鑑別診断はかなり幅広い。

> **Memo**
>
> ### P2 亢進
>
> 蜂窩織炎を疑う患者を診たら，深部静脈血栓症と続発する肺塞栓症を除外するための身体診察をルーチンに行いたい。肺塞栓症を疑う診察所見のひとつに P2（肺動脈弁閉鎖音）亢進がある。
>
> P2 亢進を診断するには，心臓の第 2 音（S2）の大きさをⅡRSB（第 2 肋間胸骨右縁）とⅡLSB（第 2 肋間胸骨左縁）で比較するのが最も簡単である。正常の S2 はⅡRSB（大動脈成分）の方が大きく聞こえるが，肺塞栓症ではⅡLSB でも右と同等に，あるいは右よりも大きく聞こえる（肺高血圧のため肺動脈弁が勢いよく閉鎖するため）。ほか，S2 分裂が広く聞こえる（圧負荷のために P2 が遅れるため），心尖部でも S2 分裂が聴取される（正常者は心尖部では A2 のみで P2 を聴取しない），などの所見を探してみる。
>
> ⅡRSB：S2　＜　ⅡLSB：S2

丹毒

- 真皮を病変の主座とし，皮下組織には及ばない"浅層の"感染症である。リンパ管炎を伴う。
- ほとんどが A 群，または G 群，C 群の β 溶連菌による。
- 熱感，赤色の光沢があり，浮腫状でやや隆起し，境界が明瞭な病変を呈する。
- 下肢と顔面に発生することが多い。鼻翼を越えると蝶形紅斑に似るので注意する。
- 皮膚表面に損傷は見られず，どこから細菌が侵入したのか不明なことが多い。小さな病変から始まり，数時間〜半日単位で急速に広がる。因みに，同じグラム陽性球菌でも，streptococcus の方が staphylococcus に比べて，病変の進行が急速である。

検査

- 針吸引液の培養はルーチンには推奨されない。
- 例外は3つ，①免疫能低下の患者，②咬傷など特殊な外的要因がある場合，③初期治療が奏効しないとき，である。消毒後，22G 針を用いて病巣の中心ではなく，辺縁部分を穿刺し，吸引する。陽性率は平均 24％ であり，高くない。
- パンチ生検の組織を培養する方法もあるが，意義は確立していない。
- 患部表面のぬぐい液の培養は推奨しない。定着しているだけの細菌が培養されて判断を誤るおそれがある。
- 血液培養を行う。しかし，これも陽性率は低い（2〜4％）。
- ASO（抗 streptolysin O 抗体）は，発症1週後あたりから上昇し始め，3〜5週で最高値となる。単なる保菌では上昇しない。A 群のみならず，C 群，G 群でも上昇する。

治療

- 典型的な丹毒の場合は，ペニシリン系を用いる。
    AMPC（サワシリン）500 mg，1日3〜4回
- 蜂窩織炎と丹毒との鑑別が難しいこともある。その場合は，S. aureus，S. pyogenes などの溶連菌の両方に効力のある薬剤を

選択する（Memo）。
　　CEX（ケフレックス）500 mg，1日4回
　　CVA / AMPC（オーグメンチン）375 mg，1日3〜4回
　　CLDM（ダラシンS）600 mg，1日3回，点滴
　　CEZ（セファメジン）1 g，1日3回，点滴
　　VCM（バンコマイシン）投与量はp 389参照
▶ 免疫能が低下した患者で，近い過去に抗菌薬投与歴のある患者では緑膿菌を想定した治療を行う。

Memo ― *S. aureus* に対する抗菌薬の選択

　S. aureus の市中株であっても，約30%がペニシリナーゼ産生菌，約40%がMRSAであり，PCG（ペニシリンG），ABPC（ビクシリン）への感受性株は約20%にすぎない（p 291参照）。
　わが国では黄色ブドウ球菌用のペニシリンが医療経済上の理由で発売中止になってしまったため，第1世代セファロスポリン系薬を第1選択とする。セファロスポリンにアレルギーのときは，CLDM（ダラシンS）を選択する。また，入院中で基礎疾患のある場合などは，*S. aureus* の55〜59%がMRSAであるのでVCM（バンコマイシン）などの抗MRSA薬を第1選択とすることも許容される。

▶ 治療期間は5〜10日が目安だが，急性の炎症所見が消失後3日間とも言われている。複雑性でないなら，5日間投与の治癒率98%との報告もある。
▶ 補助療法として，患肢挙上や弾性ストッキングの着用がある。

2. 化膿性筋炎　pyomyositis

▶ 発症には必ず何らかの誘因が存在する。糖尿病，外傷（単に打撲のみの場合も含む），薬剤中毒，ステロイドやHIV感染症による免疫能低下などである。
▶ 発生部位は，大腿，下腿，体幹，上肢，臀部の順に多い。
▶ 起炎菌は，*S. aureus* が90%を占める。ほかA群β溶連菌，*S. pneumoniae*，*E. coli* などが続く。

■検査
- 診断には CT や MRI が有用である。
- 穿刺吸引により膿を採取し，まずグラム染色を行い，同時に培養検査を提出する。
- 血液培養の提出を忘れないようにする。

■治療
- 外科的ドレナージと抗菌薬投与を行う。前者がより重要である。
- 抗菌薬はグラム染色像に応じて選択する。治療は3週間行う。
- 予後は良好である。

3. 壊死性筋膜炎　necrotizing fasciitis

- A 群を筆頭とする β 溶連菌が単一菌では最も多い（p 211 参照）。
- 嫌気性菌と好気性菌の混合感染が全体の 2/3 を占める。その場合，起炎菌となりやすい細菌は以下である。
    嫌気性菌：*Bacteroides fragilis*, *Clostridium perfringens*
    好気性菌：*S. aureus*, 腸内細菌

■治療
- 外科的なデブリドメントが必須であり，かつ強力な抗菌薬治療を行う。

4. ガス壊疽　gas gangrene

- 起炎菌は大きく2つに分類される。
    ① *Clostridium* spp.
    ② *E. coli*, *K. pneumoniae*, および
      Bacteroides spp., *Peptostreptococcus* spp. などの嫌気性菌
- *Clostridium* spp. の中では，*C. perfringens* が最も多い。
- ガス自体に毒性はない。ガス産生を除けば，病態と治療は壊死性

筋膜炎とほぼ同様である。
▶ C. perfringens の産生する毒素は，溶血性貧血，血行障害，多臓器不全をきたす。

治療
① 創開放とデブリドメント
② PCG（ペニシリンG）と CLDM（クリンダマイシン）の大量投与
　PCG 200 万単位，2〜3 時間毎＋CLDM 600 mg，6〜8 時間毎
③ 高圧酸素療法

5. 糖尿病の足病変　diabetic foot infections

▶ 外傷を除けば，下肢切断の圧倒的多数が糖尿病を原因とする（Memo）。糖尿病はリスクを 40 倍に上げる。
▶ 他の感染症と異なり，動脈の血行障害が基礎にある。

> **Memo　糖尿病患者の足の診察**
>
> 糖尿病患者の診察時には必ず靴下を脱いでもらい，足を診る習慣をつけたい。まず足が清潔に保たれているか，深爪をしていないかなどを診る。さらに微小な傷，炎症，潰瘍，白癬などを診る。

▶ 骨髄炎合併の有無を確認する。単なる蜂窩織炎と骨髄炎を合併した場合とでは，① 薬剤選択の考え方，② 治療期間，が全く異なるからである。
▶ 起炎菌は表 10-31 のように考える。

検査
▶ 滲出液や膿のグラム染色を重視する。
▶ 培養結果を鵜呑みにしないことが大切である。分離菌＝起炎菌とは限らない（p 12 参照）。潰瘍底ぬぐい液培養は単なる定着菌を含んでしまう。培養結果はグラム染色と併せて解釈する。
▶ CT や MRI は感染症の深度を判断するのに有用である。

表 10-31 糖尿病の足感染症における起炎菌

① 通常の蜂窩織炎のとき：S. aureus, Streptococcus spp.
② 深い潰瘍を伴うとき　　：①に加えて，以下の2群
　　　　　　　　　　　　1）嫌気性菌
　　　　　　　　　　　　　　Bacteroides spp., Clostridium spp.,
　　　　　　　　　　　　　　Peptostreptococcus spp. など
　　　　　　　　　　　　2）腸内細菌
③ 過去に抗菌薬治療歴のあるとき：①，②-1），2），さらに，
　　　　　　　　　　　　　　　　P. aeruginosa など院内細菌叢

治療

1) 軽症～中等症のとき（① <1 cm の潰瘍，② <2 cm の蜂窩織炎，③ 発熱などの全身症状のないとき）

▶ S. aureus と Streptococcus spp. を想定する。入院患者では MRSA を考慮する。

　　CEX（ケフレックス）　500 mg, 1日4回，内服
　　CLDM（ダラシン）　300 mg, 1日4回，内服
　　または，
　　CEZ（セファメジン）　1 g, 1日3回，点滴
　　CLDM（ダラシンS）　600 mg, 1日3回，点滴
　入院患者では，
　　VCM（バンコマイシン）用量は p 389 参照

2) 重症のとき（① >1 cm の潰瘍，② >2 cm の蜂窩織炎，③ 発熱など全身症状を伴うとき）

▶ 上記に加え，嫌気性菌と腸内細菌の関与を想定する。

　　SBT / ABPC（ユナシンS）　3 g, 1日4回，点滴
　　CMZ（セフメタゾン）　2 g, 1日4回，点滴

▶ 過去に抗菌薬治療歴のあるときは，緑膿菌や耐性菌の関与を想定する。

　　TAZ / PIPC（ゾシン）　　　＋　GM（ゲンタマイシン）
　　　4.5 g, 1日4回，点滴　　　　　用量は p 382 参照，または

LVFX（クラビット）　　　＋　　CLDM（ダラシン S）
500 mg，1 日 1 回，内服　　　　600 mg，1 日 3 回，点滴
▶ MRSA の関与を疑うときは以下。
VCM（バンコマイシン）（用量は p 389 参照）を上記に追加する。
DAP（キュビシン）（p 394 参照）も候補のひとつである。

3）骨髄炎を伴うとき
▶ p 214 参照。

6. トキシック・ショック症候群
toxic shock syndrome：TSS

▶ *S. aureus* の産生する exotoxin による全身性疾患である。
▶ 1980 年代，月経時に用いるタンポンによる症例が多発し，問題となった。ほかでは，手術，出産，皮膚感染症，インフルエンザ感染後の下気道感染症などに続発して発症する。
▶ 突然の発熱，嘔吐，下痢，筋痛，結膜充血，びまん性の斑状紅皮症を呈し，急速にショック，多臓器不全に至る。1〜2 週後に皮膚の落屑をみる。
▶ 75％ は TSST-1 による。TSST-1 は非特異的に T 細胞を賦活する"スーパー抗原"である。
▶ 鑑別診断のために，血液培養は当然提出すべきであるが，毒素により招来される病態であるから，血液培養は通常陰性である。

治療
▶ 直接の原因は毒素であるが，抗菌薬も投与する。MRSA を外せない。VCM（バンコマイシン）と CLDM（ダラシン）を併用する。CLDM 耐性であれば，LZD（ザイボックス）を単独で用いる。CLDM と LZD は毒素産生を抑制する。この両者とも腎機能低下時の用量調節は不要。
▶ IVIG（静注用免疫グロブリン）の投与が生存率を上昇させるという報告があるが，エビデンスとして確立していない。

7. 劇症型A群連鎖球菌感染症
toxic shock-like syndrome：TSLS

- *Vibrio vulnificus*（p 176 参照）と並んで，いわゆる「ヒト食いバクテリア」として知られる。
- A群β溶連菌（*Streptococcus pyogenes*）による突発的な敗血症性ショックから，DIC，ARDS，多臓器不全をきたす急速進行性の重症感染症である。日ではなく，時間単位で急激な経過をたどり，死亡率は40%に及ぶ。
- 当初，疼痛部位の所見は乏しく，これと大きく乖離した「身の置き場のない激烈な痛み」が特徴的である。
- 病変はまず筋膜表面に沿って急速に拡大するが，この時点では皮膚の病変は軽微あるいは正常である。初診時に局所の浮腫や発赤を認めるのは1/4～1/3にすぎない。一方，圧痛は明らかな皮膚病変の範囲を越えて存在する。
- 初期診断の方法として，局麻下に筋膜まで2 cm程度の切開を加えて，①出血を欠く，②悪臭を伴う水っぽい茶色系の滲出液（黄色膿性でなく）が存在する，③手指によって容易に組織を剥離できる（"finger test" 陽性），の3項目を推奨する意見がある。
- 血液培養の陽性率は約60%と高い。
- buffy coat（血液を遠心したとき赤血球層と血漿との間にできる薄い層＝濃縮された白血球，血小板を含む）のグラム染色（GPC-chain）がしばしば有用である。
- 基礎疾患がなくても発症する。一方，上気道の保菌だけにとどまる場合もある。発症には何らかの宿主側の要因も存在すると考えられている。

■治療
- PCG（ペニシリンG）大量投与とCLDM（ダラシン）を用いる。
  PCG 200~400万単位，1日4~6回＋CLDM 600~900 mg，1日3~4回
- 早期の壊死部切開，デブリドメントが肝要である。
- IVIGの投与については賛否両論あり，定説がない。

●文献

1. Stevens DL, et al: Practice guidelines for the diagnosis and management of skin and soft-tissue infections. Clin Infect Dis 41; 1373-1406, 2005
2. Gunderson CG: Cellulitis: Definition, etiology, and clinical features. Am J Med 124; 1113-1122, 2011
3. Falagas ME, et al: Narrative review: diseases that masquerade as infectious cellulitis. Ann Intern Med 142; 47-55, 2005
4. Lipsky BA, et al: 2012 Infectious Diseases Society of America clinical practice guideline for the diagnosis and treatment of diabetic foot infections. Clin Infect Dis 54: e132-e173, 2012
5. Bisno AL, et al: The initial outpatient-physician encounter in group A Streptococcal necrotizing fasciitis. Clin Infect Dis 31; 607-608, 2000
6. Wong C-H, et al: The diagnosis of necrotizing fasciitis. Curr Opin Infect Dis 18; 101-106, 2005
7. Anaya DA, et al: Necrotizing soft-tissue infection: diagnosis and management. Clin Infect Dis; 44: 705-710, 2007

7 骨・関節の感染症

1. 骨髄炎
2. 急性硬膜外膿瘍
3. 腸腰筋膿瘍
4. 化膿性関節炎
5. 人工関節の感染症

---

1. 骨髄炎 osteomyelitis

分類
- 感染経路から3分類するのが，臨床的かつ便利である。
  ① 血行性：菌血症に伴うもの
  ② 連続性：周囲の組織から連続して骨髄に感染を起こすもの
  ③ 血流障害性：主に糖尿病に伴うもの
- 小児では長管骨が罹患しやすい。
- 成人では脊椎（腰椎＞胸椎＞頸椎）が多い。

症状
- 罹患骨部位の疼痛，圧痛，姿勢や体動による増悪，発熱，悪寒などである。

起炎菌
- ① 血行性の場合は起炎微生物として，一般細菌，真菌，結核菌を考える。一般細菌の中では，黄色ブドウ球菌が最も多く（40〜60％），腸内細菌や緑膿菌が続く。嫌気性菌は稀である。
- ② 連続性や③ 血流障害性の骨髄炎では，上記に加えて，嫌気性菌が無視できない。

診断
- 血液培養は，血行性であれば陽性率は高い（約50％）。
- 骨単純X線は有用だが，病初期には正常のことがある。骨シンチ

は病初期から感度がよい。骨髄炎を疑ったら，骨シンチを積極的に行うべきである。
▶ CT や MRI も診断に有用である。
▶ 吸引針生検を行う。膿あるいは組織を採取して一般細菌，抗酸菌の塗抹，培養を行う。治療期間が長いので，治療前に起炎菌をつきとめる最大限の努力を惜しまない。

■ 治療
骨髄は抗菌薬の移行が不良であり，比較的高用量で，かつ長期間（4〜6 週間）の治療が必要である。

▶ 抗菌薬の選択
① *S. aureus*
　PCG（ペニシリン G）感受性　　PCG（ペニシリン G）400 万単位，1 日 4 回
　ペニシリナーゼ産生性　　　　　CEZ（セファメジン）2 g，1 日 3 回
　MRSA　　　　　　　　　　　　VCM（バンコマイシン）p 389 参照
　　　　　　　　　　　　　　　　±RFP（リファンピシン）600 mg，1 日 1 回
　　　　　　　　　　　　　　　　　または 300〜400 mg，1 日 2 回
　　　　　　　　　　　　　　　　LZD（ザイボックス）600 mg，1 日 2 回
② *Streptococcus* spp.　　　　　　PCG（ペニシリン G）400 万単位，1 日 4 回
③ *E. coli*, *K. pneumoniae*　　　CPFX（シプロキサン）750 mg，1 日 2 回
　　　　　　　　　　　　　　　　CTRX（ロセフィン）2 g，1 日 1 回
④ *P. aeruginosa*　　　　　　　　CAZ（モダシン）2 g，1 日 3 回 + GM（p 382 参照）
　　　　　　　　　　　　　　　　LVFX（クラビット）750 mg，1 日 1 回
⑤ 嫌気性菌　　　　　　　　　　　CLDM（ダラシン S）600 mg，1 日 3〜4 回

▶ 結核性骨髄炎
肺結核と同様（p 261）である。治療期間は長く，2 年間が推奨される（9〜12 カ月の報告もある）。

■ 化膿性脊椎炎　vertebral osteomyelitis
▶ 成人の骨髄炎では罹患部位として脊椎が最も多い。
▶ 成人では，腰椎（60％）＞胸椎（30％）＞頸椎（10％）の順に多い。

- 血行性感染では，S. aureus による場合が多い。
- 尿路感染症や骨盤内感染巣に続発し，Batson 静脈叢（骨盤内と脊柱を結ぶ静脈叢）を介して感染する場合は，E. coli などの腸内細菌が原因となる。
- 結核菌の場合（脊椎カリエス）もある。

1）症状と徴候
- 鈍い持続的な痛み，傍脊柱筋の凝り，脊椎の圧痛などである。
- 背部痛は体動で増悪する。
- 脊椎の叩打痛は感度が意外に低く，＜20％ との報告もある。
- 棘突起の圧痛や叩打痛が不明瞭でも，椎間関節の圧痛は明瞭である場合がある。椎間関節の位置（ほぼ棘突起の外方 1.5 横指，下方 1 横指の付近）をイメージしながら，両側の傍脊柱筋を上から下へ丁寧に圧迫して圧痛の有無を確認する。
- 麻痺性イレウスや腹膜刺激症状など，腹部症状を約 35％ に認める。
- 発熱は 30％ 程度にしか見られない。

2）検査
① 細菌検査（p 214 参照）
② 画像診断
  (a) 単純 X 線：椎間腔の狭小化がまず最初に現れるが，発病当初は椎間の幅は正常であり，異常所見を呈するのに 10～14 日かかる。進行すると椎骨の融解像が見られる。
  (b) 骨シンチ：感受性は高い（86～94％）。かつ，病初期から陽性となる。
  (c) CT，MRI：脊椎腹側の軟部組織の腫脹，椎骨の破壊，膿瘍形成などを観察する。MRI の感度は 93～95％ と高いが，病初期（発症後 10～14 日以内）では，偽陰性（9～18％）がありうるので，再検査を検討する。

3）鑑別診断
- 結核性脊椎炎，転移性脊椎腫瘍

4）治療
- 内科的治療の治癒率は＞90％と高い。意外に手術が必要な症例は少ない。
- 真菌性では抗真菌薬4～6週間が標準的だが，25％は手術が必要となる。
- ベッド上安静が大切である。期間にスタンダードはない。疼痛が消失するまでの安静が一般的である。
- 硬膜外膿瘍などで神経症状が現れたら，一刻も早く手術を行う。

●文献
1. Lew DP, et al: Osteomyelitis. N Engl J Med 336; 999-1007, 1997
2. Hendrickx L, et al: Candidal vertebral osteomyelitis; Report of 6 patients, and a review. Clin Infect Dis 32; 527-533, 2001
3. Zimmerli W: Vertebral osteomyelitis. N Engl J Med 362; 1022-1029, 2010

2. 急性硬膜外膿瘍 acute epidural abscess

起炎菌
- S. aureus が2／3を占める。
- ほか，患者背景，一次感染巣，侵入門戸などにより推定する。

症状
- 3大症状
    ① 背部痛（約3/4），② 発熱（約1/2），③ 神経症状（約1/3）
- 重症度：Stage 1～4
    1：罹患脊椎レベルの背部痛
    2：根症状
    3：脱力（不全麻痺）・知覚障害・直腸膀胱障害
    4：麻痺

検査
- できるだけ膿を穿刺（整形外科や麻酔科に依頼）してグラム染色，培養検査を行う。

- 血液培養は約 60% で陽性となる。
- 髄液：3/4 の症例で蛋白↑細胞↑（＝parameningeal inflammation）
- MRI：感度＞90% と良好である。

治療

- 可及的速やかに外科治療（ドレナージあるいは椎弓切除による減圧と感染組織デブリドメント）を行うことが原則である。加えて抗菌薬を投与する。
- 抗菌薬は S. aureus のみのカバーでは足りないことがある。患者毎に検討する。
- 診断当初に Stage 1（疼痛のみ）であっても，神経症状が後遺症として残る症例が 50% 存在する。
- Stage 3～4 の場合，24～36 時間（あるいは 48 時間）以上経過すると，手術を実施しても神経系の後遺症が残る。
- 抗菌薬のみで治癒した患者の 80% は ≦Stage 2 に限られる。

文献
1. Darouiche RO: Spinal epidural abscess. N Engl J Med 355; 2012-2020, 2006
2. Sendi P, et al: Spinal epidural abscess in clinical practice. Q J Med 101; 1-12, 2008
3. Curry WT, et al: Spinal epidural abscess: Clinical presentation, management, and outcome. Surg Neurol 63; 364-371, 2005

3. 腸腰筋膿瘍　ilio-psoas abscess

感染経路

- 一次感染巣からの波及によって発生する。由来は主に以下である。
  ① 尿路（複雑性尿路感染症）
  ② 脊椎（化膿性脊椎炎）
  ③ 消化管（憩室炎，虫垂炎，背景のクローン病など）
  ④ 菌血症（一次感染巣はさまざま）

症状

▶ 筋の走行に沿ったいずれかの部位〔背部，下腹部（腸骨窩），鼠径部，臀部，股関節，大腿〕に疼痛が存在する。発熱，悪寒，戦慄などを伴う。

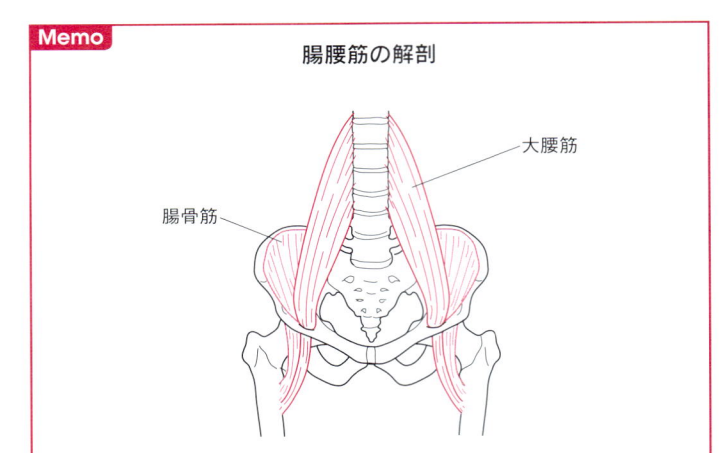

> **Memo**
>
> **腸腰筋の解剖**
>
> 腸骨筋（iliacus m.）と大腰筋（psoas major m.）から成る。腸骨筋は腸骨稜に始まり，大腰筋は第 12 胸椎〜第 5 腰椎の椎体および横突起から始まる。両者が合流して鼠径靭帯の下をくぐり，ひとつの束となって下降し，大腿骨の小転子に終わる。一部は大腿骨の長軸に沿ってさらに数 cm 下方まで伸びる。
> この長い経路のいずれかの部位に感染巣（前頁の①〜③）が存在すれば，腸腰筋徴候（p185 参照）が陽性となる。膿瘍が大腿部まで下降，進展して，深部静脈血栓症と誤診されることさえある。

身体所見

▶ 腸腰筋徴候（p 185 参照）が陽性となる。
▶ 主治医が病室を訪れたときに，もし患者が股関節を屈曲して臥床しているならば，痛みのために下肢を伸ばせないのか尋ねるとよい。もしそうならば，これも腸腰筋徴候のひとつと言える。

■ 検査
- CT（造影）
- 穿刺吸引による細菌検査
  - 塗抹検査では，グラム染色と抗酸菌染色の両方を行う。
  - 培養は，好気培養，嫌気培養だけでなく，抗酸菌培養も忘れない。

■ 治療
- 開放または経皮穿刺ドレナージを行う。
- 抗菌薬の選択は，一次感染巣，起炎菌によって異なる。フォーカス不明の場合は，*S. aureus*（黄色ブドウ球菌）は外せない。MRSA を最初から考慮するか否かは症例毎に考える。

4. 化膿性関節炎　septic (infectious) arthritis

■ 症状
- 単関節炎が主体である。
- 急性の疼痛，圧痛，発赤，腫脹，可動域制限，発熱などを呈する。
- 多く（50〜75％）は他部位からの細菌の血行性散布による。滑膜組織は血流に富み，細菌が着床しやすい。
- したがって，単関節炎を診断したら，他部位に一次感染巣がないか，別の二次感染巣がないか（例えば，塞栓肺炎，肝膿瘍など）を検索する必要がある。

■ 起炎菌
- 細菌では，黄色ブドウ球菌が圧倒的に多い。
- ステロイド投与中など免疫能低下の場合は，グラム陰性桿菌がありうる。
- 意外だが，嫌気性菌の関与は稀である。
- 15〜40歳では淋菌の菌血症に伴う化膿性関節炎が見られる。女性に多く，男性の 2〜3 倍多い（p 225 参照）。なぜなら，男性の淋病は痛みが強く，膿も多いために，比較的初期に医療機関を受診するからである。一方，女性では一次感染巣はたいてい子宮頸

部であり，症状が少ない。
- ウイルス性，結核性では，複数関節が罹患することが多い。

■ 検査
1) 関節液の穿刺
- 穿刺液を用いた鑑別を示す（表10-32）。
- 痛風や偽痛風での関節液も膿性となりうるので，肉眼的に細菌性と区別することは不可能である。
- 結晶の有無を偏光顕微鏡により検査する。形状だけなら，グラム染色でも容易に観察できる。痛風では針状の，偽痛風では細い棒状の結晶が見られる。
- グラム染色を必ず行う。意外にも感度は50～75%にとどまる。
- 化膿性（細菌性）の場合，穿刺液の白血球数>50,000の特異度90%，感度50～70%程度。ただし，50,000未満であっても化膿性の場合は少なくない。杓子定規に白血球数のみで判断しない。

2) 血液培養
- 50%の患者で陽性である。化膿性関節炎は他部位の一次感染巣からの菌血症に由来する場合が多い。2～3セット採取する。

3) 他部位の感染巣の検索

表10-32 穿刺液を用いた関節炎の鑑別

	正常	非炎症性	炎症性（非細菌）	細菌性
関節液の量（ml）	<3.5	3.5<	3.5<	3.5<
透明度	透明	透明	透明～混濁	混濁
色調	清	黄色	黄色～乳白色	黄色～緑色
白血球数（/μl）	<200	200～300	3,000～50,000	50,000<
多核白血球（%）	<25	<25	50<	75<
グラム染色				陽性（50～75%）
培養				陽性
糖（mg/dl）	≒血清	≒血清	<25，<血清	<25
疾患		変形性関節症など	関節リウマチ 痛風，偽痛風 反応性関節炎など	

■ 鑑別診断
- 痛風，偽痛風
- 反応性関節炎（Reiter症候群）
 赤痢，サルモネラ，キャンピロバクター，エルシニアなどの腸管感染症やクラミジアによる尿道炎に続発して，1〜4週後に発症する。①尿道炎，②結膜炎，③関節炎が古典的なトリアスである。関節炎は非対称で，順次出現し，下肢優位である。

■ 治療
- 治療の2本柱は，1）ドレナージ，2）抗菌薬，である。

1）ドレナージ
- 治療開始後48時間に，定期的に繰り返して穿刺吸引する。
- 穿刺吸引の繰り返しと持続ドレナージのどちらがよいか定説はないが，通常は穿刺吸引の繰り返しでよい。
- 持続ドレナージが推奨されるのは以下の5つの場合とされる。
 ① 治療後2〜3日目で改善傾向のないとき
 ② debris，fibrinなどが多く吸引できないとき
 ③ 人工関節のとき
 ④ 股関節のとき
 ⑤ グラム陰性桿菌によるとき

2）抗菌薬
- 関節腔への抗菌薬移行は良好である。
- 抗菌薬の関節内投与は行ってはならない。抗菌薬の化学的刺激が滑膜面に悪影響を与えうる。
- 抗菌薬の選択はグラム染色に基づいて行う。ただしグラム染色の感度が50〜75％にとどまる点に注意する。

5. 人工関節の感染症　prosthetic joint infections

発症時期による分類
▶ 3つに分類する。感染経路は埋め込み時の汚染か，血行性（菌血症）である。

	発症時期	割合	原因
1. early	〜3カ月	30%	埋め込み時の汚染による
2. delayed	3カ月〜2年	40%	同上
3. late	2年〜	30%	菌血症による

起炎菌
▶ 3大起炎菌は，①コアグラーゼ陰性ブドウ球菌（CNS），②黄色ブドウ球菌，③グラム陰性桿菌である。

診断
▶ 滑膜液：人工関節ではふつうの化膿性関節炎よりも診断のための基準値がかなり低いので注意する
  - 膝関節：白血球数>1,700，好中球>65%
  - 股関節：白血球数>3,000，好中球>80%
▶ グラム染色：感度26%，特異度>97%
▶ 培養：感度56〜75%，特異度95〜100%
  - もし抗菌薬を開始後であれば10〜14日間休薬してから検体を採取する。手術中の組織を複数（≧5検体）提出し，2〜3検体以上で同一菌が培養されれば起炎菌と判定する

治療
▶ 人工関節の除去が"大原則"である。
▶ 手術には2段階法，1段階法の2つがある。前者が標準的である。
▶ 2段階法の流れを以下に示す。
　　① 感染を発症した人工関節を抜去
　　② 抗菌薬治療4〜6週間後，約2週間休薬

③ 新しい人工関節の挿入。手術時に細菌検査を提出
④ 股関節3カ月間，膝関節6カ月間，抗菌薬投与。③の培養が陰性なら途中で中止可

▶ 人工関節を温存する場合は，以下3条件を満たすときに限られる。
- ① early または late，かつ ② 症状発現から3週以内，かつ ③ 人工関節が安定しており局所表面の皮膚が健常

▶ なんらかの理由で手術が不可能なとき
- 長期抑制療法として抗菌薬を内服する（期間に定説なし）。
- CEX（ケフレックス），ST合剤（バクタ），MINO（ミノマイシン）など。
- RFP（リファンピシン）は単剤でも併用でも選択肢には入れない。

▶ MRSA の場合
- 2段階法の手術とともに以下の抗菌薬を投与する。
- VCM（バンコマイシン） ＋ RFP（リファンピシン）450 mg，1日2回（VCM 投与量 p 389 参照）
- これを2週間投与し，続いて RFP に加えて，以下のいずれかを併用する。

  CPFX（シプロキサン）　750 mg，1日2回
  LVFX（クラビット）　　750 mg, 1日1回, または 500 mg, 1日2回
  ST合剤（バクタ）　　　2錠，1日2回
  MINO（ミノマイシン）　100 mg，1日2回

- 合計，股関節3カ月，膝関節6か月，治療する。
- わが国では保険適応外だが，DAP（キュビシン）も候補となる。

●文献
1. Zimmerli W, et al: Prosthetic-Joint Infections. N Engl J Med 351; 1645-1654, 2004
2. Del Pozo JL, et al: Clinical practice. Infection associated with prosthetic joints. N Engl J Med 361; 787-794, 2009
3. Osmon DR, et al: Diagnosis and management of prosthetic joint infection: Clinical practice guidelines by the Infection Diseases Society of America. Clin Infect Dis 56; e1-25, 2013

8 性感染症

1. 尿道炎または子宮頸管炎を主徴とする疾患
2. 腟炎
3. 陰部潰瘍をきたす疾患
4. 尖圭コンジローマ

▶ 研修医にとって性感染症は縁遠い疾患に思えるかもしれないが,実は日常臨床の中でよく遭遇する疾患群である。性感染症は"common diseases"の枠内に位置している。
▶ ポイントを押さえた問診,診察,簡単な検査により,多くの性感染症は診断できる。したがって,まず性感染症を念頭におくこと,基本的事項を自分の頭のファイルに備えておくことが重要である。
▶ 性感染症は,基本的に女性に不利な疾患である。すなわち,
  ① 男性から女性の方が,女性から男性よりも感染しやすい
  ② 女性の方が症状が重篤になりやすい
  ③ 女性の方が医療機関を受診しにくい
  ④ 女性の方が世間の目が厳しい
▶ 性感染症はデリケートな問題を孕んでおり,とくに配慮ある診療姿勢が求められる。

1. 尿道炎または子宮頸管炎を主徴とする疾患

▶ 2大起炎微生物は,① *N. gonorrhoeae*(淋菌),② *Chlamydia trachomatis* である。
▶ 尿道炎では他に4つ:③ herpes simplex virus, ④ *Ureaplasma urealyticum*, ⑤ *Mycoplasma genitalium*, ⑥ *Trichomonas vaginalis* を念頭におく。

■ 淋病　gonorrhea

1）総論
- ▶「淋」とは「したたる」の意。クラミジア感染症と異なり，分泌物は膿性で量が多く，症状が強い。
- ▶ 米国のデータでは 20〜40％ は *Chlamydia trachomatis* と同時感染である。

2）症状
① 男性：尿道が初感染部位である。
  - 淋病の尿道炎症状は強く，患者はふつう放置できずに医療機関を受診する。外尿道口から大量の膿が出る。下着がべっとり汚れるほどである。
  - クラミジアでは分泌物が漿液性で量が少ない。対照的である。
② 女性：子宮頸管が主な感染部位である。尿道炎はめずらしい。
  - 頸管炎の症状は，軽微であるか，完全に欠如することが多い。3分の1の患者では帯下の増加などが見られる。

3）播種性淋菌感染症　disseminated gonococcal infection
- ▶ 淋菌の菌血症による重症感染症である。1〜3％ に発生する。女性に多い。
- ▶ ① 発熱，② 丘疹あるいは出血疹，③ 多発関節炎あるいは滑膜炎，を特徴とする。
- ▶ 関節炎は非対称性である。
- ▶ 若い世代の多発関節炎を見たら，Reiter 症候群と並んで，必ず鑑別診断に入れなければならない疾患である。

4）検査
① 検体の採取法
  - 男性の尿道炎の場合，成書には「初尿（中間尿ではなく）を採取する。排尿直後であれば，2時間あけて採取する」などと記載されているが，実際には，外尿道口からの分泌物を直に採取する方がより簡便である（Memo）。

> **Memo** 　　　　**男性の外尿道口分泌物の採取**
>
> 　検者の第3,4指の間に患者の陰茎をはさんで保持し,第1,2指で陰茎をしごいて外尿道口より分泌物を絞り出す。塗抹検査の場合は,スライドグラスを直接,外尿道口に押し当ててスタンプすればよい。

- 女性の場合は,腟鏡下,子宮頸部粘液と外尿道口粘液を綿棒にて採取する。
② グラム染色 / メチレンブルー単染色
- 男性で,かつ有症状の場合はきわめて有用である。淋菌は白血球貪食像が見られやすい細菌の1つである。白血球内に夥しい数のグラム陰性双球菌の貪食像が見える。子宮頸管粘液や咽頭ぬぐい液では十分な感度ではない。
- メチレンブルー単染色だけでも十分に診断的である。グラム染色以上に簡単であり,1分で行える。
③ 尿または分泌物の培養
- 他の起炎菌と異なり,冷所保存すると淋菌は培養されない。時間外などですぐに培養を開始できないときは,室温に保存する。
④ PCR
- 有用だが,他のナイセリア属も陽性を示すことがある。偽陽性15%。

5) 治療

▶ 一般に淋病の治療は難しくない。MIC 以上の血中濃度が15時間以上持続すれば100% 治癒に持ち込める。
▶ CTRX (ロセフィン) であれば,単回投与でよい。
▶ 乱用されたキノロン系薬に対する耐性が著しく進んでいる。
▶ ペニシリン系薬に対する耐性も著しい。
▶ 経口セファロスポリン系薬も 60% 程度まで感受性が低下している。
▶ 薬剤感受性検査のために用いる培地の種類によって,S,I,R が誤って判定されるリスクがある (p 321 参照)。
　CFIX (セフスパン) 400 mg,単回,または
　CTRX (ロセフィン) 250 mg 筋注 (または点滴),単回,または,

SPCM（トロビシン）2 g 筋注，単回，に加えて，
▶ *Chlamydia trachomatis* の同時感染も考慮して以下を併用する。
　　AZM（ジスロマック）1 g 内服，単回，または，
　　DOXY（ビブラマイシン）100 mg，1 日 2 回内服，7 日間

6）治療の効果判定
▶ 治療開始 2 日目に行う。外尿道口の粘液あるいは頸管粘液をグラム染色する。
▶ 有効の場合，白血球の姿のみが観察され，淋菌はほぼ消失する。
▶ 治癒しないときは 3 つのケースを考える。
　① *Chlamydia trachomatis* 感染の合併
　② 再感染（同じあるいは違う性パートナーから）
　③ 耐性菌

7）性パートナーの治療
▶ 再感染予防のために性パートナーの治療は必須である。

8）淋菌の咽頭保菌
▶ 口を介した性行為により起きる。
▶ 通常，無症状で，視診上も咽頭は正常である。
▶ 咽頭由来の淋菌性尿道炎の潜伏期は，約 10 日とやや長い（性交によるときは 5 日）。

■ クラミジア・トラコマティス感染症

1）総論
▶ さまざまな意味で女性の方が不利な感染症である。
▶ 免疫は成立しない。感染機会があれば，何度でも繰り返して感染しうる。

2）症状
▶ 男性：女性に比べると症状が現れやすい。ただし，淋病に比べると軽い。
▶ 女性：70〜90% が無症状であり，頸管保菌者は約 5%。

表 10-33 クラミジア・トラコマティス感染症の臨床像の性差

	男性	女性
初期の感染部位	尿道	子宮頸管
自覚症状	尿道炎症状 ただし淋病よりは症状が軽く，無症状のことも少なくない	尿道炎症状を欠く。70～90％の患者は無症状。有症状のときは非膿性帯下が少し増える程度
管内性進展	精巣上体炎 　診断は容易	卵管炎 　消化器疾患との鑑別必要
検査	初尿あるいは外尿道口粘液の採取を用いる	子宮頸管粘液を用いる
治癒確認	症状の改善，初尿や外尿道口粘液のグラム染色における白血球の消失	無症候性の場合や症状軽微の場合も多く，難しい

3) 合併症
- 男女とも3つ重要なものがある。女性の方が深刻である。
- 女性：① 骨盤内炎症性疾患（子宮頸管炎の8％に続発）
　　　　② 子宮外妊娠
　　　　③ 不妊
- 男性：① 精巣上体炎
　　　　② Reiter症候群（reactive arthritis）
　　　　③ 女性への感染

4) 検査
①グラム染色
- 淋病とは異なり，分泌物は漿液性である。グラム染色では白血球のみを認める。クラミジアは染色されない。

②抗原，抗体検査
- ゴールドスタンダードはcell cultureだが，臨床的でない。
- クラミジア抗原：感度50～70％
- クラミジア抗体：IgG，IgAが陽性化するが，現在進行形の感染か，既往かは区別できない。

③ PCR，LCR（ligase chain reaction）
- PCR や LCR が有用である。偽陽性は 2%。

5）治療
▶ テトラサイクリン系，マクロライド系を用いる。キノロン系も使用できる。

AZM（ジスロマック）	1 g 内服，単回
DOXY（ビブラマイシン）	100 mg，1 日 2 回，7 日間
CAM（クラリシッド，クラリス）	200 mg，1 日 2 回，7 日間
LVFX（クラビット）	500 mg，1 日 1 回，7 日間

▶ 治癒しないときは，薬剤耐性でなく，以下の 3 つを考える。
① 内服アドヒアランスの悪さ
② 再感染（同じ，あるいは違う性パートナーから）
③ *Trichomonas vaginalis* 感染症

▶ 妊婦の治療
- 妊婦に対してはテトラサイクリン系やキノロン系は禁忌である。マクロライド系のうち，EM，AZM は妊婦にも安全に投与できる。CAM は避ける（p 430 参照）。
- 治療終了後，3 週間以上あけて再検査する。

6）性パートナーの治療
▶ 60 日以内に性交渉を持った性パートナーは治療する。

■ 精巣上体炎　epididymitis
▶ 以下のいずれかの続発症として発症する。
① 性感染症，② 尿路感染症
▶ ふつう片側の精巣（睾丸）の自発痛，圧痛が著明で，歩けないほど痛みの強いこともある。
▶ 起炎微生物は 3 種である。
① *Chlamydia trachomatis*
② *Neisseria gonorrhoeae*
③ 腸内細菌

- 性感染症の場合の内訳は，① が圧倒的に多く（80％），② は稀である。淋菌性尿道炎は症状が強いために，患者は尿道炎の段階で医療機関を受診するためである。
- 精巣上体炎は精索捻転との鑑別を要する。前者では睾丸を挙上することにより痛みが改善する（Prehn 徴候）。
- 両側の精巣上体炎は無精子症の原因になりうる。精巣上体炎は直ちに泌尿器科にコンサルトする。

骨盤内炎症性疾患　pelvic inflammatory disease：PID

- 子宮内膜炎，卵管炎，卵管膿瘍，骨盤腹膜炎を総称する。
- 肝臓周囲にまで炎症が及ぶことがある（肝周囲炎＝Fitz-Hugh-Curtis 症候群）。PID の 3〜10％ に続発する。
- 下腹部痛の鑑別診断に含まれる。また，Fitz-Hugh-Curtis 症候群の場合は，急性胆嚢炎との鑑別が必要になる。
- 主な起炎微生物は 3 つである。
  ① *Chlamydia trachomatis*
  ② *Neisseria gonorrhoeae*
  ③ 腟内の好気性および嫌気性細菌群
- ＞90％ が性交渉によって感染するが，すべてではない。細菌性腟炎から上行性に感染することもある。
- 身体診察の鍵は 2 つある。婦人科の腟内診のトレーニングを受けていない医師でも診断することができる。
  ① 下腹部の圧痛
  ② 直腸診によるダグラス窩，子宮頸部の圧痛（Memo）

Memo

PID の身体診察

女性の下腹部痛の診察に，直腸診は欠かせない。直腸の粘膜ごしに子宮頸部を指でぐいと揺すってみる。PID が存在すれば，子宮，付属器が揺れて，痛みが誘発される（＝cervical motion tenderness）。診察時は，タオルをかけるなどして露出部分を最小限にしたり，傍らに女性の看護師に付き添ってもらうなどの配慮を忘れない。

1）治療

- 不十分な治療は，① 不妊，② 子宮外妊娠の原因となる。
- 早期の十分量の抗菌薬投与が，卵管の瘢痕化を残さないための鍵である。
- 考えられる起炎微生物3種（前述）をすべてカバーする薬剤の組み合わせを用いる。

CMZ（セフメタゾン）　　　　　DOXY（ビブラマイシン）
　2 g，1日4回，点滴　　＋　　100 mg，1日2回，内服

あるいは，

LVFX（クラビット）　　　　　metronidazole（フラジール）
　500 mg，1日1回　　　＋　　500 mg，1日2回，内服

2. 腟炎 vaginitis

- 腟炎はきわめて common な疾患である。実は，尿道炎や膀胱炎よりも頻度が高い。
- 腟炎は，尿道炎や膀胱炎と誤診されやすい。鑑別するため，排尿時痛に加え，外陰部の痒みや刺激，帯下の増加，悪臭などを忘れずに問診する。
- また，排尿痛のタイミングを問診すると鑑別に役立つ。

表 10-34　各疾患と排尿痛のタイミング

腟炎	尿道炎，膀胱炎
排尿の後に痛む	排尿の直前〜排尿中に痛む

- 主な起炎微生物は3つである。
  ① *Trichomonas vaginalis*
  ② 細菌（*Gardnerella vaginalis*，嫌気性菌など）
  ③ *Candida* spp.
- ① は帯下を直接鏡検して診断できる。②，③ には帯下のグラム染色が有用である。
- それぞれの特徴は以下のとおり。

① *Trichomonas vaginalis* 腟炎
　　外陰部の痒みと黄色～緑色の悪臭帯下を伴う。男性のトリコモナス症はふつう無症状である。
② 細菌性腟炎
　　腟常在菌の乳酸桿菌が，嫌気性菌や *G. vaginalis*, *M. hominis* などに置き代わって発症する。
③ カンジダ性腟炎
　　女性の 3/4 は一生に一度は経験する。培養で分離されても症状がなければ治療しない。
▶ 性パートナーの治療
　① トリコモナス：必要
　② 細菌：不要
　③ カンジダ：不要

3. 陰部潰瘍 genital ulcers をきたす疾患

▶ 次の 3 つが重要である。頻度が最も多いのは ① である。
　① 単純ヘルペス（初感染および再感染）
　② 梅毒
　③ 軟性下疳

単純ヘルペス　herpes simplex
▶ 疼痛を伴う水疱が子宮頸部，腟，陰唇，会陰や周囲の皮膚に発生する。
▶ 発熱，頭痛，倦怠感，腹痛，筋肉痛などを伴うこともある。
▶ 初感染のときは症状が強く，再発時はあまり強くない。
▶ 再発を繰り返し，基本的には完治しない疾患である。
▶ 2 つのタイプ（HSV-1，HSV-2）がある。
▶ 陰部潰瘍を形成するのはたいてい，HSV-2 である。

1）診断
▶ 視診と症状から診断は難しくない。

- PCR：感度 96％，特異度 99％
- Tzanck 試験：水疱を破り，水疱底にスライドグラスを当ててギムザ染色を行い，鏡検する。ウイルスが感染した巨細胞（ballooning cell）が観察される。

2）治療
① acyclovir（ゾビラックス）
- 200 mg，1 日 5 回内服，7〜10 日間
- 経口での吸収効率が悪い：15〜30％
- 半減期：2.5 時間

② valacyclovir（バルトレックス）
- 薬物動態を改良した薬剤である。80％ が吸収される。
- acyclovir のプロドラッグである。
  1,000 mg，1 日 2 回内服，5〜10 日間（初感染は 10 日間）

梅毒　syphilis

1）総論
- スピロヘータの一種，梅毒トレポネーマ（*Treponema pallidum*）による感染症である。
- 感染経路は主に次の 3 つである。① 性交によるヒト-ヒト感染，② 経胎盤の母子感染，③ 麻薬などの注射共用，である。
- 感染性があるのは第 1〜2 期，早期潜伏梅毒までである。後期潜伏梅毒や第 3 期では感染しない。皮膚や粘膜を通じて感染しうる。患者の性パートナーの 10〜60％（平均 30％ 程度）が感染するといわれている。
- 医療機関における感染対策は標準予防策でよい。

2）臨床症状
- 第 1 期，第 2 期，早期潜伏，後期潜伏，第 3 期，に分類する（表10-35）。
- 神経梅毒はどの病期でも現れうる。第 3 期に特異的でないことに注意する。

表 10-35　梅毒の病期分類と特徴

第1期	感染局所に疼痛を伴わない硬い潰瘍＝硬性下疳（chancre）を形成する．感染後，平均3週（2週～3カ月）で出現する．無治療でも3～6週間で消失してしまう．この時期，50%の患者で非トレポネーマ抗体が陰性である．	感染性あり
第2期	皮疹（90%）：手掌，足底，口腔，陰部に多い．左右対称のことが多い．全身のリンパ節腫脹（70%），脱毛などを呈する． 第1期の徴候出現から3～6週後，徴候が消えた頃に出現する．無治療でも所見が消失してしまう． 血清抗体価は非トレポネーマ，トレポネーマいずれも高値であり，疑えば，診断は容易である．	
早期潜伏	感染から1～2年以内で，第2期の症状がいったん消えて，症状を欠く状態．血清抗体値はいずれも高い．	
後期潜伏	感染から1～2年以降で，第3期までの無症状の期間．トレポネーマ抗体価の方が高い．第3期に至っていないか関連臓器の検索が必須である．	感染性なし
第3期	心臓，神経，眼，聴覚を侵す．ゴム腫を形成する． 無治療の第2期患者の10～40%が至る． 数年以上を経て発症する．	
神経梅毒	どの期でも発症しうる．第3期に特異的ではない． 難聴や視力障害，脳神経症状，髄膜炎症状などがあれば髄液検査を行う． 梅毒性ぶどう膜炎は40%が神経梅毒に関連する．目の充血，かすみ，痛み，羞明，視力低下，飛蚊症などの症状があれば髄液検査を行う． 原因未検索の認知症の老人では一度は必ず非トレポネーマ抗体検査を行うべきである．	

3）診断
① 鏡検
- スピロヘータを直接鏡検する．検体は病変部位の滲出液や組織

を用いる。ふつうの光学顕微鏡では見ることができない。
(a) 暗視野顕微鏡検査 (darkfield examination)
(b) 直接蛍光抗体法
② 血清学的検査
- 非トレポネーマ検査のいずれかと，トレポネーマ検査のTPHAを組み合わせて行う。
- FTA-ABSは確認検査として用いる（表10-36）。

表10-36 梅毒の血清学的検査

> ① 非トレポネーマ検査（STS：serologic tests for syphilis と総称）
> - RPR ：rapid plasma reagin card test
> - VDRL：venereal disease research laboratory
> - ほか ：ガラス板法，緒方法
> ② トレポネーマ検査
> - TPHA ：*T. pallidum* hemagglutination test
> - FTA-ABS：fluorescent treponemal antibody absorption test

- 血清抗体検査の解釈をまとめた（表10-37）。
  (a) 非トレポネーマ検査（STS）
    - 梅毒トレポネーマそのものではなく，リン脂質の一種カルジオリピン/レシチンに対する抗体である。
    - 定性法と定量法がある。前者が陽性ならば後者を行う。
    - 定量法における抗体価が梅毒の活動性と相関し，治療の効果判定の指標となる。
    - 感染後3～4週で陽性となる。第1期では臨床症状があってもまだ陽性化しない時期が存在するので注意する。
    - 第2期ではほぼ100%陽性となる。第3期梅毒では偽陰性もある。
    - 生物学的偽陽性（BFP：biological false-positive）がウイルス，細菌，マラリアなどの感染症，膠原病，妊娠などでしばしば認められる。
  (b) トレポネーマ検査
    - STSに比べて陽性化が約2～3週遅れる。

- 特異度はほぼ100%。
- 一度陽性になるとほぼ全例で終生，陽性が続く（きわめて例外的にごく初期に治療を受けた患者の15〜25%は2〜3年後に陰性化することがある）。
- 疾患の活動性とは相関しない。一度陽性を確認したら再検は無意味である。

表10-37 血清抗体検査の解釈

STS	Tp	解釈
−	−	① 非梅毒 ② 梅毒感染初期（初めの2〜3週）*
＋	−	① 生物学的偽陽性（BFP） ② 第1期梅毒の比較的早期（50%）
＋	＋	① 梅毒（第1〜3期） ② 梅毒治癒後（STS低値のとき）
−	＋	① 梅毒治癒後 ② Tp抗原系の偽陽性（稀）

* 梅毒感染初期を疑う患者で両者陰性のときは，必ず2〜3週後に再検査を行う。

③ 髄液検査
- 神経梅毒はすべての期で発生しうることを忘れない。
- なんらかの神経症状，眼の症状があれば，神経梅毒を疑い，髄液検査を行う。
- 単核細胞優位で細胞数は10〜400と軽度の上昇。蛋白>40（軽度↑）。
- VDRLは感度が低い（30〜70%）が，特異度が高い。陽性なら診断的。
- FTA-ABSは逆に感度が高く，特異度が低い（血液の汚染で偽陽性となる）のでVDRL陰性でも神経梅毒を疑うときに提出する。陰性なら神経梅毒は否定的である。
- HIV陽性患者では，もともと髄液中の細胞がやや多い（>5）。

④ HIV抗体検査
- 梅毒患者にはどの期であれ，HIV検査を奨める。
- 初回陰性であっても，window periodを経て，あるいは感染機

会を繰り返すうちに陽性になることがある。一度陰性でも3カ月後に必ず再検してみる。

4）治療
▶ 第1期，第2期ともに，症状が自然に消退して治癒したように見えてしまう。予後を考えれば，第2期を見落とさずに治療することがとくに重要である。
▶ PCGの注射薬が第1選択薬である。幸い，これまでペニシリン耐性株は報告されていない。製剤，投与量，投与期間は，病期により異なる。
▶ 通常はBenzathine penicillin Gを用いるが，わが国では医療経済上の理由で製造中止となり，入手できない。代替薬は，DOXY（ビブラマイシン），CTRX（ロセフィン），AMPC（サワシリン）などである。
▶ 神経梅毒では髄液移行のよい水溶性ペニシリンが適応となる。
▶ 効果判定：1，3，6，12カ月後に非トレポネーマ抗体価をフォローアップする。
▶ Jarisch-Herxheimer反応
  ・梅毒トレポネーマが崩壊するために起きる反応をいう。薬剤の初回投与の24時間以内に発熱，頭痛，筋肉痛が発生する。対症療法のみでよい。

① 第1期，第2期梅毒
  ・Benzathine penicillin G 240万単位，筋注，単回（わが国では入手不可能）
  ・上記薬剤が使用できないわが国では，次善の策として以下がある。
    DOXY（ビブラマイシン）　　　100 mg，1日2回，内服14日間
    CTRX（ロセフィン）　　　　　1,000 mg，1日1回，注射10日間
    AMPC（サワシリン）　　　　　3,000 mg，1日2回，内服14日間
  ・効果判定
    薬剤耐性はないので，第1期，第2期の治療6カ月以内にnontreponemalの抗体価が4倍以上低下し，90％以上の患者で1年後にはnontreponemalの抗体が陰性化する。抗体値の低下がなければ治療失敗と考える。原因は，① 内服アドヒア

ランスの不良か，② 再感染である。その場合，十分に説明したうえで再治療を行う。HIV 検査の再検も行う。

② 早期潜伏梅毒
- 第1期，第2期梅毒と同じ。

③ 後期潜伏梅毒および第3期梅毒
- 第1期，第2期梅毒と同じ薬剤であるが，治療期間は長く（3倍の期間）要する。

④ 神経梅毒
- 髄液に高濃度に薬剤が移行する必要があり，水溶性ペニシリンGを用いる。
  PCG（ペニシリンG）300～400万単位，1日6回，10～14日間

5) 予防

▶ 新規患者は20歳台の若者に最も多い。予防のための正しい情報の提供が重要である（表10-38）。

表10-38 予防に関わる基本的な知識

(1) 第1期，第2期の皮膚粘膜病変や早期潜伏梅毒では感染性がある
(2) 不特定多数の相手との性交渉は感染リスクを高める
(3) 口腔や肛門を介した性交渉でも感染する
(4) 再感染は何度でも起きうる
(5) 梅毒による粘膜病変が存在すると，HIV感染症など他の性感染症の感染リスクも高まる
(6) 未治療の相手とは性交渉を持たない
(7) 性行為時は最初からコンドームを装着する

■軟性下疳 chancroid

▶ 自発痛を伴う軟らかい陰部潰瘍で，50%に鼠径リンパ節腫脹と疼痛を伴う。因みに梅毒の潰瘍は痛みを伴わない。
▶ *Haemophilus ducreyi* による。
▶ 治療は，AZM（ジスロマック），CTRX（ロセフィン），EM（エリスロマイシン），CPFX（シプロキサン）などを選択する（成書参照）。

4. 尖圭コンジローマ　genital warts

▶ 亀頭，陰唇，肛門などに見られ，乳頭状，鶏冠状の疣贅を呈する。
▶ 尖圭コンジローマの原因はヒト乳頭腫ウイルス（HPV）のうち，6型，11型である。
▶ これらとは別の話題であるが，HPVのうち16型，18型は子宮頸癌（扁平上皮癌）と強く関連している。2009年，HPV 16型，18型の感染を予防するワクチンがわが国でも使用できるようになり，2013年から定期予防接種となった。3回（0，1，6カ月）接種する。初めての性交渉よりも前に接種することが望ましく，10〜14歳での接種が推奨されている。ただし，ワクチン接種後に因果関係を否定できない慢性疼痛をきたす事例が相次ぎ，厚生労働省は2013年6月から積極的な接種勧奨を一時的に差し控える方針を採っている。

●文献
1. Centers for Disease Control and Prevention. Sexually transmitted diseases treatment guidelines 2010. MMWR 59 (RR-12); 1-110, 2010
2. Handsfield HH: Color Atlas & Synopsis of Sexually Transmitted Diseases, 2nd ed. McGraw-Hill, New York, 2001
3. Hook EW, et al: Acquired syphilis in adults. N Engl J Med 326; 1060-1068, 1999
4. Kirchner JT, et al: Sexually transmitted diseases in women. *Chlamydia trachomatis* and herpes simplex infections. Postgrad Med 107; 55-65, 2000
5. 大里和久：梅毒血清反応の現状と問題点．MB Derma 33; 15-22, 2000

9 発熱性好中球減少症

- 発熱性好中球減少症(febrile neutropenia：FN)では，通常よくみられる起炎菌に加えて，菌交代ではなく，はじめから緑膿菌感染症がありうる。真菌感染症も早期から，ときに最初からありうる。
- 好中球減少時は症状や徴候が現れにくく，empiric な治療とならざるをえない。
- 第3～4世代セファロスポリン系，カルバペネム系，超広域ペニシリン系，アミノグリコシド系，グリコペプチド系を状況に応じて組み合わせて使用する。低リスクの場合は内服薬も可能である。

■ 発熱と好中球減少の定義
1) 発熱
口腔内体温が一度でも 38.3℃ 以上（腋窩で 38.0℃ としてもよいだろう）のとき，あるいは 38.0℃ 以上が1時間以上続くとき。

2) 好中球減少
好中球が $500/mm^3$ 未満，または48時間以内に $500/mm^3$ 未満への減少が予想される場合。

■ 感染巣の診断
- FN の患者の少なくとも半数に感染症が存在し，好中球が $100/mm^3$ にまで減少した患者の1/5に菌血症が存在するといわれる。
- 好中球減少時は，症状や徴候が現れにくいので，どの臓器の感染であるのか，診断が難しい場合が少なくない。胸部X線写真で浸潤

影を呈さない肺炎,髄液中に細胞数の増加を伴わない髄膜炎,混濁尿を欠く尿路感染症,典型的な炎症像を示さない蜂窩織炎,穿刺部に炎症反応のない血管内カテーテル関連感染症などである。患者のわずかな訴えに耳を傾け,身体診察を繰り返し,丁寧に行う。

■ 検査
- 血液培養2セット〔米国感染症学会のガイドラインでは,中心静脈カテーテル(central venous catheter:CVC)留置中であれば,CVCから1セット,末梢静脈から1セットの採取が推奨されているが,筆者は末梢静脈からの採血は2セットの方がより良いと考える。なぜなら同一菌であってもCVCからの培養は定着または汚染,末梢静脈からの培養は汚染というケースがあり得るからである〕(p 47, p 142 参照)。
- もし何らかの局所徴候があれば,その部位の検体の細菌検査を行う。
- 下痢など消化管の徴候があれば,*Clostridium difficile* 迅速検査も候補に入れる(p 167, p 168 参照)。

■ 患者のリスク評価
- 表 10-39 の基準,あるいは表 10-40 のスコアを用いて患者のリスクを評価する。

■ 治療
1) 低リスクのとき
- 内服薬でも構わない。
- 緑膿菌をカバーするためにキノロン系を用い,さらにキノロン系が苦手とする嫌気性菌を想定してβラクタマーゼ阻害薬/半合成ペニシリン系を併用する。

　　CPFX(シプロキサン)　　　CVA / AMPC(オーグメンチン)
　　400 mg,1日2回　　＋　　375〜700 mg,1日3回

- CPFX(シプロキサン)の代わりに,LVFX(クラビット)でもよい。
- LVFXを選ぶ場合は,500 mg,1日1回でなく,750 mg,1日1回が推奨されている。

表 10-39 高リスクの基準

1. 7日より長く続くと予想される高度の好中球減少
   （≦100 cells / mm^3）
2. 以下の合併症のいずれかが存在する
   - 血行動態が不安定
   - 口腔や消化管の粘膜炎による嚥下障害や重症下痢
   - 腹痛，吐き気，嘔吐，下痢などの消化管症状
   - 新たに出現した神経学的変化あるいは精神症状
   - 血管内カテーテル感染症
   - 新たに出現した肺陰影，低酸素血症，またはもともとの慢性肺疾患の存在
   - 肝障害〔トランスアミナーゼ高値（＞正常上限の5倍）〕
   - 腎障害（CCr＜30 ml / min）

表 10-40 リスク決定のためのスコア

• 発熱性好中球減少症による（発熱以外の）症状	
なし	5
軽度	5
中等度	3
重症	0
• 血圧低下なし	5
• 慢性閉塞性肺疾患なし	4
• 固形癌あるいは過去に真菌感染症のない血液系悪性腫瘍	4
• 輸液を必要とする脱水がない	3
• 発熱時，外来患者である	3
• 年齢＜60歳	2

最高スコア＝26点
スコア≦20：高リスク，21≦：低リスク

2）高リスクのとき

▶ 以下の抗菌薬のいずれかをエンピリックに開始する。
　　（a）第3〜4世代セファロスポリン系：CAZ（モダシン），CFPM（マキシピーム）

(b) カルバペネム系：IPM / CS（チエナム），MEPM（メロペン）
　　(c) 超広域ペニシリン系：TAZ / PIPC（ゾシン）
▶ 米国では，一部の医療機関で CAZ のグラム陽性球菌に対する効力が低下したとして CAZ を第 1 選択薬から外すことが推奨されているが，幸い，わが国で同様の状況はない。

3）VCM（バンコマイシン）の併用
▶ VCM は通常，第 1 選択薬には加えない。考慮するのは表 10-41 のときである。

表 10-41　発熱性好中球減少症の治療薬に VCM を併用する主な適応

- 血行動態が不安定で，重症敗血症が疑われるとき
- 血管カテーテル関連血流感染症が疑われるとき
- 皮膚軟部組織感染症のとき
- MRSA や VRE の保菌が事前に確認されているとき

■ 効果判定と治療の終了または変更
▶ 2〜4 日後に効果判定を行う。
▶ 解熱のタイミングは 2〜7 日（中央値 5 日）と幅がある。FN では，抗菌薬が有効であってもすぐに解熱しないことはよくみられる。2〜4 日目の時点で発熱が持続していても，全身状態が安定していれば同じ抗菌薬を続行し，数日後に再度効果判定を行う。

1）抗菌薬の終了
▶ 好中球 >500 / mm^3 まで回復かつ 2 日間以上の解熱，を目安とする。
▶ FN において感染症は一部を占めるに過ぎないものの，発熱が持続している場合は，好中球 >500 / mm^3 に回復するまで抗菌薬を継続する。

2）抗菌薬の変更や追加
▶ 抗菌薬投与にもかかわらず，FN で循環動態が安定しない状態が

続くならば，βラクタム系薬の変更，アミノグリコシド系薬，キノロン系薬，AZT（アザクタム），VCM（バンコマイシン）の使用，抗真菌薬の追加などを考える。

3) 抗真菌薬の投与

▶ 抗菌薬開始後 4〜7 日間を経過して，なお発熱が持続し，好中球減少の期間が長くなる（＞7 日間）と予想される場合は，真菌症の検索ととともに，抗真菌薬の投与を考慮する。ただし，抗真菌薬投与の基準に 22〜34% が該当したものの，実際に真菌症が診断された症例は 4% であったとの報告もある。

▶ 抗真菌薬の予防投与がない症例ではカンジダ症が最も多い。この場合，FLCZ（ジフルカン）がまず候補となりうる。しかし，エンピリックな抗真菌薬治療となると，スペクトラムにアスペルギルスを含めた薬剤である①キャンディン系〔MCFG（ファンガード），CPFG（カンサイダス）〕，② VRCZ（ブイフェンド），③ L-AMB（アムビゾーム）の中から選択する。

▶ FLCZ（ジフルカン）には表 10-42 のようなスペクトラムの特徴がある。また上記①②③の抗真菌薬にも不得手とする真菌がある（p 407，表 13-1 参照）ことを頭におく。

表 10-42　fluconazole（ジフルカン）が無効な真菌

① アスペルギルス
② non-*albicans* カンジダ（*C. krusei*，*C. glabrata* など）の約半数

▶ 他の支持療法については，血液学のテキストを参照いただきたい。

●文献
1. Freifeld AG, et al: Clinical practice guideline for the use of antimicrobial agents in neutropenic patients with cancer: 2010 update by the infectious diseases society of america. Clin Infect Dis 52; e56-93, 2011

10 手術部位感染症

手術部位の創分類
▶ 細菌汚染の危険度により,表 10-43 のように 4 段階に分類する。
▶ 手術部位感染の発生率は,(1)→(4)になるに従い,高くなる。

表 10-43 創分類

(1)	清潔 clean	切開部に感染や炎症がなく,無菌操作で行われた手術 例)心臓血管,乳房,人工骨頭など
(2)	準清潔 clean-contaminated	完全に無菌ではないが,特別に汚染がなく終了した呼吸器,消化器,泌尿生殖器の手術 例)胃,大腸,胆嚢,肺,子宮,口腔咽頭
(3)	汚染 contaminated	消化管内容物や膿が術野に漏れ出たり,無菌操作が守れなかった手術,開放外傷の手術など 例)術中に内容物で術野を汚染した胃手術
(4)	不潔または感染 dirty / infected	手術時にすでに汚染があるか,感染が成立している手術 例)消化管穿孔,汚染した外傷

手術部位感染症(surgical site infection:SSI)の深度による分類
▶ 深度により 3 分類する(表 10-44)。
▶ 手術の種類によっては,深度により起炎菌がある程度,予想できる。

表 10-44 手術部位感染の分類

> ① 表層切開部感染 ――― 皮膚,皮下組織
> ② 深部切開部感染 ――― 筋膜
> ③ 臓器 / 体腔感染 ――― 内臓,胸腔,腹腔,骨髄など

▶ 例えば,清潔手術であれば,①〜③いずれにおいても,皮膚由来の黄色ブドウ球菌が最も頻度が高い。一方,消化管の手術などでは,表層切開部感染では黄色ブドウ球菌が多いが,臓器 / 体腔感染では,腸管由来のグラム陰性桿菌,腸球菌,またドレーンからの逆行性感染により緑膿菌,セラチア菌が見られたりする。

診断

▶ 局所の症状や徴候,ドレーン排液の性状などから,診断は比較的容易であることが多い。グラム染色を行って起炎菌を推定する(Memo)。ただし,ドレナージされない膿瘍などが存在すると,ドレーン排液の分離菌がすべてを反映しないことがあるので注意する。

> **Memo 手術部位感染症(SSI)とグラム染色の有用性**
>
> 筆者は,SSI は比較的診断が容易で対処しやすい感染症であると感じている。表層感染では簡単に膿が採取できて,グラム染色,培養を行うことができる。適切な位置に留置されたドレーンから膿が排出されれば,胸腔や腹腔などの本来,無菌の部位に由来するから,グラム染色,培養のいずれにおいても解釈に困らない。ただし,留置後に時間を経過したドレーン排液は逆行性の"汚染"を意味するだけかもしれない。真の起炎菌を反映するとは限らない。
> 創部の膿や新しく挿入されたドレーンの排液は必ず自分でグラム染色をして,もちろん培養検査にも提出する。これらを省略して,empiric に抗菌薬を使用してはならない。その場合の患者の被るデメリットは計り知れない。

■ 治療

- 得られたグラム染色像に沿って,抗菌薬を選択する(アトラス参照)。
- 1例をあげれば,感染予防に CEZ(セファメジン)を用いた清潔手術の場合,発生した手術部位感染で GPC cluster が認められれば,MRSA を想定し,抗 MRSA 薬を用いる。なぜなら,MSSA に有効な CEZ が使用されたうえに発症した感染症であるからである。

■ 予防

- SSI の原因のほとんどが"手術中"にあるとよくいわれる。しかし,筆者は,わが国においてはむしろ病棟で行う術後管理の悪さ(標準予防策を守らない,不必要な包交を毎日行う,ドレーン留置期間が長いなど)の関与の方が大きい印象を持っている。

1) 術前〜術中

① 予防的抗菌薬(表 10-45)

(a) 種類

> 第 1 世代セファロスポリン系か,嫌気性菌にも有効な第 2 世代セファロスポリン系のいずれかを選ぶ。

- 清潔手術,上部消化管,肺などの手術では,主に黄色ブドウ球菌を想定して,第 1 世代セファロスポリン系の CEZ(セファメジン)を用いる。
- 下部消化管の手術では,前日にアミノグリコシド系薬と EM(エリスロマイシン)を内服し,当日は,嫌気性菌にも有効な第 2 世代セファロスポリン系である CMZ(セフメタゾン)を第 1 選択薬として用いる。
- MRSA の保菌が判明している場合には,CEZ の代わりに VCM(バンコマイシン)を用いる。下部消化管の手術では CMZ あるいは SBT / ABPC を併用する。
- MRSA や MSSA の鼻腔保菌を除菌すべきか否かはまだ結論が出ていない。心臓外科手術の一部で意義ありとする論文が発表されたが,十分なエビデンスとは言い難い内容である。

- 市立堺病院では 2006 年から他施設からの転入患者を対象とした MRSA スクリーニングを行っている。転入患者の 20% が MRSA 保菌陽性であり，この保菌者全体を 100% としたとき，MRSA 陽性率は鼻腔 59%，咽頭 71%，皮膚 40% であった。海外論文でも鼻腔の陽性率は 60〜75% と高くない。したがって，除菌方法として鼻腔へのムピロシン（バクトロバン）塗布だけでは効果は期待できない。クロルヘキシジン（ヒビテン）薬浴の併用がよく行われる。

(b) 開始のタイミング

> 手術開始前 60 分（VCM やキノロン系は 60〜120 分前）。出棟時に，あるいは手術室に入室したら，抗菌薬を開始する。

- 術中に抗菌薬の血中濃度が十分に得られていることが重要である。
- 手術 2 時間より前の投与，逆に手術終了から 3 時間以上経過した後の投与は意味がない。

(c) 術中の追加投与

> 手術が 3 時間を越える場合，抗菌薬を追加投与する。

- CEZ（セファメジン），CMZ（セフメタゾン）の血中半減期は，1.8 時間，1.2 時間である。3 時間後には追加投与しないと，有効な血中濃度が保てない。

(d) 投与期間

> 手術前 1 回と術中追加分のみ。
> 不潔または感染手術では数日間投与する。

- 手術後数時間まで血中濃度が保たれればよい。
- 米国胸部外科学会のガイドラインでは，心臓手術については手術後 48 時間までの抗菌薬投与を容認する内容となっている。48 時間以上の投与に意義のないことは確認されているが，心臓手術において①単回でよいか，② 24 時間以内か，③ 48 時間以内か，は未決着である。
- 不潔または感染手術は，数日間，抗菌薬を投与する。

(e) 予防投与の有効性が証明されていない手術
- 意外だが,予防的抗菌薬の有効性が証明されず,投与が推奨されていない手術もある(低リスクの胃,胆嚢手術や泌尿器手術など)。わが国の現状との乖離は大きい。ただし,欧米で実際に投与していないのか否かは筆者もわからない。

表 10-45 主な手術における予防的抗菌薬

手術の種類	予想される菌種	推奨される抗菌薬
整形外科 心臓・血管 乳腺	S. aureus S. epidermidis	CEZ (セファメジン) 1〜2 g
胃十二指腸	腸内グラム陰性桿菌 S. aureus S. epidermidis	CEZ (セファメジン) 1〜2 g (ただしハイリスク症例のみ)
胆管	腸内グラム陰性桿菌 腸球菌 Clostridium spp.	CEZ (セファメジン) 1〜2 g (ただしハイリスク症例のみ)
結腸・直腸	腸内グラム陰性桿菌 嫌気性菌 腸球菌	ネオマイシン 1 g+EM (エリスロマイシン) 内服 CMZ (セフメタゾン) 1〜2 g
婦人科	腸内グラム陰性桿菌 Streptococcus spp. 嫌気性菌	CEZ (セファメジン) 1〜2 g または,CMZ (セフメタゾン) 1〜2 g
頭頸部	口腔内常在菌 S. aureus	CEZ (セファメジン) 1〜2 g または,CLDM (ダラシン) 600 mg+GM (ゲンタマイシン) 1.5 mg/kg
肺	S. aureus S. epidermidis Streptococcus spp.	CEZ (セファメジン) 1〜2 g

(文献 5 より改変)

② 術前入院日数
- 短い方がよい。入院後，院内由来の細菌の定着のリスクが日ごとに増す。
- 手術前に3日以上入院していると，感染率が上昇するとの報告がある。

③ 術前の除毛
- 除毛は行わないのが最もよい。もし行うなら，医療用バリカンを用いるか，はさみで短くカットするか，のいずれかとする。
- 剃毛は SSI 率を上昇させる。"顕微鏡的な傷"が細菌の培地の役割を果たすからである。手術直前，当日，前日，2日前を比較すると，剃毛から手術までの時間が長いほど感染率が高い。脱毛クリームも，かぶれると同じ意味を持つ。

④ 手術時間
- 手術時間は SSI 率に大きく関与する。一般に，手術時間が2時間を越えると SSI 率は上昇する。創部が開放されている時間が長いと汚染の機会が増す。さらに，手術の難易度，術者の技量など，さまざまな因子を反映する。
- SSI サーベイランスを行うために，各手術において標準時間が設定されている。例えば，胃手術は3時間である。

⑤ 外科医の技量
- 研修医が執刀すると，SSI 率は高くなる。一般に教育病院では SSI 率は高い。

⑥ 手術室へ出入りするスタッフ数
- スタッフ数を最小限にする。手術室内の空気中に含まれる細菌数は，出入りするスタッフ数に比例する。

2) 術後

① 創処置時の標準予防策
- 患者に触れた"後"ではなく，患者に触れる"前"の医療従事者の手の衛生が大切である。病棟での創処置前に必ず手指消毒（速乾性アルコールによる）か流水下手洗いを行う。
- 創部は"傷のある皮膚"に相当する。手袋も着用する。
- 複数患者の処置を行う場合，患者毎に手指消毒を行い，手袋を

交換する。
- これらの基本が，患者の生命を SSI から守る。医師・看護師を徹底して教育する必要がある。

② 一次縫合創，ドレーン刺入部の管理
- 一次縫合創の消毒は手術時のみでよく，被覆も術後 48 時間を経過すれば必要ないことが確立している。
- ドレーン刺入部は透明ドレッシングで密閉し，交換しない。

③ ドレーン
- ルーチンのドレーン留置は行わない。用いるなら，閉鎖式ドレーンを使用する。
- ドレーンはできるだけ早期に抜去する（Memo）。

> **Memo　ドレーンの早期抜去**
>
> 市立堺病院では，1997 年より胃手術を中心とした SSI サーベイランスを実施している。その中で，ドレーン留置期間が最も SSI 率に関連していることが判明した。前頁 2) ①，②の改善に加え，クリニカル・パスを利用したドレーン早期抜去を実行し，SSI 率は有意に低下した。長すぎるドレーン留置は，わが国の多くの病院に共通する危険因子と考えられる。

④ 血糖調節
- 周術期の血糖値をどの範囲に調節すれば SSI 率が低くなるか，未だ定説はない。
- 術後 48 時間以内の血糖が 200〜220 mg/dl 以上では SSI 率が高かったという報告，140 mg/dl 以下に保てば SSI 率は低かった，などの報告がある。低血糖の危険を考慮するならば，目標「140 mg/dl 以下」はある程度厳密な管理と言えるだろう。因みに，集中治療の領域では概ね 180 mg/dl 以下を当面の目標にするのが現時点でのコンセンサスとなっている。

⑤ 禁煙
- 喫煙は術後肺炎のみならず，SSI も増加させる。

⑥ 低体温の防止
- 術中の体温が下がらないように正常体温に保つ。

■ SSI予防に寄与しない項目

① 術前手洗いでの滅菌水
- 水道水で構わない。

② 長時間のスクラブ式手洗い
- ブラシを用いた手洗いは皮膚を損傷する。アルコールベースの擦り込み式手指消毒を行い，爪先だけをブラッシングするか，爪ブラシを用いて爪垢のみを取り除く。

③ 手術室での履物交換，足マット
- 通常の清掃が行われていれば床面はSSIの危険因子ではない。
- 靴をはきかえずに手術室に入ってよい。
- 血液汚染を避けるには，フットカバーを用いる。
- 入口の足マットは無用で高価である。

●文献

1. Mangram AJ, et al: Guideline for prevention of surgical site infection. Infect Control Epidemiol 20; 247-278, 1999
2. 清水潤三，他：胃手術に対する5年間の手術部位感染サーベイランス結果. 環境感染 19; 301-305, 2004
3. Bode LG, et al: Preventing surgical-site infections in nasal carriers of Staphylococcus aureus. N Engl J Med 362; 9-17, 2010
4. Simor AE: Staphylococcal decolonisation: An effective strategy for prevention of infection? Lancet Infect Dis 11; 952-962, 2011
5. Antimicrobial prophylaxis for surgery. Treat Guide/Med Lett 7(82); 47-52, 2009
6. Salkind AR, et al: Antibiotic prophylaxis to prevent surgical site infections. Am Fam Physician 83; 585-590, 2011
7. Imamura H, et al: Intraoperative versus extended antimicrobial prophylaxis after gastric cancer surgery: A phase 3, open-label, randomised controlled, non-inferiority trial. Lancet Infect Dis 12; 381-387, 2012
8. Edwards FH, et al: The Society of Thoracic Surgeons Practice Guideline Series: Antibiotic Prophylaxis in Cardiac Surgery, Part I: Duration. Ann Thorac Surg 81; 397-404, 2006
9. Ata A, et al: Postoperative hyperglycemia and surgical site infection in general surgery patients. Arch Surg 145; 858-864, 2010
10. NICE-SUGAR Study Investigators: Intensive versus conventional glucose control in critically ill patients. N Engl J Med 360; 1283-1297, 2009

11 結核

- I. 総論
- II. 各論
  1. 肺結核
  2. 結核性胸膜炎
  3. 喉頭結核
  4. リンパ節結核
  5. 粟粒結核
  6. 結核性髄膜炎
  7. 結核性心外膜炎
  8. 結核性腹膜炎
  9. 腸結核
  10. 骨結核
  11. 尿路結核

I. 総論

病原体
▶ 結核菌（*Mycobacterium tuberculosis*）は抗酸菌の1つである。非結核性抗酸菌が広く土壌や環境に存在するのに対して、結核菌は宿主のヒトに寄生して生きる。また、細胞内寄生体の1つであり、白血球内でも生き延びることができる。

疫学
▶ わが国の結核罹患率は、1997年いったん上昇に転じたものの、その後は着実な減少傾向が続いている。それでもいわゆる先進諸国と比較すると3～4倍高く、世界の中では「中蔓延国」の範疇にある。

表 10-46 結核罹患率（人口10万当たり）

	全国平均	大阪市	大阪府	東京都	京都府	長野県
2000年	31.0	95.0	61.5	37.7	30.5	13.0
2010年	18.2	47.4	29.9	23.1	19.0	9.1

▶ 大阪府,大阪市の結核罹患率は著しく高い(表 10-46)。関西地区で働く医療従事者はとくに結核を意識する必要がある。

"既感染の再燃" か "新たな感染" か

▶ 高齢者の結核の多くは"既感染の再燃"である(Memo)が,RFLP (restriction fragment length polymorphism)を用いた研究により,既往歴のある患者の"新たな感染"も少なくないことがわかってきた。すなわち,「私は昔かかったからもう大丈夫」は2つの理由で誤りである。
▶ 若年者は結核罹患率が低く,層として結核に罹患しやすい。とくに,排菌患者に接する機会のある若い研修医や看護師などはリスクが高い。過労,睡眠不足,偏食などは結核罹患の危険を増す。
▶ BCG接種を行っても結核に罹患する。

> **Memo** 結核の"既感染の再燃"
>
> 通常,結核の陳旧性瘢痕内には結核菌が生き延びていると考えた方がよい。極端に代謝を低下させた"L相菌"という形態に自らを変化させて何十年も潜んで生き続ける。加齢,疾患,免疫能の低下によって宿主が弱ると,健常な別の宿主に乗り移るために再び賦活化し,活動性結核となる。結核菌はヒトに寄生して生きる菌であるから,宿主と一緒に死んだのでは種の保存ができないのである。

感染形式

▶ 空気感染である(p 6 参照)。飛沫感染ではない。飛沫から液体成分が蒸発し,飛沫核を形成する。飛沫核となった結核菌は空気中を漂い,この浮遊結核菌を吸入して感染が成立する。
▶ 患者のくしゃみ,咳,会話,歌唱などによって結核菌が空気中に出る。
▶ 患者由来の浮遊結核菌は平均30分,最長170分空気中を漂いうる。
▶ いったん,床,机などに落ちたり,マスクに捕捉された結核菌は感染源とはならない。

結核 I. 総論

■ 感染の成立と発症
- 感染が成立した場合,成人では10%が一生のいずれかの時期に結核を発症する。5%は最初の2年間に発病し,残る5%はそれ以降に発症する。逆に言えば,感染が成立しても,90%は発症しない。
- 早ければ,感染成立から2カ月後に発症する。
- HIV感染,慢性腎不全,珪肺,糖尿病等は発症リスクを高める。
- 乳児は40〜50%,小児は15%と,高い頻度で発症する。

■ 症状
- 微熱,盗汗,全身倦怠感,咳嗽,喀痰,体重減少,食欲低下など。
- 発熱は微熱が多い。粟粒結核では高熱が持続する。
- 2週間以上続く咳嗽では,結核を必ず鑑別診断に加える。
- 血痰,喀血,胸痛などは,結核の進展に伴い,出現しうる。

■ 検査
1) ツベルクリン反応　purified protein derivative:PPD
- 一般診断用0.1 mlを27 G針で皮内注し,48〜72時間後に判定する。
- わが国での判定法:発赤長径(mm)と副反応の有無を記載し,判定する。

発赤径	硬結	副反応(*)	判定
0〜9 mm	(−)	(−)	陰性
10 mm 〜	(−)	(−)	弱陽性
	(+)	(−)	中等度陽性
	(+)	(+)	強陽性

*副反応:二重発赤,水疱,壊死

- 諸外国では硬結径を用いている。発赤径は48〜72時間の間にも変動が大きく再現性に疑問がある。一方,硬結径は時間に影響されにくく,1週間後に判定してもよいといわれる。
- 2006年,日本結核病学会からツ反応の判定において発赤径,硬結径の両方を記録する暫定基準案が示された。

- 陽性のとき：わが国では広く BCG 接種が行われているために，真に結核に感染したか否かは判定不能である場合が多い。
- 陰性のとき：未感染，重症結核（粟粒結核，結核性髄膜炎），免疫能低下（悪性疾患，ステロイド投与中，HIV，腎疾患ほか），サルコイドーシスなど。

2）塗抹検査
- 別の検体で，3 回連続行う。
  ① Z-N 染色
  ② 蛍光法
- 感度は①＜②，特異度①＞②のため，まず②でとらえて①で確認する。
- ガフキー号数表示から，−，±，＋，＋＋，＋＋＋ に変更になった（Memo）。
- 研修医もぜひ自ら抗酸菌染色が行えるようにしたい（p 36 参照）。
- 喀痰が容易に得られないときは，誘発喀痰あるいは胃液を採取する。塗抹陽性率はそれぞれ 39％，30％ でほぼ同等である。ただし，誘発喀痰で陰性であっても胃液は陽性という場合もよくある。朝一番に採る胃液は，夜間に線毛運動で末梢気道から喉頭まで運搬された後に嚥下された結核菌を含んでいる。
- 塗抹検査が 3 回陰性であっても結核は否定できない。肺結核患者の 17％ が塗抹陰性者からの伝播であったという報告がある。

> **Memo　ガフキー号数表示の廃止**
>
> 実はガフキー号数を最近まで用いていたのはわが国だけであった。同じ喀痰でもどの部分を鏡検するかによってガフキー号数が大きく異なる。細かなガフキー号数の分類は再現性に乏しく意味がない。新しく簡便法が採用になった。−，±，＋，＋＋，＋＋＋ は，それぞれガフキー 0，1，2，5，9 号に相当する。

3）培養検査
- MGIT（Mycobacteria Growth Indicator Tube）などの液体培地

を用いた方法がよい。小川培地に比べて感度がよく，発育速度が早い。塗抹陽性の場合は約2週間，塗抹陰性の場合は約1カ月で発育を確認できる（小川培地ではそれぞれ1カ月，1.6カ月）。

▶ 抗酸菌の血液培養
- ヘパリン化血2 ml，培地は MGIT を指定してオーダーする。
- HIV 陽性者で CD 4 低値の場合に検査を行う意義がある。HIV 陽性でなければまず陽性とならない。
- ある報告では，粟粒結核での陽性率：HIV 陽性者で 56%，陰性者で 0%，であった。

4）インターフェロンγ（IFNγ）遊離試験（interferon-gamma-release assay：IGRA）

① クォンティフェロン第三世代（QFT-3G：クォンティフェロン TB ゴールド）
- 全血を特異抗原で刺激し，放出されたインターフェロンγを定量する方法である。
- QFT が陽性であれば，過去のいずれかの時期に「感染が成立」したことを意味する。「発病」を診断する検査法ではない。
- QFT は BCG 接種の影響を受けない。ただし，M. kansasii でも約 30% が陽性となる。
- QFT の感度は 80〜90% である。ただし潜在性結核感染症における感度についてはデータがない。
- QFT が陽転するのは 8〜10 週間後であるため，感染成立を確認する目的であれば 8〜10 週間後に 1 回検査を行う。もし結核菌に曝露した期間が不明であれば，事例が判明した時点と 8〜10 週後の 2 回検査する。
- 抗結核治療によって陰性化しうるが，半数以上は陽性のまま残る。すなわち，治療の効果判定には用いることはできない。

② enzyme-linked immunospot（ELISPOT）法（T-SPOT.TB）
- IFNγ産生量でなく，IFNγ産生細胞数を測定する。
- 採血から検査開始までに許容される時間が長くなった（QFT-3G：16 時間，ELISPOT：32 時間）。
- 添付文書によると，感度 97.5%，特異度 99.1% と QFT-3G よ

りも高いが,手技に熟練が求められ,精度管理に左右される。現時点で,確実に QFT-3G よりも優れていると言えるか否か,評価は定まっていないと考える。
- 2012 年から保険適用となった。

5) 同定検査
① キットを用いた従来法
② 核酸を用いた方法

表 10-47 核酸増幅法の感度・特異度

	感度	特異度
塗抹（-）培養（+）	50～80%	95～96%
塗抹（+）培養（+）	95%	99%

- 感度は意外に高くない。喀痰で塗抹陰性の場合では 20～50% が偽陰性となる。塗抹陽性の場合であっても約 5% の確率で PCR 陰性となる。けっして「PCR 陰性 → 結核の否定」ではないことを忘れない（表 10-47）。

(a) 核酸増幅法
- 検体をそのまま使用できる。保険適用の方法は以下のとおり。
  ⅰ) アンプリコア マイコバクテリウム：PCR 法（※）
  ⅱ) コバス TaqMan MTB：リアルタイム PCR 法（☆）
  ⅲ) DNA プローブ「FR」-MTD：rRNA を鋳型とする方法（☆）
  ⅳ) TRC Rapid M. TB：rRNA を増幅する TRC 法（※）
  ⅴ) ジーンキューブ R：PCR 法（全自動）（※）
  ⅵ) Loopamp 結核菌群検出キット：LAMP 法（☆）
- （☆）は結核菌群のみが対象。（※）は結核菌群と MAC（M. avium complex）が対象（ただし試薬の選択が必要）。

(b) DNA プローブ：AccuProbe
- 培地に発育した集落（コロニー）を用いる。検体から直接行う検査ではない。対象は結核菌群と MAC。

(c) RFLP（DNA 指紋法）
- 同一株か否かを知る。感染経路の解明に用いる。

③ イムノクロマトグラフィー法：キャピリア TB
  - 培養陽性となった培養液を用いる。結核菌群が特異的に産生する蛋白を検知する。
④ アデノシンデアミナーゼ（ADA）
  - 表 10-48 のカットオフ値がよく用いられる。
  - ADA 値を用いて結核を診断しようとしてはいけない。悪性リンパ腫等のリンパ増殖性疾患，白血病，膿胸，膠原病，悪性中皮腫でも高値を示しうる。あくまでも参考にとどめる。
  - 結核性髄膜炎を疑う場合の ADA 値の解釈は悩ましい。カットオフ値を 8 U/L に設定したとき感度 44% とする報告がある一方，別の研究ではカットオフ値 11.48 U/L で感度 82% であった。理論的にはカットオフ値の低い方が感度は高くなるはずであるが，逆の結果を示している。「ADA 値は所詮この程度のものだ」と思いつつ用いるべきである。

表 10-48 ADA のカットオフ値と感度，特異度

	カットオフ値（U/L）	感度（%）	特異度（%）
胸水	50	90〜96	81〜92
心嚢液	40	93	97
腹水	30	94	92
髄液	8	44	75
	11	82	83

⑤ 血清診断
  - 塗抹が陰性，あるいは喀痰が得られない場合に用いる。
  - 活動性結核における感度 81%，塗抹陰性かつ培養陽性の場合の感度 74% である。ただし，非結核性抗酸菌症でも 80%，健常者でも 17% が陽性となる。
  - あくまでも補助的に行う検査である。

治療

▶ 治療途中での脱落を防ぎ，初回治療を完了することが何よりも大切である。
▶ 治療開始前に，過去の治療歴を詳細に問診する（表 10-49）。初

回治療と再治療で薬剤耐性率が著しく異なり，薬剤の選択が大きく影響されるからである。

表10-49 結核治療歴の問診

① 過去に治療歴があるか
② 何種類の，またどんな薬剤を用いたか
③ 完了したか，治療途中で中断したか

▶ 必ず3剤以上の多剤併用療法を行う（Memo）。
▶ CDC（米国疾病対策予防センター）はINH耐性率>4%の地域では4剤併用を推奨している。

Memo　結核治療における多剤併用療法の理由

結核菌の耐性は遺伝子の突然変異によりもたらされ，その突然変異の頻度は抗結核薬ごとにほぼ決まっている（INH：10^6，RFP：10^8，PZA：10^6，EB：10^4，SM：10^6）。例えば，空洞を有する肺結核には，およそ10^9個の結核菌が存在するから，もし単剤で治療を行うと仮定すると，どの薬剤で治療しても必ず耐性菌が出現してしまう。各薬剤の耐性遺伝子の存在部位は異なっているから，INHとRFPを併用すれば，理論的には，$10^6 \times 10^8 = 10^{14}$の菌数以下なら，耐性菌は生まれない計算となる。この原理を用いて，実際の併用療法のレジメが組まれている。

表10-50 抗結核薬の初回治療，再治療での耐性率

抗結核薬	1992年		1997年		2002年	
	初回	再治療	初回	再治療	初回	再治療
INH	1.5	17.9	4.4	33.0	2.8	18.9
RFP	0.7	15.1	1.4	21.6	1.0	11.0
SM	3.8	10.4	7.5	24.2	7.0	14.4
EB	0.1	1.9	0.4	15.2	0.9	8.4

▶ 投与量：INH　5 mg / kg（最大 300 mg），1 日 1 回
　　　　　RFP　10 mg / kg（最大 600 mg），1 日 1 回
　　　　　PZA　1.2 g 程度（15〜30 mg / kg），1 日 1 回
　　　　　EB　　750 mg（15 mg / kg），1 日 1 回
　　　　　SM　　1 g（高齢者 0.75 g）筋注，1 日 1 回

標準治療（A）　　2 カ月　　　　　　　6 カ月
　RFP　　　　　　　　　　　　　　　　　＊
　INH　　　　　　　　　　　　　　　　　＊
　PZA
　EB（SM）　　　　＃

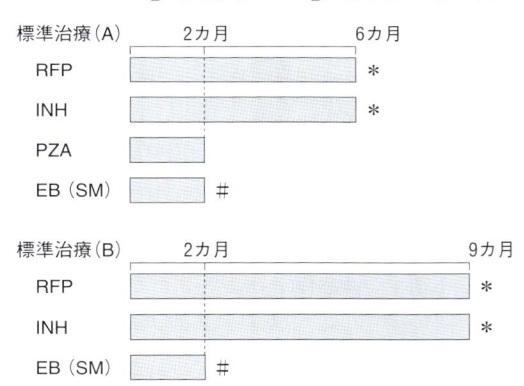

標準治療（B）　　2 カ月　　　　　　　　　　　　　　　9 カ月
　RFP　　　　　　　　　　　　　　　　　　　　　　　　＊
　INH　　　　　　　　　　　　　　　　　　　　　　　　＊
　EB（SM）　　　　＃

図 10-5　結核の初回標準治療

（A）法：RFP ＋ INH ＋ PZA に SM または EB の 4 剤併用で 2 カ月間
　　　　→ RFP ＋ INH で 4 カ月間
（B）法：RFP ＋ INH ＋ SM（または EB）で 2 カ月間 → RFP ＋ INH 7 カ月
原則として（A）法を用い，PZA 使用不可の場合に限り（B）法を用いる
＃　初期強化期の EB（SM）は，INH および RFP に薬剤感受性であることが確認されれば終了する。
＊　重症結核（粟粒結核，中枢神経系，広汎空洞型など），結核再発，塵肺，糖尿病，HIV 感染など免疫低下をきたす疾患，副腎皮質ステロイドホルモンなどの免疫低下をきたす治療時には維持期治療を 3 カ月延長する。
RFP：リファンピシン　PZA：ピラジナミド　SM：硫酸ストレプトマイシン
INH：イソニアジド　EB：エタンブトール
「日本結核病学会編：結核診療ガイドライン，改訂第2版，p80，2012，南江堂」より許諾を得て転載。

▶ 治療が適切であっても発熱が続くことがある。
▶ 効果判定のための抗酸菌検査は 2 週〜1 カ月ごとに行う。
▶ 直接監視下短期化学療法（directly observed treatment, short course：DOTS）：患者の自宅を訪問して，患者が実際に服用することを直接確認する。治療からの脱落や不完全な治療を防ぎ，再発や薬剤耐性化を防ぐための方法である。WHO が提唱し，わ

が国でも 2003 年から取り組みが始まった。

抗結核薬の副作用（p 402〜405 参照）

1）肝臓障害
- 最も多い副作用である。INH，RFP，PZA などが原因となる。
- 肝酵素が正常値の 5 倍以上となったら，治療を中止する。肝酵素が正常化したら，1 薬剤ずつ，1 錠ずつ再開する。アレルギーではないので減感作は不要である。ただし，肝酵素＞500 mg／dl となった場合は再投与しない。
- 飲酒は INH の肝臓障害の誘因となる。治療中は禁酒を奨める。

2）アレルギー
- 抗結核薬すべてでありうる。発熱，発疹，肝臓障害などを呈する。
- 全剤を中止し，1 剤ずつ減感作する。
  INH：1〜3 日目：25 mg，4〜6 日目：50 mg，7〜9 日目：100 mg，10〜12 日目：200 mg，13 日目〜：300 mg
  RFP：1〜12 日目：上記と同様，13〜15 日目：300 mg，16 日目〜：450 mg
- 以下の場合は，再投与は禁忌である。
  ① 重篤な皮疹　② 肝酵素＞500 IU／L

3）血球減少
- INH による溶血性貧血，無顆粒球症，血小板減少，RFP による血小板減少などがある。

4）末梢神経障害
- INH はしびれ感など四肢末梢の知覚障害を生じることがある（2％）。
- 予防としてビタミン B6 30 mg（10〜50 mg），1 日 1 回，内服を併用する。

5）視力障害
- EB は視神経炎による視野障害，色覚異常をきたすことがある。

6) 尿酸値の上昇
- PZA を投与する患者の約半数で血清尿酸値が上昇する。
- 痛風発作を発症することは少ないが、ありうる。

7) 第Ⅷ脳神経障害
- アミノグリコシド系薬により聴力障害、めまい、ふらつき、耳鳴などが生じることがある。
- 聴力障害は不可逆性である。

8) インフルエンザ様症状
- RFP の副作用である。不規則な服用やいったん中止して再開するときなどに出現しやすい。

■ 潜在性結核感染症の治療(かつての"化学予防")

1) 考え方
- 排菌者との接触があり、「感染が成立」したものの、少数の菌体が内部に潜んだままで未だ「発病していない」ときに行う治療である。
- わが国では BCG 接種が広く行われているため、ツベルクリン反応ではなく、IFNγ遊離試験を判定に用いるように変わってきた。
- INH 6 カ月間で 60〜80%、9 カ月間で 90% の発症阻止効果がある。
- わが国ではかつては 29 歳までという治療の年齢制限があったが、2005 年に撤廃された。米国では肝障害の発生率増加を理由に 35 歳以下までを適応とする考え方が以前から存在する。が、異論もあり、定説はない。

2) 対象
- 潜在性結核感染症の治療を積極的に検討すべき対象は、① 最近 2 年以内の結核感染、② HIV / AIDS、③ 臓器移植(免疫抑制剤使用)、④ 珪肺、⑤ 慢性腎不全 / 透析、⑥ 過去の結核罹患を示す画像所見(胸膜癒着像や石灰化のみの場合も含む)が存在して治療歴がない場合、⑦ 生物学的製剤(TNF-α阻害薬など)の使

用，そのほか，⑧ PSL≧15 mg／日のステロイドを 1 カ月以上投与する場合など，である．対象症例の感染成立の判定は IGRA（p 257 参照）で行い，治療適応の有無を判断する．
▶ 接触者検診における IGRA については p 257 参照．入職時や定期的な職員対象の IGRA はリスクの大小で要否を判断する．

3）治療
▶ 標準法は INH 5 mg／kg／日（最大 300 mg／日）1 日 1 回，6 カ月間または 9 カ月間内服である．末梢神経障害が 2% に発生するので，ビタミン B6 30 mg（10〜50 mg）1 日 1 回を併用する．
▶ RFP 10 mg／kg 単独 4 カ月間内服し，短期間で終える方法もある．また RFP 5 mg／kg／日と PZA 15〜20 mg／kg／日併用 2 カ月間などの方法もある．

4）治療開始前の注意点
① すでに結核を発病していないか確認する．発病している場合は，多剤併用療法（図 10-5）が必要である．
② 発端患者から得られた結核菌の薬剤感受性を確認して薬剤を選択する．
③ 肝障害，アレルギーなど INH の禁忌がないかを問診する．
④ 妊婦も治療対象である．妊娠は禁忌ではない．

医療関連感染対策
▶ ① 肺結核が疑われるとき，② 肺結核と診断されたとき，直ちに感染管理担当者に連絡して，1 分でも早く空気感染予防策を始める（p 6 参照）．
▶ 喉頭結核，気管支結核に対しては，肺結核と同様に空気感染予防策が必要である．他の肺外結核に対しては空気感染予防策は不要である．
▶ 粟粒結核は病期により空気感染予防策が必要となる．
▶ 結核性胸膜炎は，まず感染性はないと考えられるが，筆者は，肺野病変の存在が否定できない場合，塗抹陰性 3 回を確認するまでは空気感染予防策を実施している．

II. 各論

1. 肺結核　pulmonary tuberculosis

症状
- 2週間以上続く咳や痰，全身倦怠感，微熱，寝汗，体重減少などがあれば疑う。
- 初発肺結核では血痰は多くない。

聴診
- 明らかな陰影が存在しても聴診所見が正常のことが多い。
- 聴診は大切だが，肺結核では crackle を聴取しない症例の方が多い。市立堺病院の症例を集計してみると，crackle を聴取したのはわずかに 18％ のみであった。肺結核は聴診だけで否定してはならない。

検査
1）胸部単純写真 / 胸部 CT
- いわゆる"典型像"はたしかに存在するが，肺結核の画像はまさに"怪人二十面相"であることを念頭におく。どのような陰影でも結核を否定できない。
- いわゆる"典型像"
  ① 上肺野（S^1, S^2, S^6）優位
  ② 主陰影周囲に散布巣（数 mm～1 cm 程度）の存在
  ③ tree-in-bud appearance（"木の芽サイン"）
  ④ 空洞形成
- 粟粒結核の肺陰影
  - 最初 2～3 週間は陰影を認めない。進行すると全肺野ほぼ均等あるいは下肺野にやや多く，1～2 mm の比較的境界明瞭な小粒状影を認めるようになる。
  - 胸部 HRCT では，小粒状影が小葉構造と関係なくランダムに，ほぼ全肺野均等に分布する（Memo）。

> **Memo** **高分解能 CT（HRCT）による陰影パターン**
>
> HRCT における陰影の分布パターンは肺疾患の鑑別に有用である。粒状影が小葉構造とは無関係に散在する"ランダム型"は，① 粟粒結核と，② 癌の散布性血行転移の 2 つと考えてよい。
>
> 小葉中心型 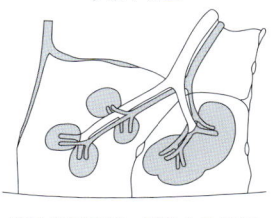
>
> 過敏性肺臓炎，びまん性汎細気管支炎など
>
> 小葉辺縁型 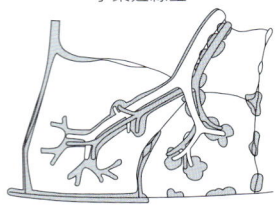
>
> リンパ腫，癌性リンパ管症，サルコイドーシスなど
>
> 汎小葉型 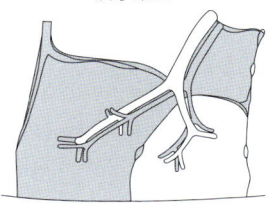
>
> 種々の間質性肺炎，細菌性肺炎など
>
> ランダム型 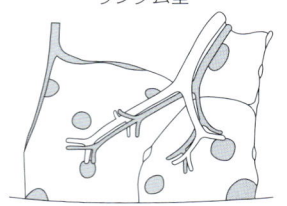
>
> 粟粒結核，癌の散布性血行転移
>
> （文献 12 より引用，改変）

- HIV 感染症では"非典型像"をとることに注意する。
  ① 肺門，縦隔リンパ節腫脹，② 下葉病変，③ 空洞の非形成，④ 肺外結核
▶ 肺癌と肺結核の合併
- 両者が同時に存在することはよくある。「肺癌の診断＝結核の否定」ではないこと（その逆も）を肝に銘じる。

2) 喀痰検査

- 別の検体で3回提出する。
- 喀痰がうまく得られないときは胃液を用いる。感度は30%で，誘発喀痰（39%）と同等である（p 256参照）。
- 塗抹検査が3回陰性でも肺結核を強く疑うときは，気管支鏡検査を実施する。ただし，喀痰や胃液の塗抹検査をスキップして，いきなり気管支鏡検査を行うことは，医療関連感染の観点からきわめて危険であり，決して行ってはならない。
- 気管支鏡検査後に排菌が陽性化したり，排菌量が増加することがよくあるので，空気感染対策（p 6）は厳重に続行すべきである。

治療

- 4剤併用を基本とする（p 261参照）。
- 治療初期の肺陰影の悪化（="初期増悪"）
  - 治療の比較的早期（1〜3カ月）に，肺陰影の悪化や胸水貯留，結核腫の発現などが見られることがある（p 403参照）。崩壊した結核菌に対する免疫反応による。
  - 耐性結核か否かの鑑別を慎重に行ったうえで，初期増悪と判断すれば治療を継続する。約3カ月で落ち着く。

2. 結核性胸膜炎　tuberculous pleurisy

- 菌量は非常に少なく，感染というよりも，胸腔内の細胞性免疫反応によって胸水が貯留する。
- 放置しても数カ月以内に治癒してしまうが，治療しないと患者の2/3が5年以内に肺結核を発症する。後追いでもよいから必ず治療すべきである。
- 通常，胸水の塗抹検査は陰性で，培養陽性率は50%以下と低い。
- 胸水PCR：感度50〜74%，胸水ADA値：（p 259参照）
- 胸水検査に胸膜生検を併用すれば診断率は90%に到達する。
- 胸膜炎のみであれば感染性はないといわれている。しかし，肺結核に随伴するものか否かを判断する必要がある。

- 菌量が少ないために抗結核薬 2～3 剤でよいとの意見もあるが，肺結核と同様に 4 剤で治療する方が安全である（p 261 参照）。

3. 喉頭結核　laryngeal tuberculosis

- 嗄声，嚥下時痛を主訴とする。
- 活動性肺結核に続発することが多く（75～89％），排菌を約 70％ に認める。

4. リンパ節結核　lymphatic tuberculosis

- 頸部，鎖骨上窩に多い。
- 発熱，疼痛，発赤などは，ある場合，ない場合，いずれもある。
- 皮膚に瘻孔を形成し，膿を排出することがある。

5. 粟粒結核　miliary tuberculosis

- 不明熱の鑑別診断でははずせない疾患の 1 つである。
- 発病当初 2～3 週間は胸部単純 X 線写真は正常である。聴診も役に立たない。
- 疑ったら，胸部 HRCT を撮影する。
- 諸検査の感度を示す。粟粒結核においても，先ず喀痰検査から行うべきである。
  ① 喀痰塗抹　　30％
  ② 気管支鏡　　64～66％（塗抹検査と組織検査のみ。培養は除く）
  ③ 骨髄生検　　30％
  ④ 肝生検　　　50％
- 眼底検査も必ず依頼する。
- 抗酸菌の血液培養は HIV 抗体陽性の患者においては有用である。
- 治療期間は長く，12 カ月である。

6. 結核性髄膜炎 tuberculous meningitis

- 治療しないと 100% 死亡し，適切な治療を行っても 10～50% が死亡する予後不良の疾患である。
- 症状のバリエーションは大きく，発熱と頭痛を主体とする典型的な髄膜炎症状を呈する場合もあれば，非特異的な亜急性の発熱，倦怠感，軽度の意識レベル変化のみの場合もある。
- 2～4 週間かけて亜急性に進行する場合が多いものの，症例の 3 分の 1 は 1 週間以内に急速に進行する。
- 結核の既往歴があるのは 20% 以下である。
- 脳底部に病変が起きやすく，脳底髄膜炎（basal meningitis）と呼ばれる。脳神経のうち，Ⅵ（外転神経）が最も侵されやすく，Ⅲ（動眼神経），Ⅳ（滑車神経），Ⅷ（聴神経）と続く。したがって，眼球運動障害（＝複視の訴え）などの脳神経症状があると疑いは強まる。中大脳動脈の梗塞をきたし，片麻痺を起こすこともある。
- 髄液：
  - 白血球数：120～500 / μl
  - 白血球分画：好中球優位からリンパ球優位への変化が典型的だが，25% の症例は，リンパ球優位から好中球優位へと変わる（paradoxic pattern）
  - 蛋白：50～200 mg / dl
  - 糖：2～48 mg / dl
  - 抗酸菌塗抹：感度 13～20%
  - 抗酸菌培養：感度 10～30%
  - ADA 値：p 259 表参照
  - PCR：従来法の感度はさまざま（30～80%）
  - nested PCR：70% 以上（50～100%）の報告が多い
- INH（イソニアジド），RFP（リファンピシン），PZA（ピラジナミド）の 3 剤を用いる。いずれも髄液移行は良好である。耐性菌が疑われるときには，髄液移行が不良ではあるが，EB（エタンブトール）か，SM（ストレプトマイシン）のどちらかを加えて，計 4 剤とする。

治療期間は 12 カ月間である。
- ステロイドの併用が推奨される。ただし合併症は減少させるが，死亡率は下げない。PSL 60〜80 mg を 1〜2 週間投与し，4〜6 週間で漸減，終了する。

7. 結核性心外膜炎　tuberculous pericarditis

- 原因不明の心囊液の鑑別診断に含まれる。
- 画像上，肺結核を伴わないことも多い。
- 心嚢液 ADA 値：p 259 表参照
- 抗結核薬 4 剤で治療する。ステロイド投与の要否は確立していないが，投与群で死亡率の低下，心嚢穿刺回数の低下が見られたとの報告がある。PSL 1 mg/kg を 1 カ月間投与し，その後 2 カ月をかけて漸減，終了する。

8. 結核性腹膜炎　tuberculous peritonitis

- 原因不明の発熱とリンパ球優位の腹水の場合，常に鑑別診断に含める。
- アルコール性肝疾患，血液透析，HIV 感染症などが強い危険因子である。
- 腹水の白血球数は 500〜1,500/μl。通常はリンパ球優位だが，好中球優位でも否定できない。SAAG<1.1 g/dl（例外：肝硬変患者）。
- 腹水の抗酸菌検査の感度は，塗抹 3%，培養 35% にとどまる。PCR 20〜48%。
- 組織診以外では確定診断は難しい。感度 93%，特異度 98%。
- 腹水 ADA 値：p 259 表参照

9. 腸結核　intestinal tuberculosis

- 大部分の感染経路が管内性である。
- 慢性の下痢，腹痛を主体とし，発熱，倦怠感，体重減少などで疑う。
- 回盲部に多い。大腸内視鏡検査が最も診断に寄与する。

10. 骨結核　tuberculous osteomyelitis

- ある時期にリンパ管から血液循環に入り，血行散布し，骨に着床して発症する。連続性病変によることもある。
- 画像上，肺野に結核性病変がなくても否定できない。50％の症例では肺野病変は認めない。
- 骨髄は薬剤移行が不良であり，12カ月間治療する。

11. 尿路結核　urinary tuberculosis

- 結核菌の血流散布により感染が成立する。
- 25％の患者は肺野病変を欠く。肺結核がないからといって尿路結核を否定できない。
- 尿抗酸菌培養の感度は90％と良好である。塗抹検査は尿中に非結核性抗酸菌が存在することがあるため，奨められない。
- 治療は肺結核と同様である。
- 感染対策は標準予防策でよい。空気感染予防策は不要である（p 2〜7参照）。

●文献

1. Blumberg HM, et al: American Thoracic Society/Centers for Disease Control and Prevention/Infectious Diseases Society of America: Treatment of tuberculosis. Am J Respir Crit Care Med 167; 603-662, 2003
2. 日本結核病学会（編）．結核診療ガイドライン，改訂第2版．2012，南江堂

3. Brown M, et al: Prospective study of sputum induction, gastric washing, and bronchoalveolar lavage for the diagnosis of pulmonary tuberculosis in patients who are unable to expectorate. Clin Infect Dis 44; 1415-1420, 2007
4. Behr MA, et al: Transmission of Mycobacterium tuberculosis from patients smear-negative for acid-fast bacilli. Lancet 353; 444-449, 1999
5. Centers for Disease Control and Prevention (CDC): Updated guidelines for the use of nucleic acid amplification tests in the diagnosis of tuberculosis. MMWR 58; 7-10, 2009
6. Burgess LJ, et al: The use of adenosine deaminase as a diagnostic tool for peritoneal tuberculosis. Tuberculosis 81; 243-248, 2001
7. Kashyap RS, et al: Cerebrospinal fluid adenosine deaminase activity: A complimentary tool in the early diagnosis of tuberculous meningitis. Cerebrospinal Fluid Res 30; 3-5, 2006
8. 加藤史照, 他：胸水中 ADA 高値を示し診断に苦慮した primary effusion lymphoma の 1 例. 日呼吸会誌 49；786-791, 2011
9. Maekura R, et al: Clinical evaluation of anti-tuberculous glycolipid immunoglobulin G antibody assay for rapid serodiagnosis of pulmonary tuberculosis. J Clin Microbiol 39; 3603-3608, 2001
10. Horsburgh CR, et al: Latent tuberculosis infection in the United States. N Engl J Med 364; 1441-1448, 2011
11. 日本結核病学会予防委員会・治療委員会：潜在性結核感染症治療指針. 結核 88；497-512, 2013
12. 池添潤平, 他（編）：胸部の CT. p268, 1998, メディカル・サイエンス・インターナショナル
13. Jacob JT, et al: Acute forms of tuberculosis in adults. Am J Med 122; 12-17, 2009
14. Takahashi T, et al: The PCR-Based Diagnosis of Central Nervous System Tuberculosis: Up to Date. Tuberc Res Treat 831292, 2012

12 真菌感染症

1. カンジダ感染症
2. アスペルギルス感染症
3. クリプトコッカス感染症

■ 臨床上重要な真菌

 Candida spp., *Aspergillus* spp., *Cryptococcus neoformans* の3つである（他の真菌については成書に譲る）。なお *Pneumocystis jirovecii*（かつての *Pneumocystis carinii*）はかつて原虫に含まれていたが，現在は真菌に分類されている。

■ 抗真菌薬

 ポリエン系，ピリミジン系，アゾール系，キャンディン系に4分類される（p 407 参照）。

■ 抗真菌薬を選択する際のポイント

▶ 真菌の種類によって選択すべき抗真菌薬が異なる。同じ *Candida* spp. でも抗真菌薬の選択に大きな違いがある。また *Aspergillus* spp. に有効な抗真菌薬であっても一部の *Candida* spp. には無効であるなど，意外な"落とし穴"も存在する。丸暗記は難しい。その都度スペクトラム表を確認する（p 407，表 13-1 参照）。

▶ *Candida* spp. は，*C. albicans* か，non-*albicans* かによって抗真菌薬を使い分ける。*C. albicans* は軽症〜中等症であれば FLCZ（ジフルカン）が第1選択薬である。一方，non-*albicans* を一括して述べることはできず，*C. glabrata* は FLCZ，VRCZ（ブイフェンド）に耐性を示す場合があるためキャンディン系が第1選択薬となる。逆に，*C. parapsilosis* はキャンディン系に耐性の場合があり，FLCZ を用いる。

▶ *Aspergillus* spp. に有効な抗真菌薬の種類は多くなった。現在，3

系統が存在する。ポリエン系の AMPH-B（ファンギゾン），L-AMB（アムビゾーム），アゾール系の VRCZ（ブイフェンド），ITCZ（イトリゾール），キャンディン系の MCFG（ファンガード），CPFG（カンサイダス）である。
▶ FLCZ は使いやすい薬剤のひとつだが，2 つの大きな短所を忘れない。
　　① *Aspergillus* spp. には無効であること
　　② *C. glabrata*, *C. krusei* など，non-*albicans* の中に fluconazole 耐性株が約 50% あること
▶ 5-FC（アンコチル）は単独では用いない。

1. カンジダ感染症

▶ 培養検査でカンジダが分離された場合，① 定着，② 感染，の区別が大切である。呼吸器検体の場合，ほとんどが定着であり治療を要しない。一方，血液培養では 1 セットのみ陽性の場合でも有意であり，汚染（contamination）である確率は低い（7%）。ほとんどが真のカンジダ血症である。
▶ カンジダ感染症は通常は内因性感染である。すなわち患者自身の口腔，消化管，腟，皮膚などに存在するカンジダに由来する。
▶ カンジダ感染症の発症には必ず背景因子が存在する。抗菌薬の使用，免疫能低下（免疫抑制剤，抗腫瘍剤，糖尿病など），腫瘍，結石，カテーテル（尿路，血管など）である。
▶ 病型は，① 皮膚・粘膜感染症，② 侵襲性感染症の 2 つに大別される。
▶ 菌血症の場合，必ず眼底を観察して真菌性眼内炎をチェックする。
▶ 侵襲性感染症の治療は好中球減少の有無によって分ける。① 好中球減少が無い場合，第 1 選択薬は FLCZ（ジフルカン）あるいはキャンディン系〔MCFG（ファンガード），CPFG（カンサイダス）〕，第 2 選択薬が AMPH-B（ファンギゾン），L-AMB（アムビゾーム）である。一方，② 好中球減少がある場合，L-AMB，キャンディン系，VRCZ（ブイフェンド）の中から選択する。FLCZ は第 2 選択薬である。

▶ non-*albicans* Candida に FLCZ（ジフルカン）耐性が約 50% 存在する。

■ 皮膚・粘膜感染症
▶ アゾール系薬剤が第 1 選択薬である。局所投与，全身投与のいずれもある。

1) 口腔および食道カンジダ症
▶ nystatin（ナイスタチン）　1 錠，1 日 4 回，口の中でとかす，7〜14 日間
▶ FLCZ（ジフルカン）100〜200 mg，1 日 1 回，7〜14 日間

2) 腟カンジダ症
▶ 経口剤と経腟剤の効果は同等である。
　　経腟投与　　種々の薬剤　1〜7 日間
　　内服　　　　FLCZ（ジフルカン）150 mg，単回

■ 侵襲性感染症
1) カンジダ血症
▶ 血管カテーテル関連感染症の 3 大起炎菌は，① coagulase-negative staphylococci（CNS），② *S. aureus*（MSSA，MRSA），③ *Candida* spp. である。
▶ カンジダ血症の約 50% は non-*albicans* による。non-*albicans* に fluconazole 耐性株が増えている（Memo）。
▶ 留置中の血管カテーテルは，できるだけ早く抜去する。

> **Memo** non-*albicans Candida* の fluconazole（ジフルカン）耐性
>
> わが国の報告ではカンジダ血症での内訳は以下のとおり。
> *C. albicans*：41%
> non-*albicans*：*C. parapsilosis* 23%，*C. glabrata* 18%，
> 　　　　　　　*C. tropicalis* 12%，*C. krusei* 2%
> *C. parapsilosis* の 0.8%，*C. glabrata* の 5%，*C. krusei* の 54%
> が fluconazole 耐性である。
>
> （文献 4 より引用）

▶ 治療
- 以下のいずれかが第一選択である。
    ① FLCZ（ジフルカン）　800 mg，1日1回（loading）
    　　つづいて，400 mg，1日1回
    ② MCFG（ファンガード）　100 mg，1日1回
    ③ CPFG（カンサイダス）　70 mg，1日1回（loading）
    　　つづいて，50 mg，1日1回
- 下記の2点を満たせば，まずは FLCZ を選択する。
    （1）近い過去にアゾール系の使用歴がない
    （2）*Candida glabrata* のリスク（高齢，悪性腫瘍，糖尿病など）がない
- 好中球減少時は，キャンディン系か L-AMB（アムビゾーム）を第一選択とする。
- *C. glabrata* は，FLCZ（ジフルカン），VRCZ（ブイフェンド）に耐性を示す場合がある。FLCZ 耐性 *C. glabrata* は VRCZ にも耐性である点を忘れない。FLCZ または VRCZ で治療を開始した後に *C. glabrata* が同定された場合，もし経過が良好でかつ血液培養が陰性化していれば，そのまま続行してよいが，反応が不良であればキャンディン系に変更する。
- 逆に，*Candida parapsilosis* はキャンディン系に耐性かもしれない。FLCZ を選択する。L-AMB（アムビゾーム），VRCZ（ブイフェンド）は第2選択薬である。
- 抗真菌スペクトラムの"落とし穴"に注意する（p 407 参照）。
- 血液培養が陰性化しても，2週間は治療を継続する。
- チェックすべき3大合併症は以下の3つである。
    ① 心内膜炎，② 眼内炎，③ 骨髄炎

2）カンジダ眼内炎

▶ カンジダ血症の合併症として発症する。
▶ カンジダ血症の患者は全例，眼内炎のチェックが必要である。
▶ 主治医による直像鏡下の観察だけでなく，必ず眼科医にも診察を依頼する。
▶ 治療は，AMPH-B（ファンギゾン）と 5-FC（アンコチル）の併用が基

本である。代替薬として，L-AMB（アムビゾーム），VRCZ（ブイフェンド），キャンディン系でも可。
▶ 最低4〜6週間治療し，それ以降は case-by-case である。

3) カンジダ心内膜炎
▶ 中心静脈カテーテル，人工弁，薬物常習に関連する症例が多い。
▶ 抗真菌薬の投与だけでは通常治癒しない。手術が必要である。
▶ さらに，手術後も6週間以上，抗真菌薬の投与を続行する。

4) カンジダ尿路感染症
▶ 尿からカンジダが分離されても，多くは単なる定着であり，治療を必要としない。
▶ 治療するのは2つの場合に限られる。
 ① 有症状の場合
 ② 好中球減少時の場合（無症状であっても）
① 膀胱炎
 ・そもそも有症状のカンジダ膀胱炎は稀である。
 ・FLCZ（ジフルカン）200 mg，1日1回，7〜14日間
 ・5-FC（アンコチル）25 mg/kg（2〜3錠），1日4回，7〜14日間（アゾール系耐性の non-*albicans* のとき）
② 急性腎盂腎炎
 ・カンジダ腎盂腎炎は，必ず背景に，① 糖尿病，② 尿路結石のいずれかがある。
 ・腎膿瘍や腎周囲膿瘍を伴うことも少なくない。
 ・カンジダ腎盂腎炎はふつうカンジダ血症をきたしにくい。逆に言うと，血液培養が陽性となる場合は通過障害の存在を強く示唆する。画像検査を行い，尿路の閉塞や狭窄を検索する。
 ・たいていは FLCZ（ジフルカン）を第1選択薬とする。
   200〜400 mg 1日1回 2週間
 ・FLCZ 耐性，とくに *Candida glabrata* の場合は以下のとおり。
   AMPH-B（ファンギゾン）0.5〜0.7 mg/kg/日　または，
   L-AMB（アムビゾーム）3〜5 mg/kg/日　のいずれかに加えて，
   5-FC（アンコチル）25 mg/kg，4回/日

5）カンジダ肺炎

- カンジダ肺炎は存在するが，きわめて稀である。
- 喀痰培養でカンジダ陽性はよくみられるが，ほとんどは上気道への定着であり，治療する必要はない。
- カンジダ肺炎発症の機序は2つ，① 上気道に定着したカンジダの誤嚥，② 菌血症に伴う塞栓肺炎，のいずれかである。
- 喀痰グラム染色では診断できないといわれるが，稀に診断的な場合がある。良質喀痰（p 33 参照）が得られ，強拡大（×1,000）で白血球と密に絡み合った菌糸と酵母が存在し，周囲に細菌が見えなければ，カンジダ肺炎の可能性がある（アトラス p 19 参照）。
- 治療法に定説はないが，カンジダ血症と同様に行う。

6）カンジダ骨髄炎

- 頻度は高くないが，カンジダ菌血症の合併症としてある。いったん発症すると，きわめて厄介である。
- C. albicans：non-albicans Candida = 50：50 である。
- 2 大危険因子は，① 広域スペクトラム抗菌薬の長期投与，② 中心静脈カテーテル留置，である。
- 診断は生検材料の培養による。
- L-AMB（アムビゾーム）3～5 mg/kg/日あるいはキャンディン系（用量はカンジダ血症と同様）を2週間以上投与した後，FLCZ（ジフルカン）400 mg に繋いで6～12 カ月間，治療する。
- non-albicans の約 50% が fluconazole 耐性であることを忘れてはならない。とくに C. krusei, C. glabrata は，耐性率が高い。
- 真菌性心内膜炎の場合と同様に，手術が必要な場合も多い。

2．アスペルギルス感染症

- 基本的な病型は，① 侵襲性アスペルギルス症，② アスペルギルス菌球症，③ アレルギー性気管支肺アスペルギルス症，の3つである。これらの移行型や不全型が存在する。
- Aspergillus fumigatus が最も多く，A. flavus, A. nigra, A. ter-

reus とつづく。
- 侵襲性アスペルギルス症では VRCZ（ブイフェンド）が第一選択であり，L-AMB（アムビゾーム）が二番手の抗真菌薬である。これらが何らかの理由で使用できないとき，ITCZ（イトリゾール），キャンディン系の CPFG（カンサイダス），MCFG（ファンガード）を選ぶ。
- FLCZ（ジフルカン）は無効である。用いてはならない。

侵襲性アスペルギルス症　invasive aspergillosis
- 主な罹患臓器は 3 つである。
  ① 肺，② 副鼻腔，③ 中枢神経系

1）肺
- 喀痰からの分離がアスペルギルス感染症を疑う契機になるが，確定診断は TBLB による。
- 胸部画像所見として "halo sign"，"crescent sign" があるが，アスペルギルスに特異的ではない。特に前者は接合菌（*Mucor* spp. など），ノカルジア，緑膿菌などでも見られることがある。
- 喀痰グラム染色は早期診断には役に立たない。グラム染色で菌糸が観察される場合は予後はきわめて不良である。
- 血液培養ではまず生えてこない。
- 侵襲性アスペルギルス症において，血清ガラクトマンナン抗原 ELISA 法の感度は 80～90% と良好である。一方，血清 β-D グルカンの感度は良くない。<50%，あるいは 60～80% などの報告がある。血清抗体の感度もよくない。
- VRCZ（ブイフェンド）が第 1 選択薬である。
   6 mg / kg　12 時間毎　2 回投与（loading dose），つづいて
   4 mg / kg　12 時間毎　7 日間，つづいて
   200 mg　　12 時間毎　内服
- 代替薬を用いる場合は以下のとおり。
   L-AMB（アムビゾーム）　3～5 mg / kg / 日
   CPFG（カンサイダス）　　70 mg / 日（初日）つづいて 50 mg / 日
   MCFG（ファンガード）　　100～150 mg / 日
- *Mucor* spp. など接合菌を鑑別に含める。接合菌の可能性がある

なら，VRCZ（ブイフェンド）耐性のため，L-AMB（アムビゾーム）を選択する（p 407 参照）。

2）副鼻腔
- 肺と同じく，① 侵襲性の場合，② 菌球を形成する場合，の2つがある。
- ① は免疫能低下患者に多い。
- ② は月～年の単位で緩徐に発育し，症状に乏しい。予後良好である。抗真菌剤の投与は適応がない。手術を行う。

3）中枢神経系
- 2つのルートがある。① 副鼻腔からの頭蓋内浸潤，② 菌血症の合併症，である。
- 脳膿瘍，髄膜炎，硬膜外膿瘍いずれもある。
- アスペルギルスは血管浸潤性があるため，真菌感染症のリスクのある患者に脳梗塞や脳出血が発症すると，アスペルギルス感染症を疑うきっかけになることがある。
- 治療："1）肺"と同様。

アスペルギルス菌球症　aspergilloma (fungal ball)
- もともと存在する空洞性病変内の内部に，あとから菌球が形成される疾患である。
- 稀だが，侵襲性感染症により肺実質が破壊された後に菌球を形成する症例も報告されている（necrotic ball）。
- 特徴的な画像所見から診断は容易である。また，抗アスペルギルス沈降抗体が＞95％ 陽性である。
- ほとんどのアスペルギルス菌球症は生命に危険を与えないが，大量の喀血をきたし致死的になることがある。
- たいていは経過観察でよい。大量の喀血を見る例では手術の適応である。ただし，手術関連死が＞7％ もあるといわれ，決して安全な治療法とはいえない。緊急時に気管支動脈塞栓術（BAE）で止血を図ることがあるが，根治的ではない。

■ アレルギー性気管支肺アスペルギルス症
allergic bronchopulmonary aspergillosis：ABPA

▶ 感染症ではない。気管支にコロニゼーション（定着）したアスペルギルスによるアレルギー疾患である。
▶ 単なる気管支喘息と誤診された症例の中にこの疾患が紛れ込んでいることがある。いわゆる喘息患者の 6% が ABPA であるとの報告もある。ステロイド依存性の気管支喘鳴 + 肺浸潤影の存在が診断の契機となることが多い。
▶ 陰影はなぜか上葉に多い。常時存在するとは限らない。1 回の胸部 X 線写真で浸潤影がなくても否定できない。
▶ 喀痰培養でアスペルギルスが分離される（>60%）。

1）診断
▶ 8 つのポイントがある。
  ① 喘息の病歴
  ② 肺浸潤影
  ③ アスペルギルス抗原に対する皮膚反応陽性
  ④ 末梢血の好酸球増多（>500 / mm^3）
  ⑤ アスペルギルスに対する特異的 IgG，IgE（RAST）陽性
  ⑥ 抗アスペルギルス沈降抗体陽性
  ⑦ IgE 高値（>1,000 ng / ml）
  ⑧ 中枢気道優位の気管支拡張症

2）治療
▶ 治療の中心はステロイドである。
▶ プレドニゾロン 0.5 mg / kg / 日で開始し，3～6 カ月で漸減中止する。
▶ アスペルギルスの除去を目的として抗真菌薬を投与する方法もある。
  ITCZ（イトリゾール）200 mg，1 日 2 回，内服，16 週間
▶ 1～2 カ月ごとに血清 IgE 値を測定し，>35% の低下があれば奏効と判断する。

3. クリプトコッカス感染症

- *Cryptococcus neoformans* による。もともと土壌や鳩の糞中に存在する。
- 臨床上重要であるのは，① 中枢神経系感染症，② 肺感染症，の2つである。

診断
① 墨汁染色
- 感度は non-HIV 50％，HIV 70％ 程度であり，高くない。

② 血清，髄液中のクリプトコッカス抗原
- 髄膜炎での感度は non-HIV，HIV ともに 95％ と高い。
- 肺炎では non-HIV は 70％ 程度と低いが，HIV は 100％ に近い。

③ 培養
- 髄液培養の感度は約 90％ である。

治療
- ① HIV 陽性，② 臓器移植後，③ それ以外，で治療内容が異なる。
- 以下，日常臨床で最も頻度の高い ③ について述べる。

中枢神経系感染症
- 髄膜炎が多いが，まれに腫瘍性病変（cryptococcoma）を呈することもある。
- 導入療法，地固め療法，維持療法の3段階で行う。
- 大きく分類して，2つの方法がある。いずれかで行う。
  - 方法①： 導入療法 A → 地固め療法 C → 維持療法 E
  - 方法②： 導入療法 B → 地固め療法 D → 維持療法 E
- 導入療法 A（4週間以上）→ 地固め療法 C（8週間）

  A）AMPH-B（ファンギゾン）　　　＋　5-FC（アンコチル）
  　　0.7〜1.0 mg / kg / 日　　　　　　100 mg / kg / 日，分4
  C）FLCZ（ジフルカン）　400 mg/日

- 神経学的合併症がなく,治療2週後の髄液培養陰性ならば,A)は4週間で終了してよい。
- A)の4週間のうち後半2週間はL-AMB（アムビゾーム）（3〜4 mg/kg/日）で代用してもよい。
- AMPH-B（ファンギゾン）が使用できないなら,はじめからL-AMBも可。治療期間はAMPH-Bと同じ。
- 5-FC（アンコチル）が使用できないときは,AMPH-B,L-AMBを少なくとも2週間長く投与する（すなわち少なくとも6週以上）。

▶ 導入療法B（2週間）→ 地固め療法D（8週間）

 B）AMPH-B（ファンギゾン） 5-FC（アンコチル）
  0.7〜1.0 mg/kg/日 + 100 mg/kg/日,分4
 D）FLCZ（ジフルカン） 800 mg/日

- 導入療法を短期間で切り上げ,その代わりに地固め療法で用いるFLCZの用量を倍にする方法である。腎機能に応じてFLCZの用量調節が必要。

▶ 維持療法E（6〜12カ月間）

 E）FLCZ（ジフルカン） 200 mg/日

肺感染症

▶ パターンは2つ,① 無症状の結節性陰影,② 肺炎,ARDS,である。

① 無症状の結節性陰影
- 基礎疾患がない健常者にも発症する。偶然発見されることが多く,結節影,浸潤影,空洞影などさまざまな画像所見を呈する。肺腺癌との鑑別が難しい場合もある。自然寛解することもある。
- 無治療で経過観察するか,FLCZ（ジフルカン）200〜400 mg/日を6〜12カ月内服する。

② 肺炎,ARDS
- 軽症〜中等症の場合,fluconazoleを上と同様に投与する。
- 重症の場合,髄膜炎と同様に治療する。

▶ クリプトコッカス肺感染症を診断したとき，髄液検査が必須であるか否かは患者背景による．非 HIV 非臓器移植の患者を対象とした研究（文献 11）では，肺クリプトコッカス症 42 名のうち，免疫能が正常な 18 名では全例が肺外に病変は存在せず，免疫能低下（血液疾患，肝硬変，慢性腎炎，ステロイド投与など）の背景があった 24 名のうち 6 名（25％）に播種性クリプトコッカス症を認めたと報告している．

● 文献

1. Pappas PG, et al: Clinical practice guidelines for the management of candidiasis: 2009 update by the Infectious Diseases Society of America. Clin Infect Dis 48; 503-535, 2009
2. Lundstrom T, et al: Nosocomial candiduria; A review. Clin Infect Dis 32; 1602-1607, 2000
3. Hendrickx L, et al: Candidal vertebral osteomyelitis: Report of 6 patients, and a review. Clin Infect Dis 32; 527-533, 2001
4. Takakura S, et al: National surveillance of species distribution in blood isolates of Candida species in Japan and their susceptibility to six antifungal agents including voriconazole and micafungin. J Antimicrob Chemother 53; 283-289, 2004
5. Walsh TJ, et al: Treatment of aspergillosis: clinical practice guidelines of the Infectious Diseases Society of America. Clin Infect Dis 46; 327-360, 2008
6. Segal BH: Aspergillosis. N Engl J Med 360; 1870-1884, 2009
7. Pascual A, et al: Challenging recommended oral and intravenous voriconazole doses for improved efficacy and safety: Population pharmacokinetics-based analysis of adult patients with invasive fungal infections. Clin Infect Dis 55; 381-390, 2012
8. 萩原恵里, 他：慢性壊死性肺アスペルギルス症におけるボリコナゾール血中濃度測定の有用性の検討．日呼吸会誌 47：93-97，2009
9. Agarwal R: Allergic bronchopulmonary aspergillosis. CHEST 135; 805-826, 2009
10. Perfect JR, et al: Clinical practice guidelines for the management of cryptococcal disease: 2010 update by the Infectious Diseases Society of America. Clin Infect Dis 50; 291-322, 2010
11. Aberg JA, et al: Pulmonary cryptococcosis in patients without HIV infection. Chest 115; 734-740, 1999

13 HIV 感染症

　HIV 感染症は，あまりにも大きなテーマであり，このマニュアルの守備範囲をはるかに越えている。

　ここでは，レジデントがどのような場合に HIV 感染症を想起すべきか，に限って記載する。当然のことであるが，HIV 感染症が疑われる場合，患者に承諾を得ることなく無断で HIV の検査を行ってはならない。

■ HIV による初感染
- HIV による感染が成立した患者の 50〜70％ に急性期症状が発現する。潜伏期は 11 日から 6 週と幅が広い。
- 症状は EB ウイルスによる伝染性単核球症に酷似する。発熱，倦怠感，咽頭痛，関節痛，筋痛，全身リンパ節腫脹などである。しかし，EB ウイルス感染症との違いは，① 発疹（とくに上胸壁，顔面，額など）の出現頻度が高い（40〜80％），② 口腔内や陰部の潰瘍が多い，③ 下痢が多い（32％），などである。
- 抗 HIV 抗体が陽性化するのに要する期間は，通常 4〜8 週後（平均 22 日，大多数は 6 週以内，最長 12 週）である。現在では抗原抗体同時測定スクリーニング検査が推奨されており，HIVp24 抗原は 15 日目で約 80％ の感度であるため，いわゆる "window period" は従来と比較して約 1 週間短くなった。
- もし HIV 感染症を疑えば，リスクのある行為からの期間に関わらず，スクリーニング検査を提出すべきである。
- スクリーニング検査は偽陽性が約 0.3〜1％ に認められるので，陽性の場合には確認検査（ウェスタンブロット法と HIV RNA

量）が必須である。
▶ スクリーニング検査が陰性で，かつ HIV 感染症を疑うときは，数週後に再検する。

■ CD 4 値と日和見感染症・悪性疾患

CD 4 の正常値は 600〜1,500 / μl である。CD 4 値と主な日和見感染症・悪性疾患の関係は表 10-51 のとおりである。

表 10-51　CD 4 値と主な日和見感染症・悪性疾患

<800（/μl）	細菌感染症，結核，リンパ腫，Kaposi 肉腫
<500	カンジダ症
<200	ニューモシスチス肺炎，クリプトコッカス感染症
<100	MAC 感染症，CMV 感染症，トキソプラズマ脳症
CD 4 値に無関係	A 型，B 型肝炎，梅毒，他の性感染症

▶ *S. pneumoniae*, *H. influenzae* による肺炎など，通常の細菌感染症を繰り返すときも，HIV 感染症の可能性も含める必要がある。
▶ 結核は非典型的な像を示す。肺結核においては，空洞性病変を形成しにくく，肺門・縦隔リンパ節腫脹，下葉優位の病変も多い。
▶ 口腔内カンジダ症の診断は容易である。身体診察をフルにとる習慣があれば，まず見逃すことはない。
▶ 胸部 X 線が正常で，著しい低酸素血症（$AaDO_2$ 開大）のあるときは，① ニューモシスチス肺炎，② 肺塞栓症を強く疑う。
▶ ほかの性感染症に罹患した患者は，HIV 感染症のリスクも高い。性行動様式によるだけではなく，粘膜にびらんや潰瘍が存在すると，その部位を門戸として HIV 感染が成立しやすくなるからである。淋病，クラミジア感染症を繰り返したり，梅毒の再感染が認められる患者では，一度 HIV 抗体が陰性であっても，数週あけて再検査することが望ましい。
▶ A 型，B 型肝炎も性交渉によって感染しうる。また，アメーバ性大腸炎や肝膿瘍も性感染症であることがある。これらの疾患を診たら，背景に HIV 感染症がないか，検討してみる必要がある。

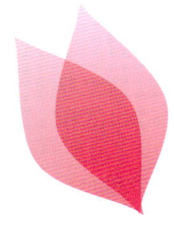

主な起炎菌と第1選択薬

11

1. *Staphylococcus aureus* ……………… 289
2. Coagulase-negative staphylococci … 296
3. *Streptococcus* spp. ………………… 299
4. *Streptococcus pneumoniae* ………… 302
5. *Enterococcus* spp. ………………… 309
6. *Peptostreptococcus* spp. …………… 312
7. *Corynebacterium* spp. ……………… 313
8. *Clostridium* spp. …………………… 315
9. *Moraxella catarrhalis* ……………… 318
10. *Neisseria gonorrhoeae* …………… 320
11. *Acinetobacter* spp. ………………… 322
12. *Haemophilus influenzae* …………… 324
13. *Escherichia coli* …………………… 328
14. *Proteus mirabilis* …………………… 332
15. *Proteus vulgaris* …………………… 333
16. *Klebsiella pneumoniae* …………… 335
17. *Klebsiella oxytoca* ………………… 338
18. *Enterobacter* spp. ………………… 339
19. *Citrobacter* spp. …………………… 341
20. *Serratia* spp. ……………………… 343
21. *Salmonella* spp. …………………… 346
22. *Campylobacter* spp. ……………… 348
23. *Pseudomonas aeruginosa* ………… 350
24. *Stenotrophomonas maltophilia* …… 354
25. *Bacteroides* spp. ………………… 356

1. データの出典
(1) 2011年1月1日から12月31日までの1年間に市立堺病院で実施した一般細菌培養検査で得られた全16,415株を分析した。
(2) 同一患者，同一菌種において感受性パターンを比較し，明らかに同一菌株が繰り返して検査に提出されたと判断したものについては，1株と扱い，重複を避けた。
(3) 市中株と院内株に分けて（株数の少ない菌種については両者を合わせて）分析した。入院後72時間以内の検体から分離された株は市中株として，72時間より後の検体から分離された株は院内株として扱った。
(4) 抗菌薬感受性率をグラフで表わし，推奨される第1選択薬を記載した。併せて，グラム染色での菌形態パターン，臨床上の特徴を記した。

2. データの用い方

この章で示すデータはあくまでも筆者の属する市立堺病院のものである。分離菌の薬剤感受性は医療機関によって異なる（いわゆる"local factor"）ため，あくまでも1つの参考と考えていただきたい。

市立堺病院の薬剤感受性率グラフ（antibiogram）の余白に，読者の施設の感受性率の数値を書き込んで，抗菌薬の選択に活用していただきたい。

耐性菌が増えたとよくいわれる。たしかに一面の事実であろう。しかし，本書初版と第2版の抗菌薬感受性データ（2002年，2011年）を比較してみると，extended-spectrum β-lactamase（ESBL）産生菌の増加とともに大腸菌のセファロスポリン系，キノロン系の感受性が80％程度に低下したこと，Corynebacterium spp. のキノロン耐性が進行したことなどを除けば，抗菌薬選択の決定に影響する大きな変化はなかった。医療機関毎の差異は考慮すべきだが，わが国全体の流れが著しく耐性菌増加の方向に向かっているとは考えにくい。

1 *Staphylococcus aureus*

1 グラム染色での菌形態パターン

グラム陽性球菌・塊状形成＝GPC in cluster
(gram-positive coccus in cluster)

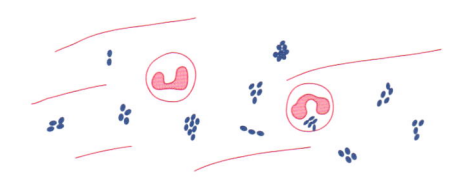

▶ 比較的大きめのグラム陽性球菌がぶどうのように集まる。
▶ 一部，双球状，ごく短い連鎖状を呈する部分もある。
▶ しかし，複数の視野を探せば，必ず塊状に集簇している部分が観察される。

2 定着と感染の鑑別

▶ 喀痰からの分離が多いが，ほとんどが定着（コロニゼーション）である。咽頭ぬぐい液，鼻汁，便からの分離もほとんどすべてが定着である。
▶ 感染か定着かは，①症状，徴候の有無と，②グラム染色によって区別することができる。感染では，多数の白血球とともにGPC in cluster と貪食像が見られる。定着の場合は，白血球が見られないか，見られても白血球周囲に GPC in cluster の像はなく，喀痰では上気道由来の扁平上皮の近傍に観察される。
▶ ただし，気管切開や気管挿管下では，もし中枢気道や軟部組織の局所に感染巣が存在すれば，肺炎でなくても一部にブドウ球菌の貪食像が見られることはよくある。つまり「貪食像＝肺炎」とは限らない。感染症の診断はグラム染色だけでなく，全体像をみて判断する必要がある。

3 臨床上の特徴

- *S. aureus* は，皮膚，鼻腔，咽頭などの常在菌ではなく，"通過菌"である。
- 主に，① 皮膚・軟部組織感染症，② 手術部位感染症，③ 血管カテーテル関連感染症，④ 毒素による食中毒やトキシックショック症候群の原因となる。
- ほか，感染性心内膜炎，骨髄炎などの原因となる。
- *S. aureus* は，肺炎の起炎菌には本来なりにくい細菌である。しかし，抗菌薬を長期連用した後や，気管挿管や気管切開などがあると起炎菌となりうる。なぜなら，① 皮膚や粘膜の損傷，② 人工物の介在に親和性のある微生物だからである。また，*K. pneumoniae* と同様に，糖尿病や肝硬変の患者では肺炎の起炎菌となる。健常者において肺炎の起炎菌となるのは，インフルエンザに続発する場合にほぼ限られる。
- 治療を行ううえでは"しつこく，しぶとい菌"というイメージを持つ必要がある。同じ感染症であっても他の細菌よりも長い治療期間が必要である。
- MRSA の定着（コロニゼーション）は通常治療の対象にならない。
- 2002 年，米国で 2 株の VCM 耐性黄色ブドウ球菌（VRSA）が分離された。これは従来の VISA とは全く異なり，VCM 耐性腸球菌（VRE）の遺伝子を獲得した高度耐性株である。その後の全世界への伝搬が心配されたが，幸いなことに世界で 10 例あまりの報告数にとどまっている（p 390 参照）。

4 *S. aureus* と CNS の鑑別

- *S. aureus* と，コアグラーゼ陰性 staphylococcus（CNS）の鑑別をグラム染色で行うことはできないが，後者は血管カテーテル関連感染症，一部の尿路感染症（*S. saprophyticus* による）以外では起炎菌にはなりにくい。
- 培養を開始した翌日の情報がきわめて有用である。ブドウ球菌の培地上のコロニーは特徴的であり，容易に他の菌種と鑑別でき

る。しかも，*S. aureus* と CNS の鑑別は，溶血性の有無やコアグラーゼ反応などにより，簡単に行うことができる。たいてい，*S. aureus* のコロニーはβ溶血（透明の溶血環），CNS はγ溶血（溶血環なし）である（p 296 参照）。

5 抗菌薬・感受性 （2011 年市立堺病院）

a. 全症例

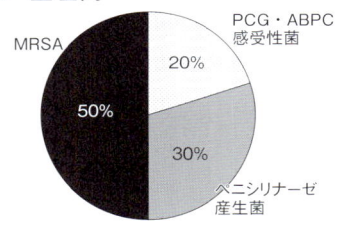

〈MRSA 50%／PCG・ABPC 感受性菌 20%／ペニシリナーゼ産生菌 30%〉

▶ 市立堺病院における MRSA の *S. aureus* 全体に対する比率は，市中と院内を合わせて，全体で"50%"であった。

b. 市中・院内の別

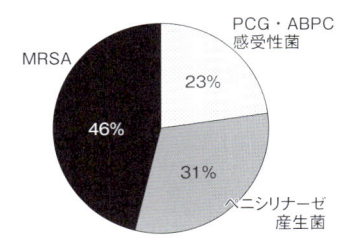

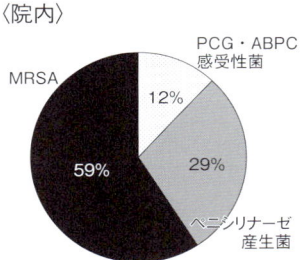

〈市中〉
MRSA 46%／PCG・ABPC 感受性菌 23%／ペニシリナーゼ産生菌 31%

〈院内〉
MRSA 59%／PCG・ABPC 感受性菌 12%／ペニシリナーゼ産生菌 29%

▶ 市立堺病院では，入院患者から得られた *S. aureus* の MRSA 分離率は"59%"（2002 年：58%）であった。
▶ 一方，市中での MRSA 分離率は"46%"（2002 年：34%）であった。残念ながら，市中での MRSA の蔓延は無視できないレベルにまで達している。急性期病院では平均入院日数が短くなり，以前であれば入院を継続したはずの患者が早期退院する傾向にあることも，市中株の MRSA 分離率が院内株の数値に近づいた一因と考えられる。健常な小児の伝染性膿痂疹などから，いきなり MRSA が分離されるケースも多い。

- 2011年の厚生労働省院内感染対策サーベイランス（JANIS）のデータによると院内株において *S. aureus* 全体に対する MRSA の分離率は55%であった。
- MRSA と CEZ 耐性 *S. aureus* は，臨床的にはほぼ同義と考えてよい。逆に MSSA はすべて CEZ 感受性である。
- オキサシリン（MPIPC）耐性であれば，その *S. aureus* 株は MRSA であり，いくら *in vitro* の感受性検査でペニシリン系やセファロスポリン系などに感受性（＝S）の結果が出たとしても，実際には耐性である。このような場合，CLSI（臨床検査標準協会）は，ペニシリン系やセファロスポリン系にすべて耐性（＝R）と記載して検査結果を戻すように推奨している。万一，MRSA であるにもかかわらず，ペニシリン系やセファロスポリ

a. MSSA

薬剤感受性：□S ■I ■R （計300株）

PCG：ペニシリンG　CTM：パンスポリン　CLDM：ダラシン　VCM：バンコマイシン
ABPC：ビクシリン　GM：ゲンタシン　ST：バクタ
CEZ：セファメジン　MINO：ミノマイシン　LVFX：クラビット

b. MRSA

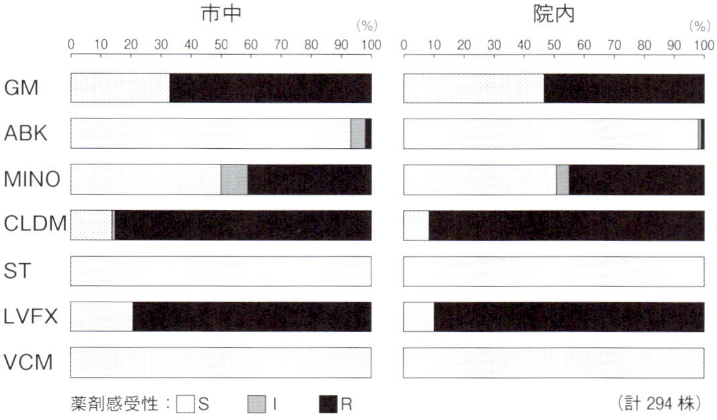

GM：ゲンタシン　ABK：ハベカシン　MINO：ミノマイシン　CLDM：ダラシン　ST：バクタ　LVFX：クラビット　VCM：バンコマイシン

ン系に感受性（＝S）との記載があった場合でも，*in vivo* では耐性であり，用いてはならない。

- グラフにはないが，SBTPC（ユナシン），CVA / AMPC（オーグメンチン）は，MSSA に対しては効力があると考えてよい。
- CLDM（ダラシン）や LVFX（クラビット）はかつては MRSA に対してある程度の感受性率を保っていたが，いまやほとんどが耐性であり，用いることができない。

6 抗菌薬の選択

a. 外来患者あるいは基礎疾患のないとき

- MRSA である可能性は比較的低い。
- 軽～中等症であれば，まず MSSA を対象とした抗菌薬で治療を開始してよい。

内服：CEX（ケフレックス），SBTPC（ユナシン），CLDM（ダラシン），MINO（ミノマイシン）

注射：CEZ（セファメジン），ただし，重症例では VCM（バンコマイシン）などの抗 MRSA 薬で開始する。

b. 入院患者，他施設からの転院，基礎疾患，近い過去に入院歴や抗菌薬使用があるとき

- ▶ MRSA である可能性が高い。MRSA を想定して治療を開始する。
  VCM（バンコマイシン）
  すでに腎機能低下が存在するときは TEIC（タゴシッド），DAP（キュビシン）を選択する。
- ▶ b. の患者から得られた検体のグラム染色像で，もし GPC-cluster のパターンが見られたら，不用意に CEZ（セファメジン）や SBT / ABPC（ユナシン S）で治療を開始してはならない。疫学的に MRSA 分離率が約 60％ に達するのであるから，MRSA に有効な薬剤を最初から用いるべきである。この場合に，はじめから VCM（バンコマイシン）などの抗 MRSA 薬を開始することは "適切な選択" であって，決して乱用ではない。
- ▶ 培養途中でも検査室に足を運び，あるいは電話をして，できるだけ早く感受性試験の結果を知るよう努力することが重要である。

c. 重症の MRSA 感染症の場合

- ▶ 抗 MRSA 薬の種類が増えて選択肢が少しだけ広くなった。
- ▶ 主軸となる抗菌薬は VCM（バンコマイシン），TEIC（タゴシッド），DAP（キュビシン）であり，切り札として LZD（ザイボックス）がある。
- ▶ 補助薬として ABK（ハベカシン），RFP（リファンピシン），MINO（ミノマイシン），ST 合剤（バクタ）がある。
- ▶ TGC（タイガシル）も MRSA に有効だが，わが国では保険適用外である。
- ▶ 重症例で VCM を用いる場合は，AUC / MIC＞400 となるよう，薬剤師に相談し，シミュレーションソフトを用いて投与設計を行う。結果として，たいていトラフ値は 15〜20 μg / ml を狙うこととなる。
- ▶ 近年，MRSA に対する VCM の MIC 上昇（いわゆる "MIC creep"）が話題となっているが，MIC 値は検査方法によって大きく影響を受ける。もし読者の施設において MIC≧2 μg / ml の MRSA 株の比率が MRSA 全体の 10％ を越える場合は，「濁度計を用いた菌液の調整をしていますか？」とぜひ細菌検査室に尋ね

てほしい。この調整が行われていない場合，MIC＝1 μg / ml の株の多くが，誤って MIC≧2 μg / ml の数値を示してしまう。また，もし分離株の MIC 値が高くても臨床的に有効であれば，VCM を続行しても構わない（p 390 参照）。
▶ TEIC は添付文書どおりの loading では早期に有効域に達しないので，初期投与に工夫を要する（p 392 参照）。
▶ DAP は多くの感染症において VCM への非劣性が示されている。血流感染症や複雑性皮膚軟部組織感染症では有力な選択肢となる。ただし，最大の注意点＝"肺炎に無効"であることを忘れない（p 394 参照）。
▶ LZD（ザイボックス）は切り札である。かつ著しく高価である。安易に選択しない（p 16, p 393 参照）。
▶ VCM と RFP の併用は，エビデンスとして確立はしていないが，骨髄炎，人工関節感染症，膿瘍などでよく行われる。
▶ VCM と CLDM の併用，VCM と LZD の併用は行わない。CLDM や LZD が VCM の効果を減弱させるためである。
▶ 人工関節の感染症では注射薬による治療の後，RFP，MINO，ST 合剤の内服薬などを組み合わせてつなぐ方法があるが，重症の急性期にこれらを併用する意義については不明である。
▶ 治療に難渋した再燃を繰り返した骨髄炎において DAP，VCM，RFP の 3 剤併用により治癒したという症例報告がある。ただし，標準の治療法として確立していない。

● 文献

1. Liu C, et al: Clinical practice guidelines by the Infectious Diseases Society of America for the treatment of methicillin-resistant *Staphylococcus aureus* infections in adults and children. Clin Infect Dis 52; 1-38, 2011
2. Deresinski S: Vancomycin in combination with other antibiotics for the treatment of serious methicillin-resistant *Staphylococcus aureus* infections. Clin Infect Dis 49; 1072-1079, 2009
3. Antony SJ: Combination therapy with daptomycin, vancomycin, and rifampin for recurrent, severe bone and prosthetic joint infections involving methicillin-resistant *Staphylococcus aureus*. Scand J Infect Dis 38; 293-295, 2006

2 Coagulase-negative staphylococci (CNS)

1 グラム染色での菌形態パターン

グラム陽性球菌・塊状形成＝GPC in cluster
(gram-positive coccus in cluster)

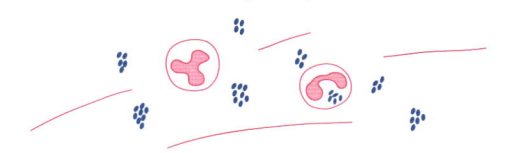

- 特徴は，S. aureus と同様。
- グラム染色で S. aureus との区別はできない。
- 視野によっては，双球状，連鎖状に見えるところもあるので，注意が必要である。

2 臨床上の特徴

- 皮膚の常在菌である。
- 尿からの分離が多いが，尿道には皮膚とほぼ同様の細菌が常在しており，尿は検体として決して無菌ではないからである。CNSのうち，S. saprophyticus は，単純性尿路感染症の原因の上位を占める。
- グラム染色では S. aureus との区別はできないが，培養開始翌日には，コアグラーゼ反応，溶血性，コロニーの性状により，容易に鑑別できる。

	コアグラーゼ	溶血性	コロニー周囲の溶血環の色
S. aureus	（＋）	β 溶血	透明
CNS	（−）	γ 溶血	溶血なし

- 感染症の原因となることは少ない。起炎菌となるのは，主に以下の3つの場合である。

① 血管カテーテル由来感染症
② 尿路感染症
（*S. saprophyticus* は単純性尿路感染症の上位を占める）
③ きわめて稀だが，免疫能低下の患者における肺炎など
▶ 表皮ブドウ球菌などの CNS は皮膚の常在菌であり（因みに *S. aureus* は通過菌である），もともと皮膚軟部組織感染症を惹き起こしやすい細菌ではないため，CNS による中心カテーテル関連感染症やポート感染症においては，刺入部やポート埋め込み部の炎症所見（発赤，腫脹，熱感，膿など）を欠くことが多い。
▶ 血液培養ではコンタミネーションとして扱われやすいが，2 セット以上から分離されれば，起炎菌と考えて治療する。
▶ メチシリン耐性コアグラーゼ陰性ブドウ球菌（MRCNS）
 ・ MRSA と同様に，mecA 遺伝子を持つ。
 ・ 意外に思えるかもしれないが，*S. aureus* よりもメチシリン耐性率が高い。CNS の約 80％ がメチシリン耐性である。

3 抗菌薬・感受性（2011 年市立堺病院）

▶ 次頁グラフ参照。
▶ 実に，市中株の 60％，院内株の 80％ がメチシリン耐性である。すなわち，CNS の多くの株がペニシリン系，セファロスポリン系，カルバペネム系に耐性であることを忘れない。
▶ 幸い，VCM（バンコマイシン）耐性株はない。

4 抗菌薬の選択

▶ MRCNS が大多数であるから，CNS を疑ったら CEZ（セファメジン）や SBT / ABPC（ユナシン S）を第 1 選択薬としてはならない。当然ながら，IPM/CS（チエナム），MEPM（メロペン）などのカルバペネム系も MRCNS に対しては全く効果を示さない。
　内服：MINO（ミノマイシン），CLDM（ダラシン），ST 合剤（バクタ）
　注射：VCM（バンコマイシン）などの抗 MRSA 薬
▶ 免疫能低下患者，手術後などでは，迷わず，以下。
　注射：VCM（バンコマイシン）などの抗 MRSA 薬
▶ 血管内カテーテル関連感染症では，CNS，*S. aureus* が上位 2 つ

	市中	院内

薬剤感受性: □S ■I ■R　　　　　　　　　　　　　　（計160株）

PCG: ペニシリンG　CTM: パンスポリン　CLDM: ダラシン　VCM: バンコマイシン
ABPC: ビクシリン　GM: ゲンタシン　ST: バクタ　MPIPC: オキサシリン
CEZ: セファメジン　MINO: ミノマイシン　LVFX: クラビット

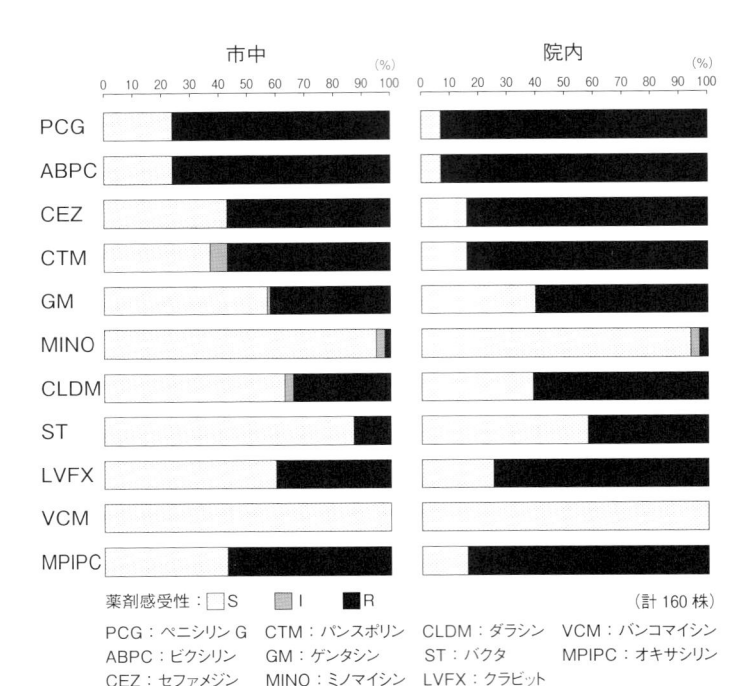

を占めるが，入院患者であれば，市立堺病院ではメチシリン耐性率はそれぞれ84％，59％である。empiric治療の場合，グリコペプチド系などの抗MRSA薬を選択せざるを得ない。

3 Streptococcus spp.

1 グラム染色での菌形態パターン

グラム陽性球菌：連鎖形成＝GPC in chain
　　　　　　　　　　　　（gram-positive coccus in chain）
または，双球状＝GPDC（gram-positive diplo-coccus）

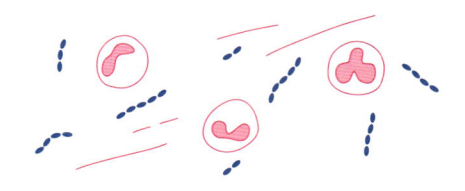

▶ 連鎖の部分もあれば，双球状の部分もある。
▶ 連鎖が長ければ，連鎖球菌である可能性が高いが，グラム染色のみで，肺炎球菌と連鎖球菌を鑑別しない方が安全である。

2 臨床上の特徴

a. α溶連菌

▶ *S. sanguis*，*S. mitis*，*S. mutans* などの菌種で構成される上気道の常在菌である。血液寒天培地上で集落（コロニー）の周囲に緑色の溶血環（α溶血）を形成するために，緑連菌（*S. viridans*）と総称される。
▶ 亜急性細菌性心内膜炎の最も一般的な原因菌である。
▶ ペニシリン耐性はまず考えなくてよい。
▶ 細菌性心内膜炎のときは，PCG（ペニシリンG）の MIC 測定が必須である。単に，感受性（S）を確認するだけではいけない。

b. A群β溶連菌（*S. pyogenes*）

▶ 急性咽頭炎，皮膚感染症（せつ，よう，丹毒，猩紅熱）のほか，敗血症などの原因となる。その感染後に，急性糸球体腎炎，リウ

マチ熱を合併することがある（p 71 参照）。
▶ 小児の咽頭炎の 15〜30%，成人の 5〜10% の原因である。鼻炎症状，咳嗽を欠くことがウイルス性上気道炎でなく，この起炎菌を疑う手がかりになる。迅速キットの感度は＞90% と高い。
▶ 劇症型 A 群溶連菌感染症の起炎菌でもある。

c. *S. milleri* group（*S. anginosus* group）
▶ ヒト口腔内の常在菌である。
▶ *S. anginosus*，*S. intermedius*，*S. constellatus* の総称であり，培地上の溶血性も，α，β，γ溶血すべてありうる。
▶ 口腔内感染症や細菌性心内膜炎のほか，かつてはないと考えられていた下気道感染，とくに誤嚥性肺炎，肺化膿症，膿胸の原因菌として注目されている。

3 抗菌薬・感受性 （2011 年市立堺病院）

市中 / 院内 感受性グラフ

薬剤感受性：□S ▨I ■R　（計 245 株）
PCG：ペニシリン G　CTX：セフォタックス　EM：エリスロマイシン
ABPC：ビクシリン　CLDM：ダラシン

▶ PCG（ペニシリン G），ABPC（ビクシリン）への感受性は良好で，外来，入院ともに 98〜100% である。
▶ グラフにはないが，CEZ（セファメジン）も，感受性と考えてよい。
▶ 幸い，*S. pneumoniae* とは異なり，マクロライド系の感受性がある程度（60〜70%）保たれている。

4 抗菌薬の選択

- 内服：AMPC（サワシリン），CAM（クラリシッド，クラリス）〔ペニシリン・アレルギー（＋）のとき〕
- 注射：PCG（ペニシリンG），AZM（ジスロマック）〔同上〕
- 古い薬剤で十分治療できる。いま肺炎球菌や連鎖球菌にも強い呼吸器感染症用のキノロンが発売されているが，あえて用いる理由がない。
- A群β溶連菌咽頭炎の場合，リウマチ熱の予防のために，10日間治療する。一方，急性糸球体腎炎の予防効果の有無は不明である。
- 劇症型A群溶連菌感染症では，大量のPCG（ペニシリンG）とCLDM（ダラシンS）の投与，早期の壊死部切開除去が肝要である。
- 細菌性心内膜炎の場合

    ① MIC≦0.12 μg／ml
    (a) PCG 1,200〜1,800万単位，持続または分4〜6，4週間
    (b) CTRX（ロセフィン）2 g，分1，4週間
    (c) (a)または(b)，2週間に加えて，GM（ゲンタシン）3 mg／kg，分1，2週間

    ② 0.12＜MIC＜0.5 μg／ml
    (a) PCG 2,400万単位，持続または分4〜6，4週間，または
    (b) CTRX（ロセフィン）2 g，分1，4週間
    上記のいずれかに加えて，
    GM（ゲンタシン）3 mg／kg，分1，2週間

    ③ 0.5 μg／ml≦MIC
    (a) ABPC（ビクシリン）12 g，分4〜6，4〜6週間，または
    (b) PCG 1,800〜3,000万単位，持続または分6，4〜6週間
    上記のいずれかに加えて，
    GM（ゲンタシン）3 mg／kg，分3，4〜6週間

- PCGに対するMICの測定が必須である。単に通常の感受性（S）を確認するだけではいけない（p 132参照）。
- 細菌性心内膜炎において，アミノグリコシド系が1日1回投与法でよいかどうかは未だ確立していない。（p 133 Memo 参照）

4 *Streptococcus pneumoniae*

1 グラム染色での菌形態パターン

グラム陽性双球菌＝GPDC（gram-positive diplo-coccus）

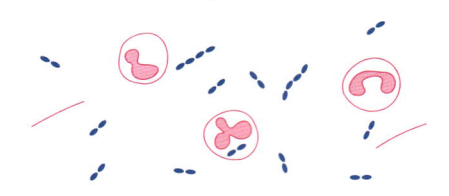

- 楕円形の球菌が"縦"に（直列に）並ぶ。
- 連鎖を形成している部分もある。
- グラム染色のみで，連鎖球菌と鑑別することは，overdiagnosis となる。
- 強拡大（×1,000）で，10組以上のGPDCが存在すれば，肺炎球菌である確率は，90％以上である。
- ムコイド型肺炎球菌は形状が完全に異なる。団子状で，周囲にピンク色のムコイドの層が存在する（アトラス p 16 参照）。

2 臨床上の特徴

- 市中肺炎では，*H. influenzae* と並ぶ主要起炎菌である。
- 高齢者ではとくに多く，しばしば致死的となる。
- ほか，中耳炎，副鼻腔炎，髄膜炎，心内膜炎，特発性細菌性腹膜炎などの原因にもなる。
- 摘脾患者では重症化しやすい。劇症摘脾後感染症（overwhelming postsplenectomy infection：OPSI）は致死率が高い（後述）。

a. 肺炎球菌肺炎
- たいてい急性発症であり，患者は，初発症状の現れた時間（「何時何分ごろ」などと）まで覚えていることがある。

- 発病初期に，悪寒，戦慄，発熱，乾性咳嗽，胸痛などを認める。戦慄は"1回のみ"であるのが特徴である。胸痛は自然気胸と鑑別が必要なことすらある。
- 始めは乾性咳嗽だが，6～24時間で膿性痰を認めるようになる。
- 胸部X線：consolidation（+）の肺胞性肺炎（とくに大葉性）パターンが典型的だが，実際には気管支肺炎のことも多い。
- 肺の聴診では，pan-inspiratory cracklesを聴取する。
- 良質喀痰のグラム染色は，培養よりも診断的価値が高い。グラム染色で明らかに肺炎球菌肺炎と診断されたケースでも，培養陽性率は，53～55%にすぎない。
- 血液培養の陽性率が，20～30%と高い。
- 尿中抗原は感度70%にとどまり，重症でも陰性のことがある。また最長12週間，陽性が持続するため，解釈に注意を要する。
- 老人では，上記の特徴を欠く場合も少なくない。

b. ペニシリン耐性肺炎球菌

- 2008年，臨床検査標準協会（Clinical and Laboratory Standards Institute：CLSI）の肺炎球菌に対するPCG感受性の判定基準が変更された。
- 注射薬を用いる場合と内服薬を用いる場合の2つに分けて判定基準が設けられ，さらに注射薬の場合は髄膜炎とそれ以外（肺炎など）に分けられた。
- ペニシリン系の喀痰移行は良好であり，肺炎では，旧基準でペニシリン耐性肺炎球菌と判定されていた株も，新基準では注射用ペニシリン（PCGやABPC）を用いればほぼ100%がペニシリン感受性となる（p 306参照）。内服でもAMPC（サワシリン）高用量であれば治療可能である（p 96参照）。
- 肺炎の場合，旧基準でペニシリン耐性肺炎球菌と判定されても実際には十分量のペニシリンが奏効するという臨床上の実感があったが，この改定によって，検査と臨床の溝がなくなり，肺炎球菌とペニシリンの関係がすっきり整理されたと言える。
- 逆に，髄膜炎では新基準ではより感受性「S」の判定が厳しくなった。

表 11-1　肺炎球菌に対する PCG 感受性判定基準の変更

旧基準	S	I	R
すべての株	≦0.06	0.12〜1	2≦

新基準	S	I	R
ペニシリン（注射による治療）			
髄膜炎	≦0.06	—	0.12≦
髄膜炎以外（肺炎など）	≦2	4	8≦
ペニシリン（内服による治療）	≦0.06	0.12〜1	2≦

（μg/ml）

▸ 第 1〜2 世代セファロスポリン系は臨床的にも無効である。一方，第 3 世代セファロスポリン系は有効である。

	PCG, ABPC	CEZ	CTM	CTX	VCM
PSSP	○	○	○	○	○
PISP, PRSP	表 11-1 参照	×	×	○	○

○有効　×無効
PSSP：ペニシリン感受性肺炎球菌，PISP：ペニシリン低感受性肺炎球菌
PRSP：ペニシリン耐性肺炎球菌

▸ 耐性メカニズムは，MRSA，BLNAR と同様に PBP の親和性の変化である。βラクタマーゼ産生株，VCM 耐性株は今のところ報告されていない。
▸ 肺炎の重症度とペニシリン耐性の程度は相関しない。肺炎球菌肺炎で死亡する場合は，耐性が強いためではなく，疾病そのものの強さによる。

c. 劇症摘脾後感染症（overwhelming postsplenectomy infection：OPSI）

▸ 摘脾後，小児の 4.4％，成人の 0.9％ に発生しうる。致死率 50〜70％ と高い。
▸ 摘脾から OPSI 発症までは最短で 1 カ月以内，中央値は約 2 年だが，発症リスクは生涯続く。
▸ OPSI では血中の菌量が非常に多いために，buffy coat（血液を遠

心したとき赤血球層と血漿との間に存在する薄い層＝濃縮された白血球と血小板を含む）をグラム染色すると肺炎球菌を確認できることがある。
- 摘脾手術を予定する患者では，2週前までに肺炎球菌ワクチン接種を済ませておくのが望ましい。

d. LVFX耐性（キノロン耐性）肺炎球菌（LRSP）
- 現在，わが国では肺炎球菌の約1～2％がキノロン耐性である。
- PRSPとLRSPは耐性メカニズムが異なるので，LRSPであってもPCG感受性の場合があり，その逆もある。
- LRSPの危険因子は，①COPD，②院内肺炎，③長期療養施設，④過去1年間でのキノロン系薬投与歴，などである。
- PRSPの増加が必要以上に強調されて，医師の間にキノロン系薬を乱用する傾向が見られるが，残念なことである。将来，LRSPを増加させる結果を招いてしまうおそれがある。
- LRSPを蔓延させないためには，肺炎球菌肺炎の治療は中等量以上のペニシリン系で行うことが肝要である。例外は，①髄膜炎，②高度耐性PRSP（きわめて稀），である。

e. 肺炎球菌ワクチン（成人用23価）（ニューモバックスNP）
- 23価のワクチンである。肺炎球菌感染症の約90％の原因となる23種類の血清型をカバーする。予防効果は約70％。
- 商品名のNPは"new process"の頭文字でBSEのリスクのあるウシ材料を使用していないことを示している（添付文書から）。
- 有効性が高い。摘脾後，糖尿病，肝硬変，慢性心不全，COPD，腎不全，ネフローゼ症候群などの患者のほか，65歳以上のすべての人を対象に接種が推奨される。一方，わが国での保険適用は，今も脾臓摘出後の患者に限られている。
- とくに摘脾患者では劇症摘脾後感染症（OPSI）の予防のため，ワクチン接種が必須である。
- 安全性は高い。副作用は局所の炎症反応など軽いものがほとんどであり，アナフィラキシーは3例/400万例ときわめて稀である。
- 約5年間効果が持続する。5年経過したら再接種する。わが国で

も 2009 年に再接種が認可され，他のワクチンとの同時接種も認められた。接種回数は，米国では 1 回のみ認可，欧州では 3 回以上，5 年毎の繰り返しが可能，わが国の添付文書（2009 年）では 3 回以上の接種の可否については記載そのものがない。もし 5 年以内に再投与すると，50% に局所反応が現れる。

f. 肺炎球菌ワクチン（小児用 7 価，13 価）（プレベナー）

- ▶ 7 価ワクチンは乳幼児の髄膜炎が主な対象である。
- ▶ 成人用 23 価ワクチンは小児では免疫獲得が弱く，適応外である。
- ▶ 蛋白や金属を加えて改良が加えられ，2000 年欧米で導入，わが国では 2010 年に認可された。
- ▶ カバー率：60〜80%。重症肺炎球菌感染症が 94% 減少したとの報告がある。
- ▶ さらに 2013 年 11 月，13 価ワクチンに切り替えとなった（カバー率：80〜90%）。

3 抗菌薬・感受性 （2011 年市立堺病院）

- ▶ 次ページの抗菌薬感受性グラフ（市立堺病院 2011 年）は旧基準（新基準では内服薬治療の場合）に基づいて表している。
- ▶ このグラフ（次ページ）の市中株のペニシリン感受性を新基準の 3 分類にしたがって描き直してみると，① 非髄膜炎（肺炎など）をペニシリン注射薬で治療する場合，② 髄膜炎をペニシリン注射薬で治療する場合，③ 内服薬を用いて治療する場合（旧基準

肺炎球菌（市中株）のペニシリン G 感受性：3 つの場合

① 肺炎など（非髄膜炎）：注射薬使用
② 髄膜炎：注射薬使用
③ 内服薬による治療

薬剤感受性：□S ■I ■R （計 302 株）

と同じ),の3つのグラフとなる。
- 肺炎を注射用ペニシリンで治療する場合は,ペニシリン耐性肺炎球菌 (PRSP) は存在せず,中間 (PISP) がわずか2%あるのみで,ほぼ全てが感受性菌 (PSSP) であることがわかる。逆に,抗菌薬の移行が不良な髄膜炎の場合はPRSPが50%を占める。とくに髄膜炎の場合,耐性率は"local factor"に大きく左右されるので,読者はぜひ自施設でのデータを確認いただきたい。
- 残念ながら,EM (エリスロマイシン) 耐性株が約80%に達する。大切な情報だが,EM耐性株はCAM (クラリシッド,クラリス) やAZM (ジスロマック) にも耐性である。ただし,16員環のJM (ジョサマイシン) は感受性を示すことが多い。

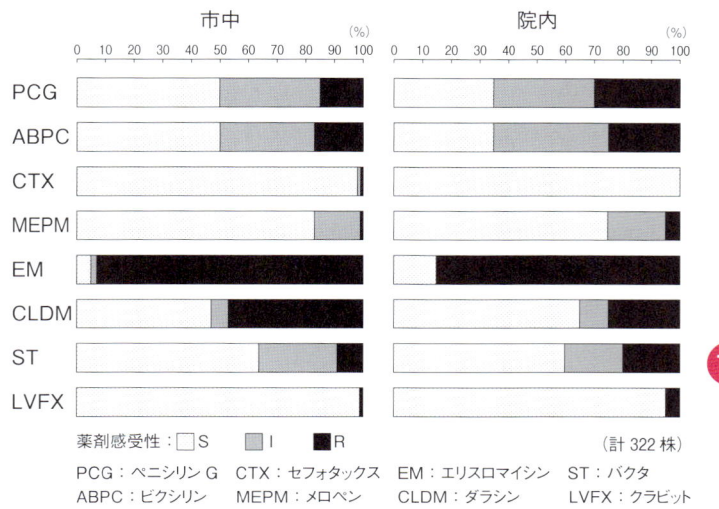

薬剤感受性:□S ■I ■R　　　　　　　　　　　　　(計322株)

PCG:ペニシリンG　CTX:セフォタックス　EM:エリスロマイシン　ST:バクタ
ABPC:ビクシリン　MEPM:メロペン　CLDM:ダラシン　LVFX:クラビット

4 抗菌薬の選択

- ① ペニシリンの移行のよい肺炎など (非髄膜炎) と,② 移行の悪い髄膜炎を分けて考える。

> 肺炎など（非髄膜炎）
>   内服：AMPC（サワシリン）（p 96 参照）
>   注射：PCG（ペニシリンG）中等量：200万単位，1日4～6回
> 髄膜炎
>   注射：VCM（バンコマイシン） ＋ CTRX（ロセフィン）（p 57 参照）

▶ 初期治療においてキノロン系薬は推奨しない。理由は以下の3点である。
  ① 抗菌スペクトラムが広すぎる
  ② 乱用するとPRSP，LRSPが増える
  ③ MIC≧4 μg/ml の株（極めて稀）のために温存しておく
▶ VCM（バンコマイシン）も，肺炎球菌肺炎にルーチンに用いるべきではない。
▶ 細菌性髄膜炎では初期治療に用いる抗菌薬リストにVCMを含めるべきである。

●文献

1. Rein MF, et al: Accuracy of gram's stain in identifying Pneumococci in sputum. JAMA 239; 2671-2673, 1978
2. Connor EB: The nonvalue of sputum culture in the diagnosis of Pneumococcal pneumonia. Am Rev Resp Dis 103; 845-848, 1971
3. 宮城征四郎：ベッドサイド呼吸器病学（1）－問診と生命徴候．medicina 26；2298-2299，1989
4. 喜舎場朝和，他：成人の肺炎球菌性菌血症33例について．現代の診療25；937-943，1983
5. Weinstein MP, et al: Rationale for revised penicillin susceptibility breakpoints versus Streptococcus pneumoniae: coping with antimicrobial susceptibility in an era of resistance. Clin Infect Dis 48; 1596-1600, 2009
6. Brigden ML, et al: Prevention and management of overwhelming postsplenectomy infection－An update. Crit Care Med 27: 836-842, 1999
7. Bisharat N, et al: Risk of infection and death among post-splenectomy patients. J Infect 43: 182-186, 2001
8. 相馬真恵美，他：レボフロキサシン耐性肺炎球菌の疫学調査．感染症誌83；113-119，2009

5 *Enterococcus* spp.

1 グラム染色での菌形態パターン

グラム陽性球菌・連鎖形成＝GPC in chain
　　　　　　　　　　　　（gram-positive coccus in chain）

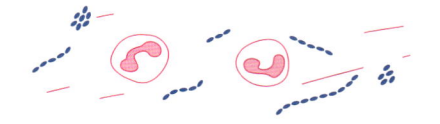

- グラム染色パターンは，連鎖球菌と同様である。
- 一部に集簇するパターン（GPC in cluster）が見られることがある。ただし，ブドウ球菌ほどには密集しない（ブドウ球菌では菌が隙間なく密に集簇するが，腸球菌では菌と菌の間に間隙があり，背景を垣間見ることができる）。

2 臨床上の特徴

- 腸管の常在菌の1つであり，いきなり起炎菌となることは少ない。
- 臨床での分離頻度は，*E. faecalis*：*E. faecium*：他＝7：2：1
- 薬剤感受性に際立った特徴がある。
  - セファロスポリン系は，第1, 2, 3, 4世代"すべて無効"である。
  - *E. faecalis* は，PCG（ペニシリンG）やABPC（ビクシリン）など，ペニシリン系が奏効する。
  - *E. faecium* は，ペニシリン系に自然耐性があり，IPM／CS（チエナム）耐性株も多い。
  - VRE（バンコマイシン耐性腸球菌）はたいてい，*E. faecium* である。幸い，わが国では欧米に比べて分離数が少ない。2010年の症例数はわが国全体で120例であった。

3 抗菌薬・感受性 （2011年市立堺病院）

▶ E. faecalis, E. faecium は薬剤感受性が著しく異なる。

a. E. faecalis

市中 / 院内の薬剤感受性グラフ（％）

対象薬剤：PCG, ABPC, EM, MINO, LVFX, IPM/CS, VCM

薬剤感受性：□S ■I ■R　（計176株）

- PCG：ペニシリンG
- ABPC：ビクシリン
- EM：エリスロマイシン
- MINO：ミノマイシン
- LVFX：クラビット
- IPM/CS：チエナム
- VCM：バンコマイシン

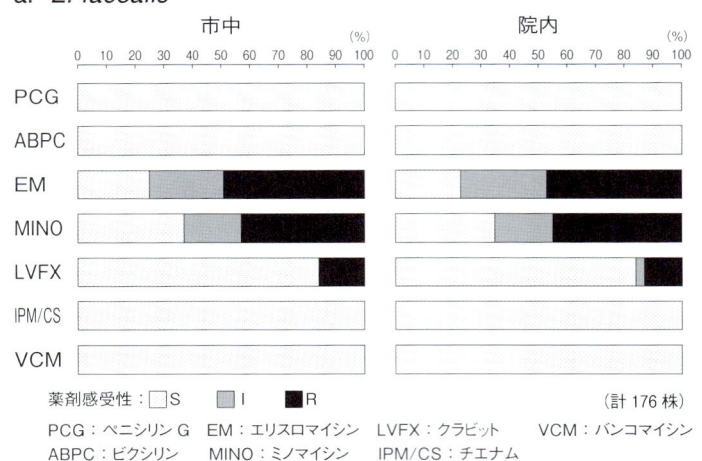

▶ セファロスポリン系すべてが耐性であるので，グラフからは省略した。
▶ 市中株，院内株ともに，ペニシリン系が良好な感受性を示す。
▶ 以下の薬剤については，in vitro の検査で MIC 値が得られても，S, I, R の解釈は行わないことが推奨されている。in vitro, in vivo の反応に乖離が存在するからである。

	市中株 MIC 値(μg/ml)					院内株 MIC 値(μg/ml)				
GM（ゲンタシン）	1≦ 1	2 1	4 3	8 12	8< 83(%)	1≦ 0	2 0	4 1	8 8	8< 66(%)
CLDM（ダラシン）	0.5≦ 1				2< 99(%)	0.5≦ 0				2< 100(%)
ST（バクタ）	1≦ 86				2< 15(%)	1≦ 87				2< 13(%)

b. *E. faecium*

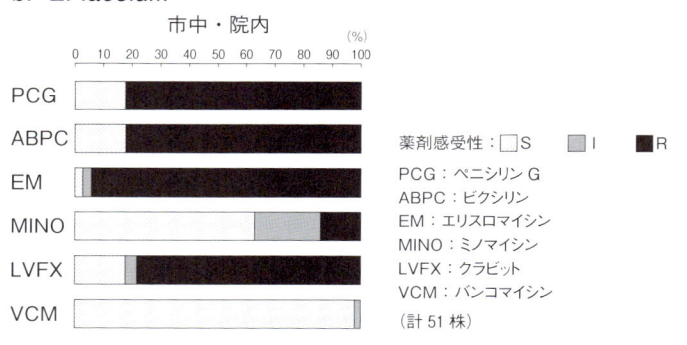

市中・院内

薬剤感受性：□S　■I　■R

PCG：ペニシリン G
ABPC：ビクシリン
EM：エリスロマイシン
MINO：ミノマイシン
LVFX：クラビット
VCM：バンコマイシン

（計 51 株）

- *E. faecalis* 同様，セファロスポリン系はすべて無効である。
- ペニシリン系はほぼ無効である。
- キノロン系，カルバペネム系も，あまり期待できない。
- MINO（ミノマイシン）や VCM（バンコマイシン）などを選択する。

	市中／院内株 MIC 値(μg／ml)				
GM （ゲンタシン）	1≦ 0	2 4	4 4	8 18	8< 74(%)
CLDM （ダラシン）	0.5≦ 6			2 2	2< 92(%)
ST （バクタ）	1≦ 35				2< 65(%)

4 抗菌薬の選択

- *E. faecalis*：PCG（ペニシリン G），ABPC（ビクシリン）
- *E. faecium*：MINO（ミノマイシン），VCM（バンコマイシン）
- セファロスポリン系は，第 1，2，3，4 世代すべて無効である。用いてはならない。
- VRE（VCM 耐性腸球菌）：quinupristin／dalfopristin（シナシッド）

6 *Peptostreptococcus* spp.

1 グラム染色での菌形態パターン

グラム陽性球菌・連鎖形成＝GPC in chain
　　　　　　　　　　　　　(gram-positive coccus in chain)
または双球状＝GPDC (gram-positive diplococcus)

2 臨床上の特徴

- 口腔，腸管，腟，などに常在する嫌気性グラム陽性球菌である。
- 嫌気性グラム陽性球菌の中で，臨床上重要であるのはこれだけと考えてよい。
- 市中の誤嚥性肺炎における3大起炎菌の1つ (p 110参照)。
  ① *Peptostreptococcus* spp.　② *Fusobacterium nucleatum*
  ③ *Prevotella melaninogenica*
- PCG (ペニシリンG) が第1選択薬である。

3 抗菌薬・感受性 (2011年市立堺病院)

市中・院内

- 市立堺病院では全16株 ABPC (ビクシリン) に100%感受性である。

薬剤感受性：☐S ■I ■R
ABPC：ビクシリン　CLDM：ダラシン
CMZ：セフメタゾン　MINO：ミノマイシン
EM：エリスロマイシン

(計16株)

4 抗菌薬の選択

- 内服：PCG (バイシリンG)，AMPC (サワシリン)
- 注射：PCG (ペニシリンG)，ABPC (ビクシリン)

7 *Corynebacterium* spp.

1 グラム染色での菌形態パターン

グラム陽性桿菌＝GPR（gram-positive rod）

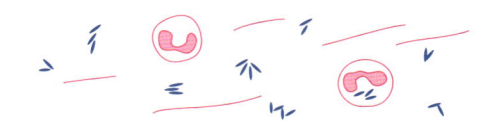

- 数個が集まって，柵状あるいはバナナの房状のように見える。
- アルファベットのV，M，Wのように見えたりもする。

2 臨床上の特徴

- ジフテリア菌（*C. diphtheriae*）と他の*Corynebacterium*に分けられる。
- 後者は皮膚，上気道の常在菌であり，以前は培養で分離されても病原性はないと考えられていたが，1980年代から，重篤な疾患の原因になりうることが知られるようになった。
- 血液培養で認められるときは，コンタミネーションの場合が多いが，真の起炎菌であることもある。
- カテーテル感染症，心内膜炎，髄膜炎，肺炎などの原因となりうる。

3 抗菌薬・感受性 （2011年市立堺病院）

- 市中株と院内株で抗菌薬感受性が著しく異なる点が重要である。
- 市中株では，ペニシリン系，セファロスポリン系が比較的感受性が高く74〜79％を示す。
- 一方，院内株では，ペニシリン系，セファロスポリン系に感受性を示す株は20〜30％に過ぎない。LVFX（クラビット）耐性株は87％にも及ぶ。

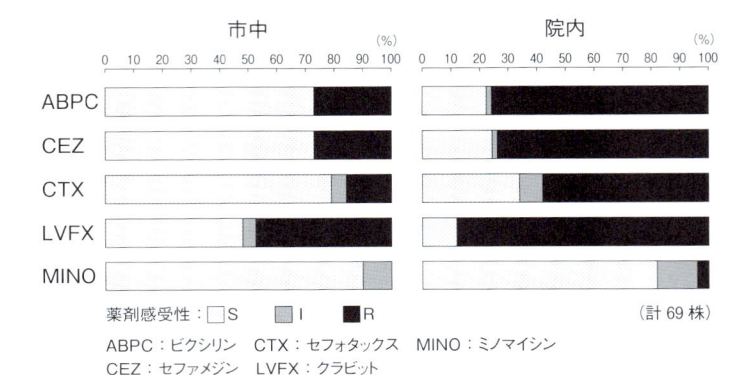

	市中 (%)	院内 (%)
ABPC		
CEZ		
CTX		
LVFX		
MINO		

薬剤感受性：□S ■I ■R　　　　　　　　　　　　　　　　（計69株）

ABPC：ビクシリン　CTX：セフォタックス　MINO：ミノマイシン
CEZ：セファメジン　LVFX：クラビット

4 抗菌薬の選択

▶ 市中感染症の場合，軽〜中等症ならばPCG（ペニシリンG）。
▶ 院内株は感受性結果を見て抗菌薬を選択する。MINO（ミノマイシン）は選択肢のひとつである。
▶ 高度耐性株はキノロン系にさえ耐性を示す。VCM（バンコマイシン）などの抗MRSA薬を選択せざるをえない（保険適用外）。

8 Clostridium spp.

1 グラム染色での菌形態パターン

グラム陽性桿菌＝GPR (gram-positive rod)

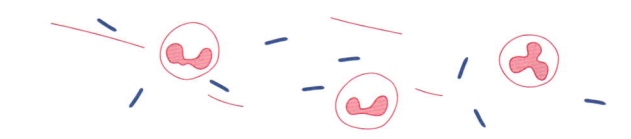

2 臨床上の特徴

▶ 嫌気性グラム陽性桿菌である。以下の5種が重要である。

a. *C. difficile*
▶ 抗菌薬起因性の下痢（大腸炎を伴わないもの）の20%の原因でもある。単なる定着（コロニゼーション）の場合もある。
▶ 軽症から重症まで様々である（p 177参照）。下痢を欠き，イレウス，中毒性巨大結腸症で発症し，穿孔を来す例もある。
▶ すべての抗菌薬が *C. difficile* 感染症を起こしうる。CLDM（ダラシンS）が原因薬剤の代表のようによくいわれるが，実際は，ペニシリン系，セファロスポリン系の報告が多い。
▶ 抗菌薬の投与中だけでなく，中止後8週目まで発症しうる。問診が重要である。
▶ *C. difficile* 感染症の診断は，便中の毒素やGDH抗原の検出による（p 167, 168参照）。

b. *C. perfringens*
▶ いわゆるウェルシュ菌。下部腸管内に常在している。
▶ 食中毒，壊死性腸炎，ガス壊疽，ほかの原因になる。
▶ 胆道系感染症で重篤な溶血を起こすことがある。

c. *C. tetani*

▶ 破傷風の原因菌である。

d. *C. botulinum*

▶ 毒素型食中毒の原因となる（p 165 参照）。

e. *Clostridium sordellii*

▶ 小児〜50歳台までの比較的若い世代に急速進行性の重症感染症を起こす。致死率70％。誘因は，出産，流産（自然，人工），外傷，その他。
▶ 6つの特徴：① 白血球数の著しい増加（leukemoid reaction）[※1]，② 治療抵抗性の血圧低下，③ 頻脈（高度），④ 毛細血管からの蛋白漏出，⑤ 血液濃縮，⑥ 発熱の欠如[※2]
  [※1]：死亡例では白血球数 19,000〜200,000（中央値 75,240）
  [※2]：発熱を認めるのは27％のみ
▶ 単独でなく混合感染の原因菌のひとつである場合が多い。
▶ 血液培養の陽性率は意外に高くない（23％）。

3 抗菌薬・感受性 （2009〜2011年市立堺病院）

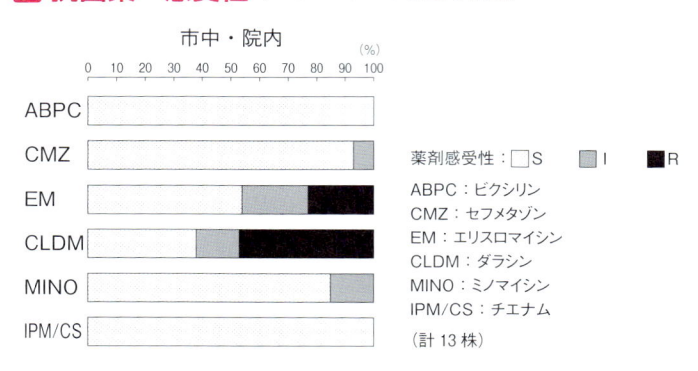

市中・院内

	(%) 0 10 20 30 40 50 60 70 80 90 100
ABPC	
CMZ	
EM	
CLDM	
MINO	
IPM/CS	

薬剤感受性：□S ■I ■R
ABPC：ビクシリン
CMZ：セフメタゾン
EM：エリスロマイシン
CLDM：ダラシン
MINO：ミノマイシン
IPM/CS：チエナム

（計13株）

▶ 市立堺病院では，ペニシリン系，嫌気性菌用第2世代セファロスポリン系のCMZ（セフメタゾン），ほか，すべての嫌気性菌用の抗菌薬に対して，100％感受性である。

4 抗菌薬の選択

- C. perfringens 感染症
    ABPC（ビクシリン）または，SBT / ABPC（ユナシン S）
- C. difficile 感染症
    p 177 参照
- C. sordellii による toxic shock syndrome
    PCG（ペニシリン G）1,800〜2,000 万単位，分 4〜6，に加えて
    CLDM（ダラシン）900 mg，1 日 3 回

●文献

1. Cohen SH, et al: Clinical practice guidelines for *Clostridium difficile* infection in adults: 2010 update by the society for healthcare epidemiology of America (SHEA) and the infectious diseases society of America (IDSA). Infect Control Hosp Epidemiol 31; 431-455, 2010
2. Aldape MJ, et al: *Clostridium sordellii* infection: Epidemiology, clinical findings, and current perspectives on diagnosis and treatment. Clin Infect Dis 43; 1436-1446, 2006

9 *Moraxella catarrhalis*

1 グラム染色での菌形態パターン

グラム陰性双球菌＝GNDC（Gram-negative diplo-coccus）

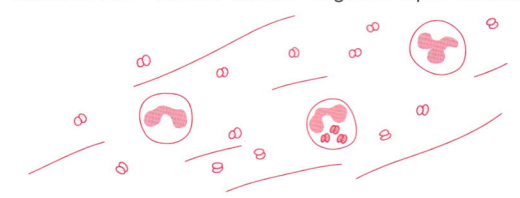

- 腎臓の形をしたグラム陰性球菌が 2 つ "並列" に並ぶ（陽性双球菌である肺炎球菌は直列に並ぶ）。
- やや濃く（陽性っぽく）染まることが多い。
- 脱色が至適の箇所でも完全に紫色に染まることがある（＝"Gram variable"）（アトラス p 16, p 22 参照）。

2 臨床上の特徴

- *H. influenzae*, *S. pneumoniae* と並んで，普遍的な呼吸器感染症の起炎菌である。市中発症，院内発症，のいずれもある。また，患者の免疫能も正常，低下いずれもある。
- 肺炎，気管支炎，気管支肺炎，急性中耳炎の重要な起炎菌の 1 つである。
- COPD 急性増悪時の 3 大起炎菌の 1 つでもある。
- ABPC（ビクシリン），CEZ（セファメジン）にほぼ全株が耐性を示すが，一足飛びに第 3 世代セファロスポリン系やカルバペネム系を選択する必要はない。
- 第 2 世代セファロスポリン系や，マクロライド系，テトラサイクリン系の感受性が保たれている。

3 抗菌薬・感受性 (2011年市立堺病院)

市中

薬剤感受性：□S ▨I ■R

ABPC：ビクシリン
CEZ：セファメジン
CTM：パンスポリン
CTX：セフォタックス
EM：エリスロマイシン

(計227株)

- マクロライド系が100%感受性である。第2世代セファロスポリン系も十分によい。
- グラフにはないが，SBTPC（ユナシン），CVA / AMPC（オーグメンチン）は感受性である。

4 抗菌薬の選択

- 幸い，*M. catarrhalis* による感染症は軽〜中等症が多い。マクロライド系で十分に治療できる場合が多い。もちろん，第2世代セファロスポリン系やSBTPC（ユナシン）などでもよい。

  内服：AZM（ジスロマック），CAM（クラリシッド，クラリス），
  　　　DOXY（ビブラマイシン），
  　　　CXM-AX（オラセフ）
  注射：CTM（ハロスポア，パンスポリン），
  　　　AZM（ジスロマック）

- ただし，非常に稀であるが，ショックや臓器不全を伴うほどの重症であるならば，感受性とは関係なく，第3世代セファロスポリン系（注射）を選択する（グラム陰性菌全体に共通するルール）。この場合，最大量を用いる。

  注射：CTX（セフォタックス）2 g, 1日4回
  　　　CTRX（ロセフィン）2 g, 1日2回

10 *Neisseria gonorrhoeae*

1 グラム染色での菌形態パターン

グラム陰性双球菌＝GNDC（Gram-negative diplo-coccus）

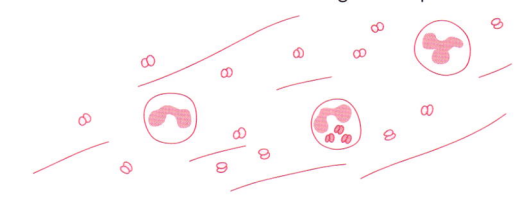

- モラクセラと同様に，腎臓の形をしたグラム陰性球菌が2つ "並列" に並ぶ。
- やや濃く（陽性っぽく）染まることが多い。
- 貪食像が目立つ。
- グラム染色の脱色が至適（p 34 参照）であっても完全に陽性（紫色）に染まることがある（= "Gram variable"）。

2 臨床上の特徴

- 淋病は，きわめて頻度の高い性感染症である。免疫の獲得はないから何度でも感染する。
- 「淋」は，したたるの意。クラミジア感染症とは異なり，分泌物は膿性で量が多い。
- 男性と女性で，臨床像が大きく異なる。男性では尿道炎，女性では頸管炎が初期の感染症である（p 225 参照）。
- 因みに，GNDC（グラム陰性双球菌）のパターンを呈する主な細菌を示す（次頁）。興味深いことに，これらはすべて脱色が適切な "波打ち際"（アトラス p 22 参照）であっても，同時に陽性，陰性のいずれにも染まる（= "Gram variable"）。

① *Moraxella catarrhalis*（モラクセラ・カタラーリス）
② *Neisseria gonorrhoeae*（淋菌）
③ *Neisseria meningitidis*（髄膜炎菌）
④ *Acinetobacter* spp.（アシネトバクター）
⑤ *Neisseria* spp.（ナイセリア）

3 抗菌薬・感受性（2009〜2011年市立堺病院）

市中

薬剤感受性：□S ■I ■R

ABPC：ビクシリン
CTX：セフォタックス
EM：エリスロマイシン
MINO：ミノマイシン
LVFX：クラビット

（計12株）

- 全国調査（2008〜09年）によると，淋菌の薬剤感受性〔S：I：R〕は，PCG〔6.5：73.7：19.8〕，CTRX〔99.8：0.2：0〕，AZM〔96.6：2.8：0.6〕，TC（テトラサイクリン）〔38.1：43.7：18.2〕，CPFX〔19.6：1.8：78.6〕であり，ペニシリン系，キノロン系への耐性が進行している。
- ※1〜※3（グラフ）は全国データとの乖離が著しい。市中病院の多くが淋菌の感受性検査においてコスト等の理由から国際標準のGC寒天培地ではなくチョコレート寒天培地を用いている。後者は製造元により感受性結果の差異が大きい。市立堺病院では使用培地の変更を検討中である。読者も自施設の方法を確認されたい。

4 抗菌薬の選択
- 内服：AZM（ジスロマックSR）単回
- 注射：CTRX（ロセフィン）単回

●文献
1. 田中正利，他：日本全国から分離された淋菌の抗菌薬感受性に関する調査. 感染症誌 85：360-365，2011

11 *Acinetobacter* spp.

1 グラム染色での菌形態パターン

グラム陰性双球菌＝GNDC（gram-negative diplo-coccus）

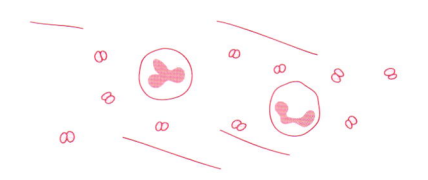

▶ グラム陰性球菌が2つ並列に並ぶ。
▶ 発育期には桿状のこともある。
▶ 紫色（グラム陽性）に染まることもある。

2 臨床上の特徴

▶ *P. aeruginosa* と同様に"自然環境"すなわち，水，食物，動物，土壌に広く存在している菌である。
▶ 形状は全く異なるが，*P. aeruginosa* と同じく，ブドウ糖非発酵菌（ブドウ糖を発酵的に分解できない）である。
▶ 抗菌薬の選択も，*P. aeruginosa* とほぼ同様である〔ただし，SBT／ABPC（ユナシンS）も有効〕。培養開始の"翌日"には，培地の色の変化などにより，ブドウ糖発酵の有無を確認することができる。これにより，抗緑膿菌作用を持つ第3世代セファロスポリン系やカルバペネム系の要否を決めることができる。
▶ さまざまな点で二面性があり，興味深い細菌である。
  ① 湿潤環境を好む細菌（いわゆる"water bug"）のひとつだが，一方で乾燥にも強い。
  ② 球菌，桿菌（発育期）いずれの形態も呈しうる。
  ③ 脱色が適切であっても，グラム陰性（ピンク色），陽性（紫色）の両方を同時に示しうる（="Gram variable"）。

- ▶ *P. aeruginosa*（緑膿菌）の特徴と *S. aureus*（黄色ブドウ球菌）の特徴を兼ね備えていると考えれば理解しやすい。
- ▶ 津波などによる災害，戦時の負傷などにおける複雑性皮膚軟部組織感染症の原因菌としても注目されている。

3 抗菌薬・感受性 （2011 年市立堺病院）

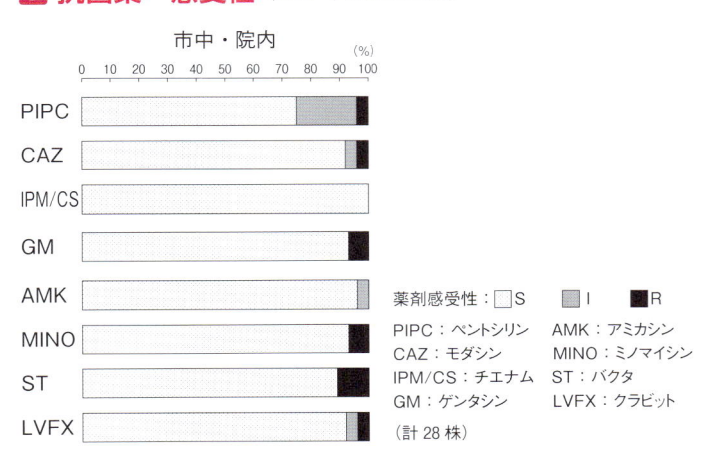

市中・院内

抗菌薬	感受性
PIPC	約75% S, 残り I/R
CAZ	高感受性
IPM/CS	ほぼ100% S
GM	高感受性, わずかに R
AMK	ほぼ100% S
MINO	高感受性, わずかに R
ST	高感受性, わずかに R
LVFX	ほぼ100% S

薬剤感受性：□S ▨I ■R

PIPC：ペントシリン　AMK：アミカシン
CAZ：モダシン　　　MINO：ミノマイシン
IPM/CS：チエナム　　ST：バクタ
GM：ゲンタシン　　　LVFX：クラビット

（計 28 株）

- ▶ IPM／CS（チエナム）や SBT／ABPC（ユナシン S）が第 1 選択薬である。SBT そのものに *Acinetobacter* spp. に対する抗菌活性がある。
- ▶ 第 3 世代セファロスポリン系／抗緑膿菌作用（＋）の CAZ（モダシン）が，まずまずの感受性を保つが，約 1 割が耐性株である。
- ▶ PIPC（ペントシリン）も感受性があれば選択肢のひとつである。

4 抗菌薬の選択

- ▶ 内服：LVFX（クラビット）
- ▶ 注射：IPM／CS（チエナム），または SBT／ABPC（ユナシン S），
  　　　薬剤感受性により，MEPM（メロペン），CAZ（モダシン）など
- ▶ 多剤耐性 *Acinetobacter baumannii*（MRAB）の場合
  　　注射：TGC（タイガシル）

12 *Haemophilus influenzae*

1 グラム染色での菌形態パターン

グラム陰性短桿菌（球桿菌）＝GNCB
　　　　　　　　　　　　（gram-negative cocco-bacillus）

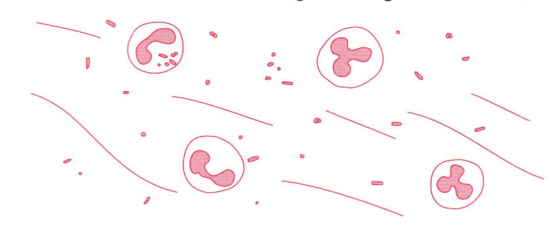

- ぱらぱらと星が散りばめられたように存在する。
- 小型で，単球状，双球状，桿菌状など多形性を示す。
- 背景に重なり，見落としやすい。
- とくに，グラム陽性菌との混合感染の場合，見落としが起きやすいので注意が必要である。

2 臨床上の特徴

- 市中の気管支炎，肺炎の3大起炎菌の1つである。
  ① *S. pneumoniae*，② *H. influenzae*，③ *Mycoplasma pneumoniae*
- 呼吸器系に基礎疾患（気管支喘息，肺気腫など）が存在すると起炎菌になりやすい。
- 小児科領域での感染症（中耳炎，気管支炎，肺炎，髄膜炎など）で最も重要な起炎菌である。
- 耳鼻科領域の急性感染症の3大起炎菌の1つでもある。
  ① *H. influenzae*，② *S. pneumoniae*，③ *Moraxella catarrhalis*
- 肺炎のパターンは，気管支肺炎が多い。肺胞性肺炎もありうるが，*S. pneumoniae* や *K. pneumoniae* のように著明な consolidation を形成する大葉性肺炎の像を呈することは少ない。

▶ 培養に際して，赤血球内に含まれる X，V 因子が発育に必要である。"Haemophilus＝血液を好む" の属名はこの性質に由来する。
▶ 他の菌に比べ，培養されにくく，*H. influenzae* のコロニーは正常細菌叢に埋もれて見逃されることが少なくない。したがって，正しい培養結果を得るには，*S. pneumoniae* と同様に，グラム染色による培養前の起炎菌推定が重要である。

a. *H. influenzae* type b（Hib）

▶ 莢膜を有する "type b" は，髄膜炎，急性喉頭蓋炎，重症肺炎，敗血症などの原因となる。これら重症例では，迷わず第 3 世代セファロスポリンを選択する。
▶ 摘脾患者では，*S. pneumoniae* と並んで，罹患リスクが高まる。
▶ 2008 年からわが国においても Hib ワクチンが導入された。海外のデータによると，このワクチンによって Hib 髄膜炎の発症は接種しない場合と比較して，1% にまで激減する。

b. BLNAR（β-lactamase-negative ampicillin-resistant *H. influenzae*）

▶ 市中で増えつつある *H. influenzae* 耐性菌である。ただし，地域差が大きい。
▶ BLNAR の耐性メカニズムは，MRSA，PRSP と同様に，ペニシリン結合蛋白（細胞壁合成酵素）に対する β ラクタム薬の親和性の低下による。

	ABPC	CTM	CTX	第 1 選択薬
非耐性 *H. influenzae*	○	○	○	ABPC
β-l(+)*H. influenzae*	×	○	○	CTM，SBT / ABPC
BLNAR	×	×	○	CTX，DOXY，FQ

▶ 薬剤感受性は上記のとおりである。
▶ ずいぶん以前より，*H. influenzae* のうち約 20% が β ラクタマーゼ産生による ABPC 耐性を示していたが，長年，耐性率は増加がなく，CTM（ハロスポア，パンスポリン），SBT / ABPC（ユナシン S）が奏効していた。

▶ BLNAR は，ABPC だけでなく，かつて第 1 選択薬であった第 2 世代セファロスポリン系の CTM（ハロスポア，パンスポリン）に耐性を示す。SBT / ABPC（ユナシン S）にも耐性である。

3 抗菌薬・感受性 （2011 年市立堺病院）

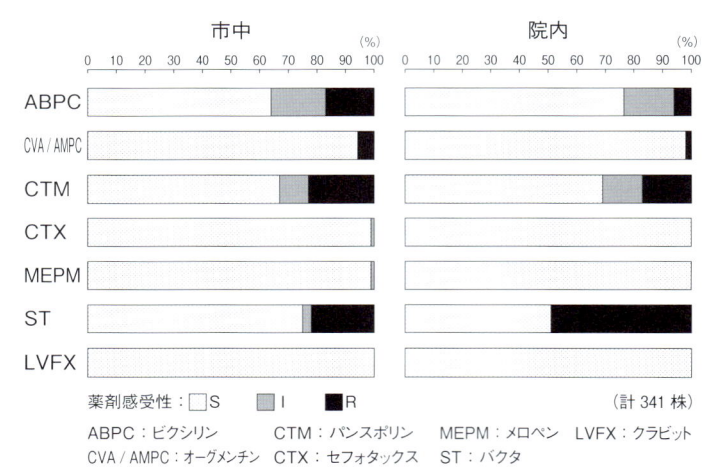

市中／院内の薬剤感受性グラフ（横軸 0〜100%）

薬剤	
ABPC	
CVA / AMPC	
CTM	
CTX	
MEPM	
ST	
LVFX	

薬剤感受性：□S ■I ■R　　（計 341 株）
ABPC：ビクシリン　　CTM：パンスポリン　　MEPM：メロペン　　LVFX：クラビット
CVA / AMPC：オーグメンチン　CTX：セフォタックス　ST：バクタ

▶ 市中由来株では，ABPC 耐性株（＝ R）は約 20%，I を含めると，約 40% となる。

▶ CTM（ハロスポア，パンスポリン）耐性率は，I（中間）と R（耐性）を合わせて市中 33%，院内 31% であった。一方，CVA / AMPC（オーグメンチン）耐性率は，市中 6%，院内 3% であった。CVA / AMPC 耐性菌をほぼ BLNAR と同義と考えると，堺市では BLNAR はわずか数 % と少なく，β ラクタマーゼ産生菌が 20〜30% を占めると考えられる。

▶ ただし，H. influenzae の感受性率，とくに BLNAR の占める率は地域によって大きく異なるので，読者は自施設の感受性率をぜひ入手してほしい。

▶ このグラフにはないが，第 1 世代セファロスポリン系は H. influenzae に弱く，用いてはならない。

▶ SBT / ABPC（ユナシン S）は，H. influenzae に対しては，CTM（ハ

ロスポア，パンスポリン）と同じ位置を占める。通常のβラクタマーゼ産生株には有効で，BLNAR には無効である。
▶ マクロライド系の中で，EM と異なり薬物動態の良い CAM（クラリシッド，クラリス），AZM（ジスロマック）は，軽症の *H. influenzae* 感染症であれば，ある程度の効果を期待できる。

4 抗菌薬の選択

▶ BLNAR は地域によって *H. influenzae* 全体に占める率は大きく異なる。切り札的な抗菌薬（キノロン系，第3世代セファロスポリン系，カルバペネム系）を安易に頻用するのではなく，local factor，患者の重症度に応じて，思慮深い抗菌薬の選択を行いたい。

1）軽〜中等症のとき
内服：CXM-AX（オラセフ），
　　　CVA / AMPC（オーグメンチン），SBTPC（ユナシン）
注射：CTM（ハロスポア，パンスポリン），SBT / ABPC（ユナシンS）

2）重症のとき
注射：CTX（セフォタックス），CTRX（ロセフィン）
　　　MEPM（メロペン）

3）BLNAR のとき
内服：MINO（ミノマイシン），DOXY（ビブラマイシン）
　　　LVFX（クラビット）
注射：MEPM（メロペン）

▶ ショックや臓器不全を伴う致死的と思われる重症例では，薬剤感受性でたとえ第2世代セファロスポリン系や SBT / ABPC が感受性であっても，第3世代セファロスポリン系，あるいはカルバペネム系を用いる。
▶ BLNAR に対しては，MEPM（メロペン）が最も強力な薬剤である。しかし，あくまでも切り札である。安易に用いない。

13 *Escherichia coli*

1 グラム染色での菌形態パターン

グラム陰性桿菌・中型＝GNR-M
　　　　　　　　　　(gram-negative rod, middle-sized)

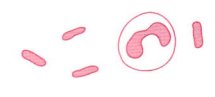

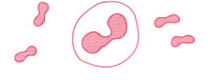

〈葉巻型〉　　　　　　　　〈ピーナッツ型〉

▶ 菌の長さはさまざまだが，菌の幅が"しっかりと太い"。
▶ 上のように，葉巻型とピーナッツ型に2分される（p 38 参照）。

2 臨床上の特徴

▶ 最も代表的な腸内細菌科のグラム陰性桿菌である。
▶ 単純性尿路感染症では，起炎菌の約 80% を占める。
▶ 市中でも ABPC 耐性 *E. coli* は約 40% を占めるため，第 1 選択薬としては不適切である。
▶ 第 1 世代セファロスポリン系が感受性を保っている。

a. 基質拡張型βラクタマーゼ（extended-spectrum β-lactamase：ESBL）産生菌

▶ 主に，*E. coli*，*K. pneumoniae* で認められる，耐性の範囲が拡大したβラクタマーゼを持つ高度耐性菌である。
▶ 厚生労働省院内感染対策サーベイランス（JANIS）の全国データ（2011 年）によると CTX 耐性 *E. coli* は全体の 16% であり，同年の市立堺病院では市中株 15%，院内株 21% であった。
▶ 臨床的には，CTX（セフォタックス），CAZ（モダシン）に耐性であると理解すればわかりやすい。
▶ 幸い，セファマイシン系である CMZ（セフメタゾン）の感受性が保

たれている。筆者の経験では，ESBL 産生大腸菌による尿路感染症において実際にグラム染色を行ってみると，CMZ の投与によって見事に死滅してゆく菌体の姿を観察することができる。少なくとも薬剤移行の良い尿路感染症でバイタルサインの不安定さがなければ，問題なく CMZ で治療できると考える。ESBL 産生大腸菌だからと言って機械的にカルバペネム系を選択するのではなく，症例毎に吟味した上で抗菌薬を選びたい。

b. 腸管出血性大腸菌 O157：H7（enterohemorrhagic E. coli O157：H7）

- 散発的な，あるいは集団発生的な食中毒の原因となる。
- Verotoxin（Shiga-like toxin）を産生する。
- 抗菌薬の薬剤耐性はとくに認めない。
- 抗菌薬投与によって，溶血性尿毒症症候群（HUS）の発症率を高める可能性が指摘されており，現時点では慎重論の方が優勢である（p 174 参照）。

3 抗菌薬・感受性 （2011 年市立堺病院）

- ABPC（ビクシリン）に対しては，市中，院内においてそれぞれ 40％，60％ が耐性であり，第 1 選択薬としては不適当である。
- CEZ（セファメジン）は市中株での感受性が 75％ である。ESBL 産生菌の可能性があるか，患者背景を吟味して，選択するか否かを決定する必要がある。
- GM（ゲンタシン）もよい。
- グラフにはないが，SBTPC（ユナシン），CVA／AMPC（オーグメンチン）も有効である。
- IPM／CS（チエナム）は 100％ 感受性である。
- CMZ（セフメタゾン）も院内由来の 1 株以外は感受性であった。
- ESBL 産生大腸菌の大半が LVFX（クラビット）をはじめとするキノロン系にも耐性を示す。腸内細菌に対してキノロン系が万能であった時代は過去のものとなった。

a. *E. coli* 全体

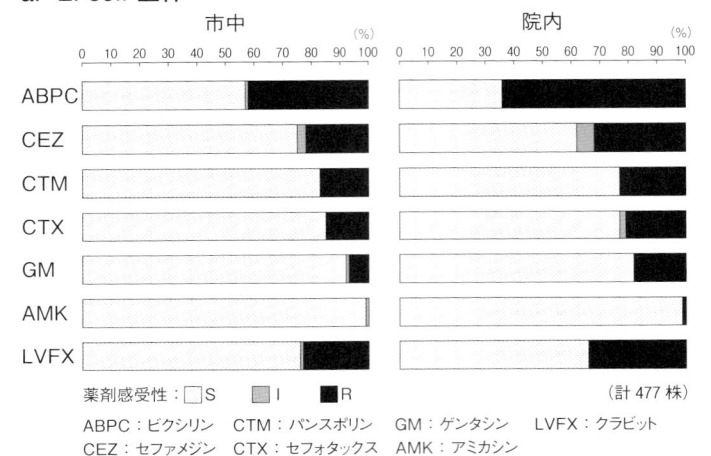

市中 / **院内**

薬剤感受性: □ S　▨ I　■ R

(計 477 株)

- ABPC：ビクシリン
- CEZ：セファメジン
- CTM：バンスポリン
- CTX：セフォタックス
- GM：ゲンタシン
- AMK：アミカシン
- LVFX：クラビット

b. ESBL 産生 *E. coli*

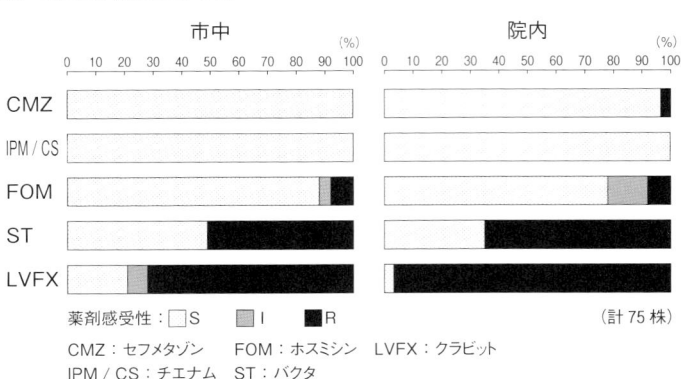

市中 / **院内**

薬剤感受性: □ S　▨ I　■ R

(計 75 株)

- CMZ：セフメタゾン
- IPM / CS：チエナム
- FOM：ホスミシン
- ST：バクタ
- LVFX：クラビット

▶ ESBL 産生菌のみを抽出して抗菌薬感受性をみたのが b. のグラフである．CMZ（セフメタゾン）はほとんどの場合，ESBL 産生菌に感受性である．FOM（ホスミシン）も感受性を保っているので，膀胱炎では選択肢の一つとなる．

4 抗菌薬の選択

- 内服：CEX（ケフレックス），CXM-AX（オラセフ）
- 注射：CEZ（セファメジン），CTM（ハロスポア，パンスポリン）
- ESBL産生大腸菌
  - 尿路感染症でバイタルが安定しているとき
    CMZ（セフメタゾン），FOM（ホスミシン）
    CVA / AMPC（オーグメンチン）（ただし，*in vitro*で「S」のとき）
  - 菌血症，重症，バイタルが不安定なとき
    カルバペネム系
    TAZ / PIPC（ゾシン）（ただし，*in vitro*で「S」のとき）
- 単純性尿路感染症で安易にキノロン系を用いることは避けたい。*E. coli* のキノロン系への耐性が進んでいる（前述）。また，キノロン系は緑膿菌に有効な唯一の内服薬であり，大切に用いる。
- 急性腎盂腎炎を外来で治療する場合には，LVFX（クラビット）などのキノロン系も選択肢となるが，感受性に注意する。外来において注射薬で治療する場合は，半減期が長く（6～8時間），1日1回投与のCTRX（ロセフィン）が適している。
- もし，アミノグリコシド系を用いる場合は，GM（ゲンタシン）かTOB（トブラシン）を選択する。AMK（アミカシン）などの耐性菌用の薬剤を第一選択としてはならない。

●文献

1. 主要菌の抗菌薬感受性．2011年1月～12月年報．院内感染対策サーベイランス検査部門．http://www.nih-janis.jp/report/kensa.html（厚生労働省院内感染対策サーベイランス検査部門のホームページ）
2. Gupta K, et al: International clinical practice guidelines for the treatment of acute uncomplicated cystitis and pyelonephritis in women: A 2010 update by the Infectious Diseases Society of America and the European Society for Microbiology and Infectious Diseases. Clin Infect Dis 52; e103-120, 2011
3. Hooton TM: Uncomplicated urinary tract infection. N Engl J Med 366; 1028-1037, 2012
4. Wong CS, et al: Risk factors for the hemolytic uremic syndrome in children infected with *Escherichia coli* O157: H7: A multivariable analysis. Clin Infect Dis 55; 33-41, 2012

14 *Proteus mirabilis*

1 グラム染色での菌形態パターン

グラム陰性桿菌・中型＝GNR-M
(gram-negative rod, middle-sized)

2 臨床上の特徴

- 培養条件によってコロニーの状態が変化するので,「変形菌」と呼ばれる。
- 臨床的には, *E. coli* と同じグループに属する, と覚える。
- *E. coli*, *K. pneumoniae* とともに, 外来での尿路感染症の起炎菌の1つである。

3 抗菌薬・感受性 (2011年市立堺病院)

市中・院内

薬剤感受性: □S ■I ■R
ABPC: ビクシリン
CEZ: セファメジン
CTM: パンスポリン
CTX: セフォタックス
GM: ゲンタシン
(計34株)

- セファロスポリン系が良好な感受性を示すが, ESBL (extended-spectrum β-lactamase) 産生菌の市中株が3株存在した。

4 抗菌薬の選択

- 内服: CEX (ケフレックス), CXM-AX (オラセフ)
- 注射: CEZ (セファメジン), CTM (ハロスポア, パンスポリン)

15 *Proteus vulgaris*

1 グラム染色での菌形態パターン

グラム陰性桿菌＝GNR（gram-negative-rod）

▶ 腸内細菌であるから，GNR-M（GNR, middle-sized）のパターンが基本であるが，菌幅が小さくGNR-S（GNR, small-sized）様にほっそり（slender）と見えることがある（あくまでも筆者の印象であるが）。

2 抗菌薬・感受性（2011年市立堺病院）

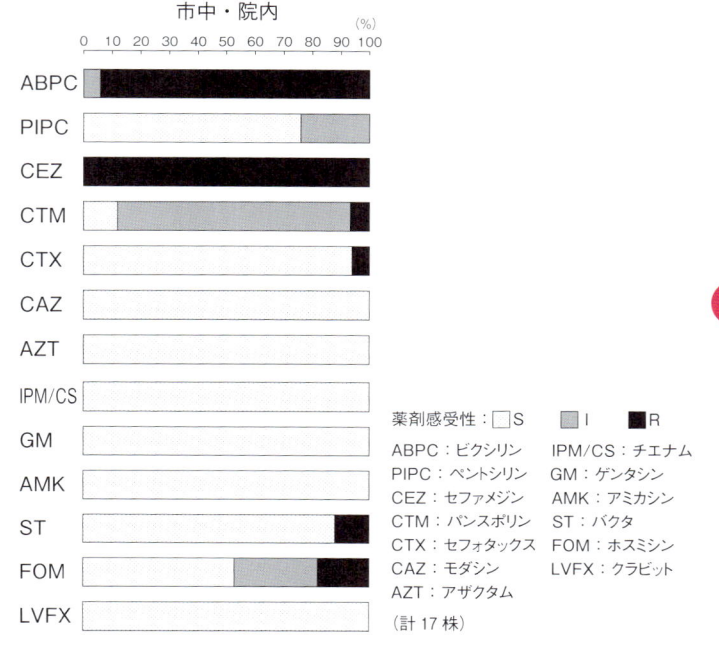

市中・院内

薬剤感受性：☐ S　■ I　■ R

略号	薬剤名	略号	薬剤名
ABPC	ビクシリン	IPM/CS	チエナム
PIPC	ペントシリン	GM	ゲンタシン
CEZ	セファメジン	AMK	アミカシン
CTM	パンスポリン	ST	バクタ
CTX	セフォタックス	FOM	ホスミシン
CAZ	モダシン	LVFX	クラビット
AZT	アザクタム		

（計17株）

3 臨床上の特徴

- 最初から起炎菌にはなりにくい細菌である。
- 尿路感染症の菌交代後，慢性中耳炎の耳漏，産褥創の膿などから分離される。
- 同じ *Proteus* であっても，薬剤感受性が *P. mirabilis* とは著しく異なる点に注意する。
- ABPC（ビクシリン）や第 1，第 2 世代セファロスポリン系には耐性である。グラフにはないが，SBT / ABPC（ユナシン S）も効果を示さない。
- ST 合剤，キノロン系，第 3 世代セファロスポリン系，アミノグリコシド系が有効である。

4 抗菌薬の選択

- 内服：CFIX（セフスパン），ST 合剤（バクタ），LVFX（クラビット）
- 注射：CTX（セフォタックス），GM（ゲンタシン）

16 *Klebsiella pneumoniae*

1 グラム染色での菌形態パターン

グラム陰性桿菌・中〜大型＝GNR-M（L）
　　　　　　　　　　　　（gram-negative rod middle or large-sized）

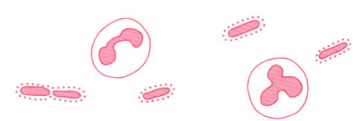

- *E. coli* より少し大きめだが，グラム染色では鑑別できないことが多い。
- 莢膜を持つ。莢膜（halo）は，グラム染色で確認できる場合もあれば，全く見えないこともある。
- 2個が対をなしたり，数個が列を作って（子供の遠足のように）見えることもある（アトラスp8参照）。

2 臨床上の特徴

- *E. coli* と並ぶ代表的な腸内細菌科のグラム陰性桿菌である（p 46参照）。*E. coli* とは異なり，肺にも親和性のある細菌であり，はじめに肺炎の起炎菌として発見され，"*K. pneumoniae*" の名がある。
- 外来での単純性尿路感染症の主要起炎菌の1つである。免疫能正常の患者においても，起炎菌になりうる。
- その一方，特筆すべき性質であるが，糖尿病，肝硬変，アルコール多飲の患者との関連が強い起炎菌である。これらの患者に重症肺炎や敗血症を起こす。
- 健常者は，*K. pneumoniae* による肺炎には罹患しない。一方，尿路感染症は健常者であっても起炎菌になりうる。

a. 肺炎
- 右上葉に多く，consolidation の著明な大葉性パターンを呈する。葉間胸膜の bulging をきたし，球形にみえて腫瘍と間違われることすらある。
- 壊死を伴い，空洞を形成することも多い。
- *H. influenzae*，*M. catarrhalis* による下気道感染が，気管支炎や気管支肺炎パターンが多いのと好対照である。

b. 薬剤感受性の特徴
- *E. coli* とは異なり，ABPC（ビクシリン）に対して自然耐性がある。
- 第 1～2 世代セファロスポリン系の感受性は良好である。
- CTX（セフォタックス）耐性 *K. pneumoniae* のほとんどが ESBL 産生菌と考えて差し支えない。院内感染対策サーベイランス（JANIS）の全国データ（2011 年）では CTX 耐性 *K. pneumoniae* は全体の 6％であった。市立堺病院でもほぼ同様に市中株 2％，院内株 5％であった。
- KPC（*Klebsiella pneumoniae* carbapenemase）産生菌も近年話題となっている。市立堺病院では幸い経験がない。

3 抗菌薬・感受性（2011 年市立堺病院）

- 第 1～3 世代セファロスポリン系の感受性はすべてよい。
- アミノグリコシド系やキノロン系も良好である。
- グラフにはないが，SBT / ABPC（ユナシン S）も感受性である。ただし，ABPC に対して自然耐性があるから，*K. pneumoniae* とわかっていて，わざわざ SBT / ABPC を用いることはしない。

4 抗菌薬の選択

- 内服：CXM-AX（オラセフ）
- 注射：CTM（ハロスポア，パンスポリン）〔＋GM（ゲンタシン）〕
- 第 2 世代セファロスポリン系を標準とし，症例によって第 1，第 3 世代セファロスポリン系の選択を考慮する。
- 尿路感染症では薬剤移行がよいので，第 1 世代セファロスポリン系でも十分であることが多い。

	市中 (%)	院内 (%)
CEZ		
CTM		
CTX		
AZT		
GM		
ST		
LVFX		

薬剤感受性：□S　■I　■R　　　　　　　　　　　　　　　　(計218株)

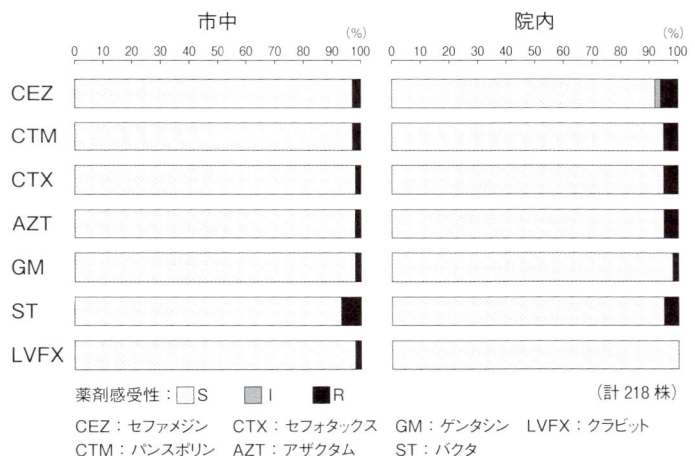

CEZ：セファメジン　　CTX：セフォタックス　　GM：ゲンタシン　　LVFX：クラビット
CTM：パンスポリン　　AZT：アザクタム　　　　ST：バクタ

▶ 呼吸器感染症および重症例では，筆者は治療初期の数日間，アミノグリコシド系を併用している（ただし，エビデンスとして確立していない）。

　　CTX（セフォタックス），または CTRX（ロセフィン），
　　上記のいずれかに加えて，GM（ゲンタシン）

▶ KPC 産生菌では TGC（タイガシル）が選択肢のひとつである。

17 *Klebsiella oxytoca*

1 グラム染色での菌形態パターン

グラム陰性桿菌・大型＝GNR-L（gram-negative rod, large-sized）

2 臨床上の特徴

- 尿，胆汁，便などから分離される。
- 抗菌薬関連出血性腸炎の原因として議論があったが，近年ようやく定説として確立した。誘因となる抗菌薬はペニシリン系が多い。薬剤感受性とは無関係である。

3 抗菌薬・感受性 （2011年市立堺病院）

市中 / 院内

薬剤	市中	院内
CTM		
CTX		
GM		
ST		
LVFX		

薬剤感受性：□S ■I ■R　　（計57株）

CTM：パンスポリン　GM：ゲンタシン　LVFX：クラビット
CTX：セフォタックス　ST：バクタ

4 抗菌薬の選択

- 内服：CXM-AX（オラセフ）
- 注射：CTM（ハロスポア，パンスポリン）
- 抗菌薬関連出血性腸炎：抗菌薬の中止

●文献

1. Högenauer C, et al: *Klebsiella oxytoca* as a causative organism of antibiotic-associated hemorrhagic colitis. N Engl J Med 355: 2418-2426, 2006

18 Enterobacter spp.

1 グラム染色での菌形態パターン

グラム陰性桿菌・中型＝GNR-M

(gram-negative rod, middle-sized)

2 臨床上の特徴

- 腸内細菌科のグラム陰性桿菌である。しかし，*E. coli*，*K. pneumoniae* とは異なり，一次感染の起炎菌となる頻度は低い。抗菌薬使用中の菌交代症，医療関連感染，日和見感染でみられる場合がほとんどである。
- 尿路系，胆道系，腹腔内感染症での分離が多い。喀痰からの分離はたいてい定着を意味する。
- 第1，2世代セファロスポリン系にはたいてい耐性である。

3 抗菌薬・感受性（2011年市立堺病院：次頁グラフ参照）

- 第1世代セファロスポリン系はほとんど無効である。第2世代セファロスポリン系も耐性株が多い。
- グラフにはないが，SBT／ABPC（ユナシンS），CVA／AMPC（オーグメンチン）も無効である場合が多い。
- 第3世代セファロスポリン系は，比較的良好な感受性を有している。
- ST合剤，アミノグリコシド系，キノロン系もよい。
- ESBL（extended-spectrum β-lactamase）産生株も率は低いが存在する。ただし市立堺病院（2011年）では0株であった。

4 抗菌薬の選択

- 内服：ST合剤（バクタ），LVFX（クラビット）
- 注射：CTX（セフォタックス）

340 主な起炎菌と第1選択薬

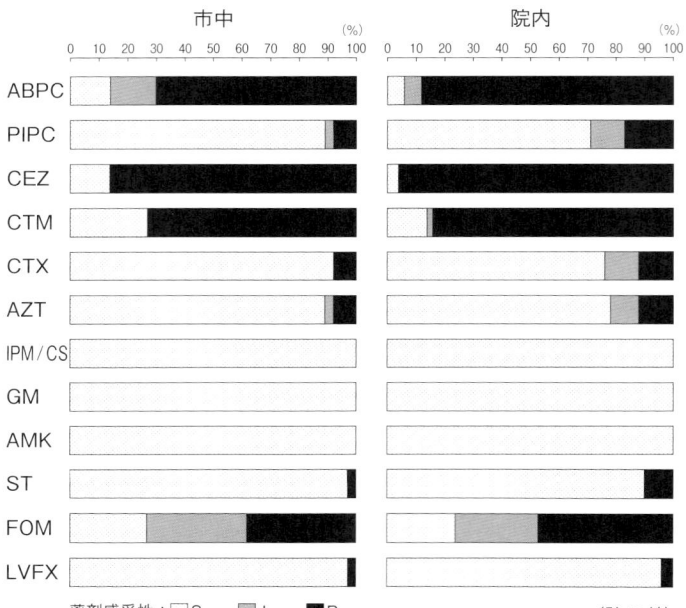

市中 (%)　　　　　　　院内 (%)

ABPC
PIPC
CEZ
CTM
CTX
AZT
IPM/CS
GM
AMK
ST
FOM
LVFX

薬剤感受性：□S　▨I　■R　　　　　　　　　　（計 88 株）

ABPC：ビクシリン　CTM：パンスポリン　IPM/CS：チエナム　ST：バクタ
PIPC：ペントシリン　CTX：セフォタックス　GM：ゲンタシン　FOM：ホスミシン
CEZ：セファメジン　AZT：アザクタム　AMK：アミカシン　LVFX：クラビット

19 *Citrobacter* spp.

1 グラム染色での菌形態パターン

グラム陰性桿菌・中型＝GNR-M
(gram-negative rod, middle-sized)

2 臨床上の特徴

- 腸内細菌科のグラム陰性桿菌の1つである。
- 臨床的に占める位置は，*Enterobacter* spp. と同様である。
- すなわち，菌交代症で認められる場合が多く，はじめから起炎菌となることはまずない。
- 尿路系や気道系から分離されることが多いが，後者の場合はほとんどが定着である。

3 抗菌薬・感受性 (2011年市立堺病院：次頁グラフ参照)

- 第1世代セファロスポリン系のCEZ（セファメジン）への耐性は約50％に及ぶ。
- 第2世代セファロスポリン系のCTM（ハロスポア，パンスポリン）に対しても10～30％が耐性である。
- グラフにはないが，SBT／ABPC（ユナシンS）にも基本的に耐性と考えた方がよい。
- 第3世代セファロスポリン系，アミノグリコシド系の感受性は良好である。使用頻度が低いST合剤（バクタ），FOM（ホスミシン）はよい感受性を示している。
- キノロン系の感受性はよいが，切り札として温存すべきである。

4 抗菌薬の選択

- 内服：ST合剤（バクタ），LVFX（クラビット）
- 注射：CTX（セフォタックス）
- 薬剤感受性に従って抗菌薬を選択する。

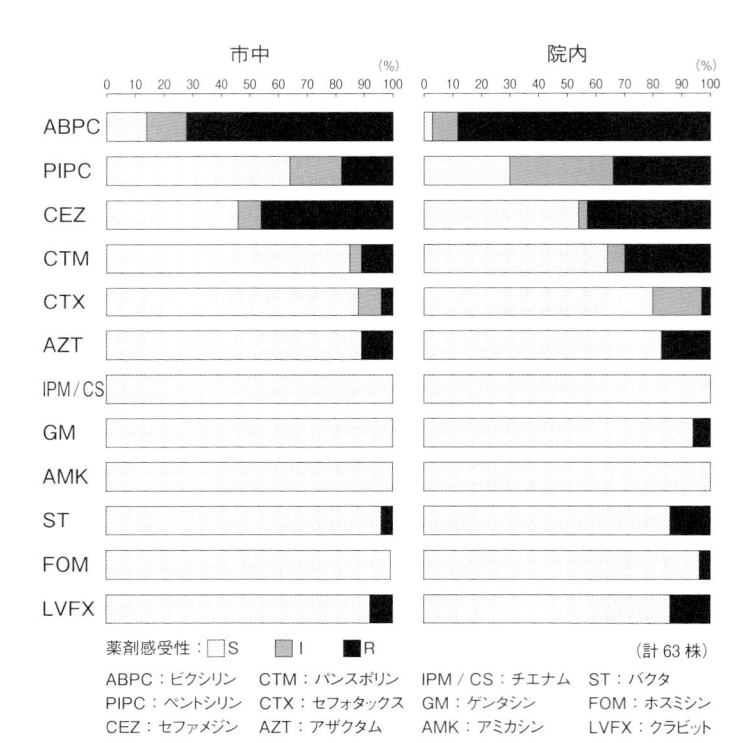

	市中 (%)	院内 (%)
	0 10 20 30 40 50 60 70 80 90 100	0 10 20 30 40 50 60 70 80 90 100

ABPC
PIPC
CEZ
CTM
CTX
AZT
IPM/CS
GM
AMK
ST
FOM
LVFX

薬剤感受性：□S ▨I ■R　　　　　　　　　　　　　　　　(計63株)

ABPC：ビクシリン	CTM：パンスポリン	IPM/CS：チエナム	ST：バクタ
PIPC：ペントシリン	CTX：セフォタックス	GM：ゲンタシン	FOM：ホスミシン
CEZ：セファメジン	AZT：アザクタム	AMK：アミカシン	LVFX：クラビット

▶ *Citrobacter* spp. が分離されても単に定着（コロニゼーション）である場合が多いので，培養結果の解釈には注意が必要である。
▶ とくに，喀痰から分離されたときは，ほぼ間違いなく定着であるから，ほとんどの場合，治療の必要はない。

20 *Serratia* spp.

1 グラム染色での菌形態パターン

グラム陰性桿菌・小型＝GNR-S

（gram-negative rod, small-sized）

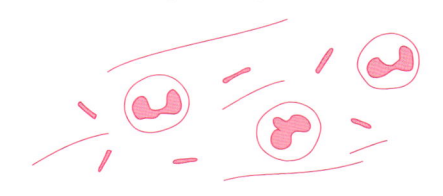

- 腸内細菌科に属するが，筆者の印象では *Pseudomonas* spp. と同様に菌幅が小さくほっそりとしている場合（GNR-S）が多い。
- GNR-S と GNR-M（Gram-negative rod, middle-sized）の中間くらいの太さで，判断に困る場合もよくある。

2 臨床上の特徴

- 広く環境に由来し，*P. aeruginosa* と並んで，湿潤した環境，水を好む細菌＝"water bug" である。ヒトの腸管内に存在しうるが，常在菌ではない。
- *S. marcescens* がほとんどを占める。
- さまざまの日和見感染や菌交代症での起炎菌となる。
- 菌幅の小さいグラム陰性桿菌・小型である。やや太めのときもあるが，グラム染色のみでは *P. aeruginosa* との鑑別は難しい。ただ，培養検査を始めた翌日には，培地上のコロニーの性状により，*P. aeruginosa* などブドウ糖非発酵菌のグループとは簡単に区別することができる。
- 抗緑膿菌作用（－）の第 3 世代セファロスポリン系，すなわちCTX（セフォタックス）や CTRX（ロセフィン）が第 1 選択薬である。安易にカルバペネム系を用いてはならない。

- ▶ 病院内ではシンクやその周囲，消毒薬容器，ネブライザーなど湿潤した医療器具を汚染し，医療関連感染の原因となる。経管栄養チューブを介した集団感染の報告もある。
- ▶ クロルヘキシジン（ヒビテン），逆性石鹸などの消毒薬に自然耐性を示す株が多い。
- ▶ わが国における4件の主なセラチア菌集団感染事例は，1999年，2000年，2002年，2008年にそれぞれ1件ずつ，計4件の事例が報告されている。調査の結果，原因として考えられたものは，不十分な手洗い，素手によるアルコール綿の使用，使用前日の点滴準備，固形石鹸の共用，手拭き用タオルの共用，三方活栓キャップの再使用，超音波ネブライザーのルーチン使用と複数患者での連続使用，ヘパリンロックの乱用，ヘパリン生食のための大ボトルの使用と室温放置，開封後のヘパリンバイアルの不適切な管理，などであった。

3 抗菌薬・感受性 （2011年市立堺病院）

- ▶ ほとんどが，S. marcescens である。
- ▶ ABPC（ビクシリン）や，第1〜第2世代セファロスポリン系には自然耐性がある。
- ▶ 第1，第2世代セファロスポリン系には耐性である。
- ▶ グラフにはないが，SBT / ABPC（ユナシンS）も無効である。
- ▶ 第3世代セファロスポリン系の感受性は良好である。院内由来では耐性株も見られるが，耐性菌が問題となることは少ない。
- ▶ アミノグリコシド系，ST合剤（バクタ）は，市中，院内ともに感受性良好である。

4 抗菌薬の選択

- ▶ 内服：ST合剤（バクタ），LVFX（クラビット）
- ▶ 注射：CTX（セフォタックス），AZT（アザクタム）
- ▶ 注射薬の第1選択薬は第3世代セファロスポリン系／抗緑膿菌作用（−）である。カルバペネム系は"切り札"であり，第1選択薬としてはならない。

Serratia spp.

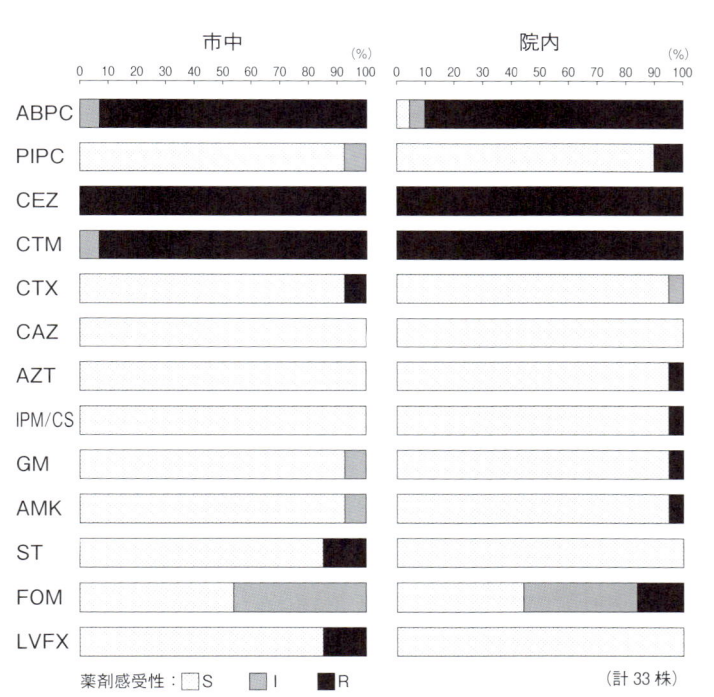

	市中	院内

薬剤感受性：□S ■I ■R

（計 33 株）

- ABPC：ビクシリン
- PIPC：ペントシリン
- CEZ：セファメジン
- CTM：パンスポリン
- CTX：セフォタックス
- CAZ：モダシン
- AZT：アザクタム
- IPM/CS：チエナム
- GM：ゲンタシン
- AMK：アミカシン
- ST：バクタ
- FOM：ホスミシン
- LVFX：クラビット

21 *Salmonella* spp.

1 グラム染色での菌形態パターン

グラム陰性桿菌＝GNR（gram-negative rod）

2 臨床上の特徴

- もともと鳥類，爬虫類など広く動物の消化管に存在する。
- 鳥肉，卵などを介して食中毒の原因となる（p 169 参照）。
- 臨床的には，① チフス：*S. typhi*，*S. paratyphi*，② 非チフス：*S. typhimurium*，*S. enteritidis* などに分類される。
- 細胞内寄生体として知られる。マクロファージに貪食されてもその中で生存することができる。また宿主の小腸上皮細胞内に潜んで（bacterial-mediated-endocytosis）生きることができる。
- 非チフス型の治療では抗菌薬の投与はかえってよくない。再発率，キャリア率を上げる。保存的に輸液のみがよい。ただし，例外がある（p 170 参照）。
- 胆石症など胆道系に異常がある場合，キャリア化（便培養陽性が 6 カ月以上持続する）しやすい。
- キャリア化：非チフスで 0.2〜0.6％。

3 抗菌薬・感受性（2009〜2011 年市立堺病院）

市中

ABPC	
ST	
FOM	
LVFX	

薬剤感受性：□S ■I ■R

ABPC：ビクシリン
ST：バクタ
FOM：ホスミシン
LVFX：クラビット

（計 25 株）

4 抗菌薬の選択

▶ 非チフスでは原則として抗菌薬は用いない。ただし，治療が必要な例外もけっして稀ではない（p 170，表 10-28）。
▶ キャリアに対して以下が推奨される。
　（a）AMPC（サワシリン），ST 合剤（バクタ），キノロン系など
　（b）除菌できない場合は胆摘術など外科手術
▶ チフス，パラチフスは，インド，パキスタン，その周辺諸国において，キノロン低感受性株が 80% 以上まで増加している。たとえ抗菌薬感受性の報告書にキノロンが「S」と記載されていても，実際には無効である場合が多い（p 171 参照）。この場合，オールドキノロンであるナリジクス酸（NA）が感受性であれば臨床的にはキノロン感受性，耐性であればキノロン耐性と判断することができる。
　① ナリジクス酸（NA）耐性のとき
　　（1）第一選択
　　　　CTRX（ロセフィン）2 g，1 日 1 回，14 日間
　　（2）第二選択
　　　　AZM（ジスロマック）1 g，1 日 1 回　内服（初日），
　　　　以後 500 mg，6 日間
　　　　または
　　　　AZM（ジスロマック）1 g，1 日 1 回　内服，5 日間
　② ナリジクス酸（NA）感受性のとき
　　　LVFX（クラビット）750 mg，1 日 1 回，7〜10 日間
▶ 本来，キノロン系は大切に用いたい薬剤であるが，腸管内常在菌叢の主役である偏性嫌気性菌を温存して正常細菌叢を攪乱しにくいため，腸管感染症においては ST 合剤（バクタ）と並んでよく用いられる。

22 *Campylobacter* spp.

1 グラム染色での菌形態パターン

グラム陰性桿菌・らせん状＝GNR spiral-shaped

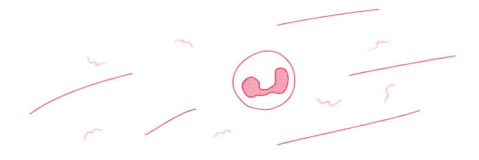

▶ らせん状〜S状の細いグラム陰性桿菌である。
▶ かもめが翼を広げた（gull-wing）形にも見える。毛くずのように菌体の幅が小さく，薄く染まるので意識して探さないと見落としやすい（アトラス p 18 参照）。

2 臨床上の特徴

▶ 細菌性腸炎の中では非チフス・サルモネラと並んで多い。潜伏期は 1〜7 日（たいてい 2〜4 日）で，細菌性腸炎の中では長い方である。
▶ "3 日のルール"（p 167 参照）を逸脱することもある。
▶ 血便を伴うことが多いが，下痢を伴わない腹痛を主訴として，急性虫垂炎との鑑別が必要なこともある。
▶ 本来，自然治癒する疾患である。菌血症の合併，重症化は稀である。
▶ *C. jejuni* 腸炎患者の<0.1% に，Guillain-Barré 症候群が見られる。軸索障害型で，重症化しやすく後遺症が残りやすい。
▶ *C. fetus* は，頻度は低いが，免疫能低下患者から分離される。たいてい腸炎は伴わず，便培養は陰性である。血液培養から分離されることにより診断される場合が多い。蜂窩織炎を伴うこともある。サルモネラと同様に血管内皮に親和性があるため，心臓血管系や血管内デバイスに感染巣を形成することもある。

3 抗菌薬・感受性 (2011年市立堺病院)

市中・院内

薬剤感受性: □S ■I(grey) ■R(black)

ABPC：ビクシリン
EM：エリスロマイシン
FOM：ホスミシン
LVFX：クラビット

(計34株)

4 抗菌薬の選択

▶ *C. jejuni* 腸炎は，中等症までは保存的療法のみで抗菌薬は不要である。高熱，血便で，下痢回数が1日8回を越えれば，マクロライド系の適応があるとする意見もある。

内服：CAM (クラリシッド，クラリス) 200 mg，1日2回
　　　重症であれば 400 mg，1日2回

▶ *C. fetus* は，第3世代セファロスポリン系に低感受性の場合がある。感受性があれば ABPC (ビクシリン) を選択し，そうでなければカルバペネム系を選ぶ。

注射：ABPC (ビクシリン)　2 g，1日4回，または
　　　IPM/CS (チエナム)　0.5 g，1日4回，または
　　　MEPM (メロペン)　1 g，1日3回

●文献

1. Centers for Disease Control and Prevention (CDC): Vital signs: Incidence and trends of infection with pathogens transmitted commonly through food-foodborne diseases active surveillance network, 10 U. S. sites, 1996-2010. MMWR 60: 749-755, 2011
2. Pacanowski J, et al: *Campylobacter* bacteremia: clinical features and factors associated with fatal outcome. Clin Infect Dis 47: 790-796, 2008

23 *Pseudomonas aeruginosa*

1 グラム染色での菌形態パターン

グラム陰性桿菌・小型＝GNR-S

(gram-negative rod, small-sized)

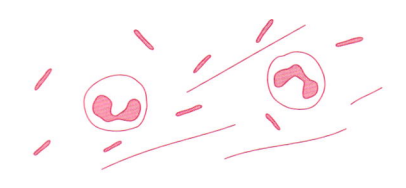

- 中型の桿菌に比べると，菌の横幅が小さく，ほっそりしている。
- ときに，*H. influenzae* と間違えそうになる。サイズは近いが，単球状，双球状に見える箇所はなく，あくまでも桿菌である。
- 多形性には乏しく，比較的均一である。
- 菌体周囲にこってりとしたピンク色の層があればムコイド型緑膿菌である。ムコイドが分厚い部分では菌体が埋もれて見えなくなる（アトラス p 12 参照）。

2 臨床上の特徴

- 湿潤した環境，水を好む "water bug" の代表的な細菌である。医療環境では，シンクとその周囲，ネブライザー，回路，チューブ，さまざまな湿潤した容器，薬瓶などに存在しうる。
- ほとんどすべての感染症の原因菌になりうる。
- ただし，分離されても定着（コロニゼーション）のことも多い。
- COPD の急性増悪においては，①*H. influenzae*，②*S. pneumoniae*，③*M. catarrhalis* と並んで主要な起炎菌である。長い病歴，抗菌薬による治療歴の繰り返し，などの場合によくみられる。
- 偏性好気性のブドウ糖非発酵菌である。

▶ 培養を開始した翌日には，培地の色調などから判断することができる。〔例えば，乳糖加 BTB 寒天培地を用いれば，*E. coli*，*K. pneumoniae* などでは，もともと青色の培地が翌日には黄色に変色する。一方，*P. aeruginosa* などのブドウ糖非発酵菌では，青色のまま変化しないため，一目瞭然で区別することができる（p 21 参照）〕
▶ 培地の匂いも役に立つ。*P. aeruginosa* では"線香の匂い"がする。
▶ 血液培養で嫌気ボトルにグラム陰性桿菌が発育した場合，緑膿菌である可能性は消える（p 47，**表**9-3 参照）。
▶ 臨床上重要なブドウ糖非発酵菌は以下に限られる。これらはいずれも偏性好気性菌である。

> - *P. aeruginosa*
> - 他の *Pseudomonas*
> - かつての *Pseudomonas*
>   *Stenotrophomonas*（*Xanthomonas*）*maltophilia*
>   *Burkholderia cepacia*
> - *Acinetobacter* spp.

▶ 抗菌薬は抗緑膿菌作用のあるものを選択する。
▶ 第3世代セファロスポリン系のすべてが緑膿菌に有効ではない。
抗緑膿菌作用（−）：CTX（セフォタックス），CTRX（ロセフィン）など
抗緑膿菌作用（＋）：CAZ（モダシン），SBT／CPZ（スルペラゾン）など
▶ 内服剤で緑膿菌に有効なものは，キノロン系だけである。したがって，他の起炎菌による感染症では，安易にキノロン系を用いてはならない。
▶ メタロβラクタマーゼ産生菌は，カルバペネム系を含めてほとんどすべてのβラクタム薬に耐性を示す。通常の"耐性緑膿菌"とは区別される。施設間の格差が大きいが，おしなべると約3％程度，存在する。

3 抗菌薬・感受性（2011年市立堺病院）

市中／院内の薬剤感受性グラフ（計254株）

薬剤感受性：□S ■I ■R

- PIPC：ペントシリン
- CAZ：モダシン
- AZT：アザクタム
- IPM / CS：チエナム
- MEPM：メロペン
- TAZ / PIPC：ゾシン
- GM：ゲンタシン
- AMK：アミカシン
- LVFX：クラビット

▶ PIPC（ペントシリン）の感受性が意外によい（市中：99％，院内：90％）。十分な量（12〜18 g／日）を用いれば"切れ味"よく効く。わが国の添付文書に記載されている用量は非常に少ないので注意が必要である（p 364 参照）。TAZ / PIPC（ゾシン）は 2008 年から国際標準の用量がわが国の保険診療でも認められた。一方，PIPC については不十分な用法用量の記載のままであり，改定作業が遅れている（2013 年 11 月現在）。

▶ CAZ（モダシン），IPM / CS（チエナム）への感受性も良好である。

▶ アミノグリコシド系を併用するときには，GM（ゲンタシン）あるいは，TOB（トブラシン）を用いる。はじめから，AMK（アミカシン）を用いる必要はない。耐性菌用に温存しておくべきである（p 383 参照）。

4 抗菌薬の選択

- 緑膿菌は，とりわけ医療機関によって薬剤感受性が大きく異なる細菌の1つである．ある病院では感受性を保っている抗菌薬が，別の病院では耐性率が非常に高いということがある．
- 読者は，自施設での薬剤感受性率を必ず確認いただきたい．
- 注射薬では，感受性があるならば，PIPC（ペントシリン），および第3世代セファロスポリン系／抗緑膿菌（＋）を第一選択とする．
- 重症の緑膿菌感染症はβラクタム系単剤では治療しない．アミノグリコシド系を併用する．
- 第4世代セファロスポリン系，カルバペネム系の中で最強のMEPM（メロペン）は，いざというときに頼りになる"切り札"である．安易に用いず，できるだけ温存する（p 16, p 378 参照）．
- 抗菌薬の第一選択は各施設のantibiogramを参考にして決める．
- 内服：CPFX（シプロキサン），LVFX（クラビット）
- 注射：PIPC（ペントシリン），CAZ（モダシン），AZT（アザクタム），IPM／CS（チエナム），MEPM（メロペン）
- 重症例では，最初の数日間，アミノグリコシド系を併用する．ただし，AMK（アミカシン）などの耐性菌用アミノグリコシド系を第一選択としない．
- 耐性菌を増加させないため，第3～4世代セファロスポリン系，カルバペネム系の抗菌薬はとくに乱用の防止が必要である．医師個人の自覚や努力のみに依存するのではなく，主治医の処方のチェック機能として"使用前コンサルテーション"，"許可制"，"届出制"などのシステムを敷く必要がある（p 433 参照）．

24 Stenotrophomonas maltophilia

1 グラム染色での菌形態パターン

グラム陰性桿菌・小型＝GNR-S
　　　　　　　　　　（gram-negative rod, small-sized）

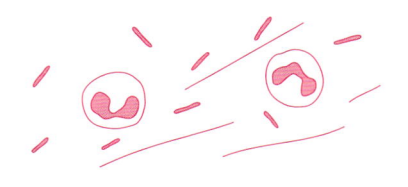

2 臨床上の特徴

- *P. aeruginosa* と同様に，偏性好気性のブドウ糖非発酵菌で，湿潤した環境を好む"water bug"の1つである。
- IPM / CS（チエナム），MEPM（メロペン）などのカルバペネム系に関して"MRSA 以外なら何でも効く"と誤解している医師が多い。*S. maltophilia* はカルバペネム系に自然耐性である。*Burkholderia cepacia* も耐性を示す場合が多い。抗緑膿菌作用のある抗菌薬を使用中～後で，グラム染色上，GNR-S を観察したら，耐性緑膿菌に加えて，*S. maltophilia* や *B. cepacia* を想定する。このような状況下で安易にカルバペネム系は用いるべきではない。

3 抗菌薬・感受性（2011年市立堺病院）

- ST 合剤（バクタ）は 96％ 感受性である。
- IPM / CS（チエナム）は 100％ すべての株が自然耐性である。
- CAZ（モダシン）への耐性株も多い。
- キノロン系は比較的よい。

市中・院内

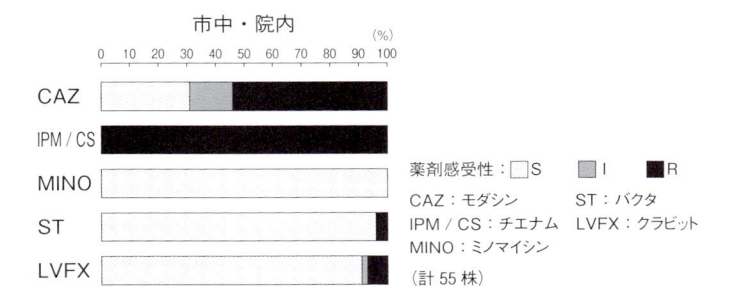

薬剤感受性：□S ■I（グレー） ■R

CAZ：モダシン　　　　ST：バクタ
IPM/CS：チエナム　　LVFX：クラビット
MINO：ミノマイシン

（計55株）

4 抗菌薬の選択

- 内服：ST合剤（バクタ），LVFX（クラビット），CPFX（シプロキサン）
- 注射：ST合剤（バクトラミン）
- 薬剤感受性結果をみて決定する。
- ST合剤（バクタ）が第一選択であり，ほかではMINO（ミノマイシン）などのテトラサイクリン系，キノロン系，CAZ（モダシン）などの第3世代セファロスポリン系あたりが候補となる。
- 難治例では，感受性テストが100％信頼できるとは限らないものの，感受性を示した抗菌薬の併用療法もひとつの方法である。
- TGC（タイガシル），コリスチン，CP（クロラムフェニコール）も選択肢の候補だが，いずれもわが国では保険適用外であり，コリスチンは個人輸入が必要である（2013年11月現在）。
- LMOX（シオマリン）の感受性率が高いとの報告もある。

●文献

1. Looney WJ, et al: *Stenotrophomonas maltophilia*: An emerging opportunistic human pathogen. Lancet Infect Dis 9: 312-323, 2009

25 *Bacteroides* spp.

1 グラム染色での菌形態パターン

グラム陰性桿菌・小型＝GNR-S
　　　　　　　　　（gram-negative rod, small-sized）

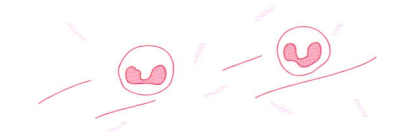

- *Pseudomonas* や *Serratia* と同様，小型のグラム陰性桿菌である。
- *Pseudomonas* などと比べると，染まりが薄く，しかも多形性に富む。
- 単独で存在することはまずない。他の細菌とともに観察される。
- 背景にかくれ，見逃しやすい。
- とくに，混合感染の場合は，他の細菌に注意を奪われ，見落とすことが多い。

2 臨床上の特徴

- 偏性嫌気性グラム陰性桿菌である（p 46 参照）。
- 横隔膜以下の腹腔内感染症，すなわち，腸管，肝胆膵，腹膜，および婦人科領域の感染症などで重要な起炎菌の1つである。*B. fragilis* が最も代表的である。
- 単独感染はまずない。好気性菌との混合感染が多い。
- グラム染色では，背景にかくれて見逃しやすい。とくに，グラム陽性菌（紫色）との混合感染では陽性菌につい目を奪われて見落としやすい。胆汁，胸腹水，非開放膿，ドレーン排液などでは注意して観察する。
- 培養には好気性菌に比較すると時間がかかる。好気性菌であれば，ふつう培養開始の翌日にはコロニーが発育するが，*Bacteroi-*

des spp. では少なくとも2日以上，あるいはもっと日数がかかる。
▶ 薬剤感受性の特徴，薬剤の選択は以下のとおりである。

① アミノグリコシド系，ST合剤（バクタ）に対しては，自然耐性を持つ。

② キノロン系は *Bacteroides fragilis* を含め，嫌気性菌全般に弱い。新しいキノロン系は嫌気性菌への効力が改善されているが，第1選択薬として用いない。

③ CLDM（ダラシンS）は本来，嫌気性菌用の切り札の1つであるが，耐性菌がかなり増えている。

④ ほか，metronidazole（フラジール），SBT/ABPC（ユナシンS），嫌気性菌用の第2世代セファロスポリン系であるCMZ（セフメタゾン），テトラサイクリン系のDOXY（ビブラマイシン）などの中から選択する。第3世代セファロスポリン系は完全に無効ではないが，CMZ（セフメタゾン）に比較すると劣る。

⑤ カルバペネム系は強く，耐性株は稀である。重症例に用いる。

3 抗菌薬・感受性 (2011年市立堺病院)

市中・院内

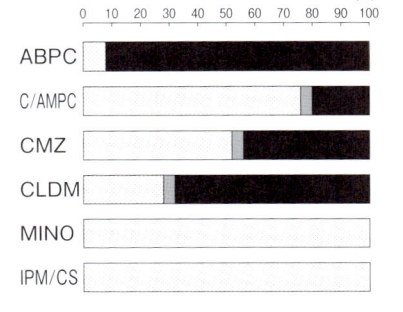

薬剤感受性：□S ■I ■R
ABPC：ビクシリン
CVA/AMPC：オーグメンチン
CMZ：セフメタゾン
CLDM：ダラシン
MINO：ミノマイシン
IPM/CS：チエナム

（計25株）

▶ CLDM耐性菌が約70%に達する。

▶ CVA/AMPC（オーグメンチン），SBT/ABPC（ユナシンS），MINO（ミノマイシン）などの感受性がよい。

▶ IPM/CS（チエナム）やMEPM（メロペン）は，*Bacteroides* spp. に限らず，嫌気性菌に対して最も強力なβラクタム薬である。だか

らこそ，中等症までは温存し，重症感染症で用いる。

4 抗菌薬の選択

- ▶ 内服：SBTPC（ユナシン），CVA / AMPC（オーグメンチン）
- ▶ 注射：SBT / ABPC（ユナシン S），CMZ（セフメタゾン），
    CLDM（ダラシン S），MINO（ミノマイシン）
    重症感染症では，IPM / CS（チエナム），MEPM（メロペン）

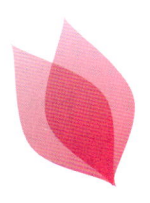

抗菌薬

12

　臨床で必要な抗菌薬は限られている。研修医は各系統に属する抗菌薬のうち，代表的なものを1つずつ使いこなせるようになればよいし，医療機関も多くの薬剤を採用するのではなく，同効薬を整理削減し，すっきりとした論理的な抗菌薬のラインナップとすべきである。

　以下にあげる抗菌薬は，わが国で発売されている薬剤すべてを網羅していない。先行薬剤と大きな差がない，と判断した新薬は記載していない。また，あまりにも安価なために市場から消えていったけれども，実はきわめて重要であると思われる抗菌薬についてはあえて記載した。

1 天然ペニシリン：PCG（ペニシリン G）

✧ スペクトラム

S. pneumoniae（肺炎球菌），Streptococcus spp.（連鎖球菌）
PCG 感受性 S. aureus（黄色ブドウ球菌）
グラム陽性桿菌（Corynebacterium spp. など）
嫌気性グラム陽性球菌（Peptostreptococcus spp. など）
口腔や上気道の Bacteroides spp.（横隔膜以下の B. fragilis には無効）
PCG 感受性 N. gonorrhoeae（淋菌），N. meningitidis（髄膜炎菌）
Treponema pallidum（梅毒トレポネーマ）

①水溶性ペニシリン G（ベンジルペニシリン）

- 今なお，肺炎球菌，連鎖球菌の第1選択薬である。ペニシリン耐性肺炎球菌の考え方は髄膜炎と非髄膜炎（肺炎など）で大き

く異なるので注意する。

- 2008年,臨床検査標準協会(Clinical and Laboratory Standards Institute:CLSI)により肺炎球菌に対する PCG のブレイクポイント(S, I, R の判定基準)が根本的に変更された。(1) 注射薬で治療する場合,(1)-1:髄膜炎,(1)-2:非髄膜炎(肺炎など)に分けてブレイクポイントが設定され,これとは別に (2) 内服薬で治療する場合のブレイクポイントが設定された(p 303 参照)。重要であるので,あえて以下に再掲する。
- 新基準では,肺炎においては注射用のペニシリン〔PCG や ABPC(ビクシリン)〕を用いれば,肺炎球菌のほぼ 100% がペニシリン感受性(PSSP)である。内服でも AMPC(サワシリン)高用量(例えば 750 mg,1日3回)であれば治療が可能である。
- 一方,髄膜炎では感受性の MIC が厳しく設定されたため,旧基準に比べて,耐性「R」と判定される株が増加した(2011 年市立堺病院市中株の 50%)。

表 12-1 肺炎球菌に対する PCG 感受性判定基準の変更

旧基準	S	I	R
すべての株	≦0.06	0.12〜1	2≦

新基準	S	I	R
ペニシリン(注射による治療)			
髄膜炎	≦0.06	—	0.12≦
髄膜炎以外(肺炎など)	≦2	4	8≦
ペニシリン(内服による治療)	≦0.06	0.12〜1	2≦

(μg/ml)

- PCG の切れ味は鋭い。スペクトラムが狭いから,正常細菌叢の乱れが少なく,厄介な菌交代をきたしにくい。
- わが国の添付文書では長く「筋注」しか認められていなかったが,2012 年にようやく化膿性髄膜炎,感染性心内膜炎,梅毒において点滴静注が認められた。点滴静注はけっして危険な投与法ではない。単にわが国で治験が行われなかっただけであ

る。より頻度が高い疾患である肺炎についても早急な承認が求められる。
- 半減期＝30分と短いため，4～6時間毎に投与する。にもかかわらず，わが国の添付文書では，分2～分4と書かれているので注意が必要である。
- 用量の目安は以下の3段階に分類される。かつて肺炎は少ない量のPCGで十分であったが，②と同じ用量を用いるのが安全であろう。
    ① 髄膜炎　　2,000～2,400万単位／日
    ② 心内膜炎　900～1,200万単位／日
    ③ 肺炎　　　300～600万単位／日 → 900～1,200万単位／日
- 腎排泄。
- K含有量は1.7 mEq／100万単位であり，腎機能低下時には十分に注意する。
- Kによる血管痛を回避するために溶解する輸液量が多くなると〔例えばPCG 300万単位（K：5.1 mEq）を100 mlボトルに溶解するとK＝51 mEq／Lとなり，K＜40 mEq／Lを満たすことができないため溶解する輸液量を大きくする必要がある〕，容量負荷が増すので，心不全時にはABPC（ビクシリン）を選択する方がよい。
- 注意すべき副作用は，アレルギー，間質性腎炎，痙攣（とくに髄膜炎治療中）などである。
- アナフィラキシー反応は，10,000人に1例の確率で起きる。セファロスポリン系との交差アレルギーは5～15％に認める。

② benzathine penicillin G
- 持続性ペニシリン製剤である。1～3週間，血中濃度が維持される。よってアドヒアランスの良否を心配する必要がない。
- 梅毒，A群β溶血性連鎖球菌による咽頭炎に用いる。
- 残念ながら，この薬剤もわが国では廉価すぎるためか，発売中止となった。

2 ペニシリナーゼ産生ブドウ球菌用ペニシリン：

MCIPC（メトシリンS）

✧ スペクトラム

PCG のスペクトラム + ペニシリナーゼ産生 S. aureus

① MCIPC（メトシリンS）
- 適応はペニシリナーゼ産生 S. aureus に限られる。
- 抗菌力は S. aureus 以外の菌に対しては，PCG に劣る。
- PCG とは異なり，嫌気性菌には弱い。
- 残念ながら，わが国ではあまりにも安価すぎたためか発売中止になってしまった。

3 半合成中域ペニシリン：

ABPC（ビクシリン），ASPC（ドイル）

✧ スペクトラム

PCG のスペクトラム ＋ *H. influenzae*
E. coli, *Proteus mirabilis*
Enterococcus faecalis
Listeria monocytogenes
ほとんどの *Salmonella*

① ABPC（ビクシリン）
- *S. pneumoniae*, *Streptococcus* spp., *Enterococcus faecalis* などでは PCG と並んで第1選択薬である。
- 1970 年代に，ペニシリン系でありながら，グラム陰性菌の *E. coli*, *H. influenzae* にも効果のある画期的な薬剤として登場した。残念ながら，現在それぞれ市中での感受性株は 57%，64% であり（p 330, p 326 参照），第1選択薬としては推奨できなくなった。ただし，感受性「S」であれば，広域スペクトラムの抗菌薬でなく，ABPC に narrow down を図る。
- *S. aureus* に対しては PCG 同様，市中株であっても 23% しか

感受性がない（p 291 参照）。

② ASPC（ドイル）

- ABPC（ビクシリン）と比較すると，2つの特徴がある。
    (1) 半減期が，1.6 時間と長いため，1日3回投与でよい。
        （ABPC は半減期＝約1時間，通常1日4回投与が必要）
    (2) *Bacteroides* spp. にも効能が認められている。

4 半合成ペニシリンとβラクタマーゼ阻害剤との合剤：

SBT / ABPC（ユナシン S）

◇ スペクトラム

ABPC のスペクトラム ＋ βラクタマーゼ産生株
K. pneumoniae
Bacteroides fragilis

① SBT / ABPC（ユナシン S）

- 嫌気性菌が関与する感染症に用いる。具体的には，(1) 腹膜炎，(2) 骨盤内炎症，(3) 老人の誤嚥性肺炎（① ABPC 耐性菌によるもの，② 院内発症のとき），(4) 糖尿病の下肢感染症，などの場合である。
- 嫌気性菌に有効な他のβラクタム薬として，TAZ / PIPC（ゾシン）やカルバペネム系があるが，極めてスペクトラムが広い。(1) 緑膿菌の危険因子がない，(2) ドレナージ実施不可の膿瘍が存在しない，などの場合はこれらを用いる必然性はない。
- 2012 年，新しく，最大量として1日 12 g（1回3g，1日4回）が保険適用となった。
- 1回 1.5 g か1回3g かは臓器，感染症，起炎菌によって使い分ける。例えば中等症までの肺炎で，肺炎球菌，インフルエンザ菌，上気道由来の嫌気性菌をターゲットにする場合や単純性尿路感染症であれば，1回 1.5 g で治療できる。排痰ドレナージ不良の肺炎，複雑性尿路感染症，腹腔内感染症では1回3g が必須である。
- ほどよい抗菌薬スペクトラムの広さのために乱用されやすい。

安易な使用は避ける。
- 肺炎における S. pneumoniae では，第1選択薬は PCG（ペニシリン G），または ABPC（ビクシリン）であり，SBT/ABPC を選択する理由がない。
- 市中発生の誤嚥性肺炎でグラム染色が行えないときは，βラクタマーゼ産生の嫌気性菌が増えているため，SBT/ABPC（ユナシン S）を選択せざるを得ない。

5 抗緑膿菌用ペニシリン：PIPC（ペントシリン）

◇ スペクトラム

P. aeruginosa + 他のグラム陰性桿菌 + 嫌気性菌（上気道内）

① PIPC（ペントシリン）

- ペニシリン系でありながら，P. aeruginosa（緑膿菌）にまでスペクトラムを拡大した点に特徴がある。第3世代セファロスポリン系やカルバペネム系が頻用されて，PIPC はあまり用いられないためか，感受性は良好に保たれている。
- 重要な点は，S. aureus に対しては約 80% が耐性を示すことである。すなわち，ペニシリナーゼ産生 S. aureus には無効である。意外に思えるかもしれないが，S. aureus に対しては PCG，ABPC，PIPC の3者は同じ態度を示す。
- 添付文書の「用法・用量」が少なすぎるので注意する。
   欧米の投与量　　：12 g〜/日，重症例では 18 g/日
   わが国の添付文書：2〜4 g/日，重症例では 8 g/日
- 尿路感染症であれば，2 g×4/日程度でもよい。
- 重症例，緑膿菌感染症では，単剤でなく，アミノグリコシド系かキノロン系を併用する。ただし，有効性においても耐性菌発現の抑制においてもエビデンスは確立していない。
- アミノグリコシド系との併用では，互いの不活性化が起きるので混注は不可である。
- Na 含有量：2.0 mEq/g である。大量投与時は Na 負荷に注意を要する。

6 超広域ペニシリン：TAZ / PIPC（ゾシン）

❖ スペクトラム

PIPC（ペントシリン）のスペクトラム
＋ すべてのMSSA，嫌気性菌，一部のESBL産生菌

① TAZ / PIPC（ゾシン）
- PIPC（ペントシリン）と比較して考えると理解しやすい。
  (1) ペニシリナーゼ産生菌にも効果があるため，*S. aureus* に対する感受性が大きく改善した。PIPCと異なり，MSSAすべてに感受性を示す。
  (2) *P. aeruginosa* や腸内細菌群に対する感受性は，ややよいという程度である。
- かつての「タゾシン」では，タゾバクタムとピペラシリンの配合比率が0.5：2.0であったが，2008年に「ゾシン」に変わり，配合比率も国際標準と同じ0.5：4.0となった。用法用量も，肺炎における十分量である1回4.5gの1日4回投与が保険で認められた。
- ESBL産生菌への感受性は一定しない（62〜90％）。耐性である場合もある。もし感受性「S」であれば選択肢となる。
- *Citrobacter* spp. や *Enterobacter cloacae* の一部には無効である。

7 経口ペニシリン

a. 天然ペニシリン
① PCG（バイシリンG），② PCV（バイシリンV）
- 胃酸への抵抗性と消化管からの吸収において，PCV（バイシリンV）が勝るが，あまりにも廉価であったためか，わが国では発売中止となった。
- 現在，PCG（バイシリンG）のみ発売されている。40〜80万単位，1日4回を用いる。

b. ペニシリナーゼ産生ブドウ球菌用ペニシリン

① MPIPC（スタフシリンV）
- MSSA に対して経口セファロスポリン系よりも抗菌スペクトラムが狭く好ましい。しかし，この薬剤も製造中止となった。

c. 半合成中域ペニシリン

① AMPC（サワシリン），② ABPC（ビクシリン）
- AMPC（サワシリン）の方が消化管からの吸収が良好なため，推奨される。
- 多くの外来感染症（上気道・下気道感染症，尿路感染症，耳鼻科領域感染症，皮膚科領域感染症など）で，しばしば第1選択薬となる主要薬剤の1つである。
- ペニシリン系薬の肺移行は良好であるので，外来治療が可能な肺炎球菌肺炎では AMPC（サワシリン）500〜750 mg，1日3〜4回，も選択肢である。
- 長く *H. influenzae* に対する第1選択薬であったが，約30％の耐性菌を認め，残念ながら，第2世代セファロスポリン系とβラクタマーゼ阻害剤とペニシリン系の合剤にその地位を譲った。ただし，培養結果をみて感受性があれば，AMPC，ABPC に narrow down する。
- 淋菌のペニシリン耐性，キノロン耐性は著しく（p 321 参照），エンピリックに選択することはできなくなった。

d. ペニシリンとβラクタマーゼ阻害剤との合剤

✧ スペクトラム

ABPC の　　＋　ABPC 耐性：MSSA, *H. influenzae*, *E. coli*,
スペクトラム　　　　　　　*K. pneumoniae*
　　　　　　　　　　　　　Moraxella catarrhalis
　　　　　　　　　　　　　B. fragilis を含む嫌気性菌

① SBTPC（ユナシン），② CVA / AMPC（オーグメンチン）
- ABPC（ビクシリン），AMPC（サワシリン）との違いを考えるとわかりやすい。βラクタマーゼを産生する MSSA, *E. coli*, *H. in-*

fluenzae，もともと自然耐性であった *K. pneumoniae*，*B. fragilis* にも効果がある。
- ESBL 産生菌に対しては，感受性「S」であれば選択肢となる。
- *P. aeruginosa*，*Serratia* spp.，多くの *Enterobacter* spp.，*Citrobacter* spp. には無効である。
- 吐き気，嘔吐，下痢などの消化器症状が 5〜10% に発現し，AMPC や ABPC 単独の場合よりも，頻度が高い。

③ CVA / AMPC（クラバモックス）
- 中耳炎用の CVA / AMPC である。組み合わせは同じでもオーグメンチンとは CVA：AMPC の比率が異なる（オーグメンチン = 1：2，クラバモックス = 1：14）。
- ペニシリン耐性肺炎球菌を含む *S. pneumoniae* を想定して，AMPC が高用量となっている点に特徴がある。加えてβラクタマーゼ産生 *H. influenzae*，*M. catarrhalis* を対象としている。
- 小児の用量の目安は，CVA 6.4 mg / kg / 日，AMPC 90 mg / kg / 日である。

8 第 1 世代セファロスポリン

◇ スペクトラム

S. aureus（黄色ブドウ球菌）
Streptococcus spp.（連鎖球菌）
S. pneumoniae（肺炎球菌）
（ただし，PSSP のみ）
E. coli（大腸菌）
K. pneumoniae（肺炎桿菌）
Proteus mirabilis

① CEZ（セファメジン）
- MSSA に対する第 1 選択薬である。
- 逆にいえば，CEZ 耐性 *S. aureus* = MRSA，と考えてよい。
- コアグラーゼ陰性ブドウ球菌（CNS）を想定するとき empiric に用いない方がよい。CNS は高頻度（約 80%）にメチシリン耐性である（p 297 参照）。
- ペニシリン耐性肺炎球菌（PRSP）は CEZ 耐性である。
- 適応範囲は非常に広い。多くの疾患で第 1 選択薬になりうる。

- 清潔手術，準清潔手術において，手術時の感染予防に適する（p 249 参照）。
- 半減期：100 分とやや長い。

9 第2世代セファロスポリン

❖ スペクトラム

第1世代セファロスポリン系 + βラクタマーゼ産生 H. influenzae のスペクトラム

- βラクタマーゼ産生 H. influenzae に効果がある。現在，SBT/ABPC（ユナシンS）と並んで，H. influenzae の第1選択薬である。ただし，BLNAR には無効である。
- 2つのグループに分けられる。

> （1）好気性菌用のグループ
> 　　 CTM（ハロスポア，パンスポリン）
> （2）嫌気性菌にも有効なグループ
> 　　 CMZ（セフメタゾン），CFX（マーキシン）

- セファマイシン系の CMZ は ESBL 産生菌にも有効である。
- グラム陽性菌に対しては，第1世代に劣る。

① **CTM**（ハロスポア，パンスポリン）
- H. influenzae, K. pneumoniae への第1選択薬である。
- Citrobacter spp., Enterobacter spp. の一部にも，スペクトラムが拡がっている。しかし，実際の感受性率はそれぞれ65〜85%，15〜30% 程度である（p 342, p 340 参照）。
- 嫌気性菌には無効である。
- CTM 耐性の S. pneumoniae, H. influenzae は，それぞれ PRSP，BLNAR と考えてよい（p 304, p 325 参照）。PRSP，BLNAR の蔓延によって，市中呼吸器感染症での CTM の占める役割が以前よりも小さくなった。

② **CMZ**（セフメタゾン），③ **CFX**（マーキシン）
- ともにセファマイシン系で，好気性菌だけでなく嫌気性菌にも

- 有効である。2剤は臨床上は同等の薬剤である。
- グラム陽性菌・陰性菌にバランスよく効力を持つ一方で，*Bacteroides fragilis* など，腸管内の嫌気性菌にも有効である。
- 下部消化管手術の手術部位感染予防に適する（p 249 参照）。
- CMZ（セフメタゾン）は，NMTT 側鎖を持つために低プロトロンビン血症による出血傾向を起こすことがあり，飲酒によりアンタビュース作用を呈する（p 371 参照）。
- CFX（マーキシン）はよい抗菌薬であったが，販売実績が少なかったために，わが国では 2000 年に発売中止となった。海外では今も使用されている。

④ CTT（ヤマテタン）
- 半減期：3〜4 時間と長い。
- CMZ（セフメタゾン）や CFX（マーキシン）と並んで，大腸手術における感染予防薬として用いることができる。
- 低プロトロンビン血症による出血を生じることがある。
- 投与中の飲酒で，アンタビュース作用を示す。
- 2005 年，製造中止となった。

⑤ FMOX（フルマリン）
- 第 3 世代セファロスポリン系の弱点であるグラム陽性球菌をカバーしようという意図で開発された。腸管内の嫌気性菌にも有効であり，CMZ（セフメタゾン）と同等であると考えてよい。
- 第 3 世代セファロスポリン系が持っていた特徴，すなわち，*Citrobacter* spp., *Enterobacter* spp., *Serratia* spp. などへの抗菌力を失っている。
- *S. aureus*, *S. pneumoniae* に対しては，CEZ（セファメジン）とほぼ同等の強さを持つが半減期が 45〜60 分と短い。
- *P. aeruginosa*（緑膿菌）には無効である。

⑥ CFS（タケスリン）
- "緑膿菌のみ" に適応がある異色の抗菌薬であった。
- 抗菌薬の開発がより広いスペクトラムに向かう時流の中にあって，評価すべきユニークな薬であったが，2008 年，発売が中止された。

10 第3世代セファロスポリン

- 1980年代に入って続々と登場し,広く臨床で用いられた。
- 第3世代が適応になる症例は限られる。基本的に,第1～2世代セファロスポリン感受性菌には用いてはならない。できるだけ empiric にではなく,細菌検査結果を確認したうえで選択すべき薬剤である。
- ただし,グラム陰性桿菌による重症感染症では躊躇せず用いる。使用時のメリハリが重要である。
- 全体的な特徴
  (1) 第1～2世代セファロスポリン系に十分な感受性のあるグラム陰性桿菌に対するMICがさらに小さくなった。
  (2) *Citrobacter* spp., *Enterobacter* spp. の大部分,*Serratia* spp. など,第1～2世代セファロスポリン系が無効なグラム陰性桿菌をカバーする。
  (3) 嫌気性菌にもある程度は有効だが〔例外:CAZ(モダシン)〕,横隔膜以下の *Bacteroides* spp. を想定したときにあえて選択する薬剤ではない。
  (4) グラム陽性菌には弱い。ただし,CTX(セフォタックス)やCTRX(ロセフィン)はペニシリン耐性肺炎球菌(PRSP)に用いることができる。
- 注意点
  (1) スペクトラムが広いために,多剤耐性菌を選択しやすい。
  (2) 第3世代セファロスポリン系であれば,緑膿菌に適応があるとの"誤解"がある。緑膿菌に効く第3世代セファロスポリン系は以下のように少ない。
  CAZ(モダシン),CPZ(セフォビッド),SBT / CPZ(スルペラゾン)など。
  (3) 手術部位感染の予防には適さない(p 249参照)。
- 副作用
  (1) アレルギー
  (2) 凝固系異常
     - N-methyl-thio-tetrazole(NMTT)側鎖を有する薬は,低プロトロンビン血症による出血傾向を生じやすい。

NMTT 側鎖を持つのは,
LMOX（シオマリン）, CMZ（セフメタゾン）, CMX（ベストコール）, CPZ（セフォビッド）, SBT / CPZ（スルペラゾン）
- ビタミン K の併用（5〜10 mg / 週）が必要である。

(3) 血小板機能障害
- LMOX（シオマリン）はさらに血小板機能障害も起こしうる。

(4) アンタビュース作用 = disulfiram like reaction
- NMTT 側鎖を有する薬剤は, 投与中に飲酒したり, アルコールを含む食品を食べると, 吐き気, 嘔吐, 頭痛, 低血圧などの不快な症状を呈する。
- 投与中, 投与後1週間程度は飲酒を禁止する。

a. 抗緑膿菌作用のないグループ

◇ スペクトラム

第1〜2世代セファロスポリン系のスペクトラム	+	*Citrobacter* spp. *Enterobacter* spp. *Serratia* spp.	+ *Bacteroides fragilis*

- 第1〜2世代セファロスポリン耐性のグラム陰性菌に"切れ味"よく奏効したために, グラム陽性球菌に弱いという欠点があるにもかかわらず"最強のセファロスポリン"という誤った印象を多くの医師に与え, 1980年代に著しく乱用された。
- *Citrobacter* spp., *Enterobacter* spp., *Serratia* spp. など, 第1, 2世代セファロスポリン系では手に負えない菌種をカバーする薬剤である。
- CTX（セフォタックス）, CTRX（ロセフィン）は, ペニシリン耐性肺炎球菌（PRSP）に対する第1選択薬の1つであるが, 非髄膜炎（肺炎など）であれば, より狭域の PCG（ペニシリンG）, ABPC（ビクシリン）の注射薬で十分に治療可能である（p 360 参照）。
- 嫌気性菌にもある程度は有効であるが, CMZ（セフメタゾン）, CFX（マーキシン）に比べると効力が劣る。
- 緑膿菌には無効である。
- BLNAR（p 325 参照）にも用いることができる。

- ESBL 産生菌（p 328 参照）には無効である。
- 髄膜移行が良好である。

① CTX（セフォタックス）
- 抗菌スペクトラムは CTRX（ロセフィン）と同様である。CTX は CTRX とともに世界中でよく用いられ，評価が定着している。
- 重症のグラム陰性菌感染症（ただし，*P. aeruginosa* などのブドウ糖非発酵菌を除く）では第一選択のひとつである。
- 半減期は約 1 時間である。βラクタム系薬の中では平均的な長さである。腎機能が正常であれば，1 日 4 回投与する。

② CTRX（ロセフィン）
- 半減期が非常に長く（6～8 時間），1 日 1 回投与が可能である。
- 腎不全時でも Ccr＞5 ml／分であれば用量調節は要らない（胆汁排泄）。
- 中枢神経系への移行がよい。
- 単回投与で 24～48 時間後でも尿中濃度は高く保たれるので，淋菌性尿道炎は単回投与で治療可能である。
- 細菌性心内膜炎の治療に用いる場合もある。
- 特殊な副作用として，胆泥形成作用があり，胆道系感染症の原因となることがある。

③ LMOX（シオマリン）
- 1980 年代，わが国で最も大量に消費された第 3 世代セファロスポリン系である。
- 血小板機能障害による出血傾向を生じやすい。4 日間以上投与された患者の 2.5％ に出現し，出血時間の回復には，4～8 日間かかる。低プロトロンビン血症もきたしうる。使用しないことを推奨する。
- 投与中の飲酒により，アンタビュース作用を示す。

b. 抗緑膿菌作用を持つグループ

✧ スペクトラム

a. 抗緑膿菌作用のないグループ (p 371) のスペクトラム ＋ ブドウ糖非発酵菌
   (1) *P. aeruginosa*（緑膿菌）
   (2) 他の *Pseudomonas*
   (3) かつての *Pseudomonas*
      ① *Stenotrophomonas maltophilia*
      ② *Burkholderia cepacia*
   (4) *Acinetobacter* spp.

① CPZ（セフォビッド），② SBT / CPZ（スルペラゾン）
- 嫌気性菌にも効く。緑膿菌が関与する胆道系感染症に適している。胆汁への移行がよい。
- ただし，通常の胆道系感染症であればできるだけ温存する。第1選択薬は，腸管内の嫌気性菌にも有効な第2世代セファロスポリン系，CMZ（セフメタゾン）あるいは SBT / ABPC（ユナシン S）である。
- 髄液への移行はよくないので，中枢神経系感染症では避ける。
- 低プロトロンビン血症による出血を生じることがある。
- 投与中の飲酒で，アンタビュース作用を呈する。

③ CAZ（モダシン）
- 第3世代セファロスポリン系の中で，抗緑膿菌作用は最も強い。
- 髄液移行もまずまずで，緑膿菌性髄膜炎にも用いてよい。
- *S. aureus* には弱い。名のとおり "一網打尽（いちモウダジン）" ではない。
- 半減期：1.8 時間と比較的長い。
- 構造式上，止血・凝固系異常は生じにくい。

11 第4世代セファロスポリン

① CFPM（マキシピーム）
- CAZ（モダシン）のさらに上位の薬剤と考えるとわかりやすい。
- 耐性の強いグラム陰性桿菌に用いる "切り札" の1つである。

- *S. aureus* に対しては CFPM の方が CAZ よりも若干強い。
- 半減期：2.1 時間と CAZ よりもさらに長い。1 日 3 回投与が標準である。
- できるだけ温存しておきたい。感染制御チームや薬剤部により適正使用に努めるべき薬剤のひとつである（p 433 参照）。

12 経口セファロスポリン

a. 第 1 世代：CEX（ケフレックス），CCL（ケフラール）

◇ スペクトラム

第 1 世代注射剤（CEZ）とほぼ同様のスペクトラム

- *S. aureus*（MRSA を除く）に対する経口の第 1 選択薬である。
- βラクタマーゼ産生 *H. influenzae*, *Moraxella catarrhalis* には無効である。

① CEX（ケフレックス）
- MSSA に対しては現在も第 1 選択薬である。徐放剤（L-ケフレックス）もある。
- かつては多くの市中感染症で第 1 選択薬であったが，残念ながら MRSA，PRSP，BLNAR が増加したために出番が少なくなった。

② CCL（ケフラール）
- CEX（ケフレックス）同様，抗菌スペクトラムのバランスがよい。
- *H. influenzae* にスペクトラムを拡大した点が，CEX（ケフレックス）とは異なる。
- ただし，βラクタマーゼ産生 *H. influenzae* は CCL 耐性である。
- アナフィラキシー反応の発生頻度が他のβラクタム系薬剤よりも 10 倍以上高く，第一選択として使用すべきでないとする報告がある。

表 12-2　アナフィラキシー反応の発生頻度

CCL	：5.02 / 10,000 例
CEX	：0.41 / 10,000 例
ABPC	：0.48 / 10,000 例

- 小児における血清病が，他のβラクタム系薬剤より多いとの報告がある。

b. 第 2 世代：CXM-AX（オラセフ），CTM-HE（パンスポリン T），CFDN（セフゾン）

◇ スペクトラム

第 1 世代経口セフアロス　＋　*Moraxella catarrhalis*
ポリン系のスペクトラム　　βラクタマーゼ産生 *H. influenzae*

- 2 つのグループに分けられる。
  (1) 好気性菌用
  　　CXM-AX（オラセフ），CTM-HE（パンスポリン T）
  (2) 嫌気性菌（横隔膜より上のみ）にも有効
  　　CFDN（セフゾン）

① CXM-AX（オラセフ），② CTM-HE（パンスポリン T）

- *E. coli*，*K. pneumoniae* に対する内服薬の第 1 選択薬である。通常のβラクタマーゼ産生 *H. influenzae*，*Moraxella catarrhalis* への効力も十分である。
- PRSP，BLNAR の出現によって，市中呼吸器感染症の第 1 選択薬の 1 つとしての地位を失った。

③ CFDN（セフゾン）

- 好気性菌に対する抗菌スペクトラムは CCL（ケフラール）とほぼ同様である。
- *Peptostreptococcus* spp. など，口腔・上気道の嫌気性菌にも適応がある。
- 一方，*Bacteroides fragilis* など，横隔膜から下の嫌気性菌には無効である。

c. 第3世代：CFIX（セフスパン），CPDX-PR（バナン）

◇ スペクトラム

第1，2世代経口セファロス ＋ βラクタマーゼ産生菌
ポリン系のスペクトラム　　　 *Proteus vulgaris*

- *P. aeruginosa*（緑膿菌）には無効である。*P. aeruginosa* に有効な経口セファロスポリンはない。
- PRSP，BLNAR には無効である。

① CFIX（セフスパン）
- 枠内の菌に加え，*Serratia* spp. にも効果がある。
- *S. pneumoniae*（ただし，PSSP）に効果があるが，*S. aureus* には無効と考えた方が無難である。
- 半減期が，3.3時間と長い（1日2回投与）。

② CPDX-PR（バナン）
- 経口吸収性を高めたプロドラッグ（PR）である。
- *S. aureus* も添付文書では"適用菌種"となっているが，*S. aureus* に対する MIC は高い。
- *S. aureus* には第1〜2世代セファロスポリン系を選択する。

d. 新第3世代：CDTR-PI（メイアクト），CFPN-PI（フロモックス）

◇ スペクトラム

第3世代経口セファロスポリン系 ＋ *Bacteroides fragilis*
のスペクトラム

① CDTR-PI（メイアクト）
- 抗菌スペクトラムの特徴は以下の4点である。
  (1) *Bacteroides fragilis* を含む広範囲スペクトラムの薬剤である。
  (2) MIC のさほど高くないPRSPであれば，効果を期待しうる。
  (3) BLNAR〔β-lactamase（−）ABPC 耐性 *H. influenzae*〕にも効果がある。
  (4) *P. aeruginosa* には無効である。
- PRSP，BLNAR に対して，とくに中耳炎の第2選択薬として

意義がある。
- 安易に第 1 選択薬として用いるべき薬剤ではない。
- 消化管吸収率が低い（16％）。中等症以上の中耳炎で投与する場合は高用量（6.0 mg / kg，1 日 3 回）が必要である。
- かつてはカゼインを含有していたために牛乳アレルギーのある患者への投与は禁忌であったが，製剤からカゼインが取り除かれ，この問題は消失した。

② CFPN–PI（フロモックス）
- 抗菌スペクトラムは，ペニシリン系の CVA / AMPC（オーグメンチン），SBTPC（ユナシン）と同等である。腸管内の嫌気性菌である *Bacteroides fragilis* にも効果がある。
- *B. fragilis* への抗菌力は，SBTPC（ユナシン）に劣る。

13 経口ペネム：FRPM（ファロム）

✧ スペクトラム
新第 3 世代経口セファロスポリンと同様

① FRPM（ファロム）
- PRSP に有効である点に臨床的意義がある。
- "ペネム" と名が付いているが，抗菌スペクトラムは "カルバペネム" とは異なる。*P. aeruginosa*（緑膿菌）には無効である。ペニシリン系の CVA / AMPC（オーグメンチン），SBTPC（ユナシン）とほぼ同様である。

14 モノバクタム：AZT（アザクタム）

✧ スペクトラム
グラム陰性桿菌（好気性菌）全般（ただし例外あり）

① AZT（アザクタム）
- グラム陰性桿菌（*P. aeruginosa* を含む）のみを対象とする特異なスペクトラムを持つ。一方，グラム陽性菌には無効であ

る。
- すべてのグラム陰性菌に効くわけではない。以下の菌種には無効である。
  (1) 嫌気性菌（*Bacteroides* spp. など）
  (2) 以下のブドウ糖非発酵菌の大部分
      ① *Stenotrophomonas maltophilia*
      ② *Burkholderia cepacia*
      ③ *Acinetobacter* spp.
  (3) 以下の腸内細菌にも耐性の場合が多い
      ① *Citrobacter freundii*
      ② *Enterobacter* spp.
  (4) *Legionella* spp.
- ペニシリン系，セファロスポリン系にアレルギーのある患者にも用いることができる。ただし，CAZ（モダシン）と同じ側鎖を有しているので，CAZ に重篤なアレルギーのある患者には使用しない。
- 好中球減少時の発熱で，ペニシリン系とセフェム系にアレルギーのあるときは，AZT と CLDM（ダラシン）を組み合わせる方法がある。

15 カルバペネム：IPM / CS（チエナム），MEPM（メロペン），DRPM（フィニバックス），PAPM / BP（カルベニン）

◇ スペクトラム

超広範囲スペクトラム（ただし，例外も少なくない）

- 適正な感染症診療を行うならば，使用頻度は少ないはずの薬剤である。
- スペクトラムがきわめて広く，抗菌力もきわ立って強い。治療の"切り札"の1つである。
- 通常，第1選択薬としては用いず，温存すべき薬剤である。
- 安易な使用は厳禁である。普段は"金庫に鍵をかけて"大事にしまっておきたい薬剤であり，使用の際には感染症専門医や感

染制御チームにコンサルトするシステムを敷くことが望ましい（p 433 参照）。
- 第一選択で用いてよいのは，好中球減少時の発熱などに限られる。
- 厄介な多剤耐性菌への菌交代をきたしやすい。抗菌スペクトラムが広いために，耐性菌が生き残る。
- 耐性度の強いメタロ-βラクタマーゼ産生株が施設間で差が大きいが，おしなべて約 3% 存在する。
- ペニシリン・アレルギーがある場合，11% に交差反応を認める。その率は IPM / CS（チエナム）と MEPM（メロペン）の両者に差はない。
- 以下の菌には"無効"である。
  (1) *Stenotrophomonas maltophilia*
  (2) *Burkholderia cepacia* の多く
  (3) MRSA, MRCNS
  (4) 一部の *Enterococcus faecium*
- 以下の場合には，原則として"用いてはならない"。
  (1) たいていの市中感染症
  (2) 手術部位感染の予防
  (3) MRSA 感染症
  (4) 重症の *P. aeruginosa*（緑膿菌）感染症（とくに肺炎）での単剤使用
  (5) *P. aeruginosa*（緑膿菌）以外の *Pseudomonas* 感染症
  (6) 重症の *Enterococcus* 感染症での単剤使用
- ESBL 産生菌（p 328 参照），AmpC 産生菌に有効である。
- バルプロ酸ナトリウム（デパケンほか）は併用禁忌である。同薬剤の血中濃度低下をきたし，てんかん発作を再発させる。

① IPM / CS（チエナム）
- 最も早く登場したカルバペネム系薬である。
- MEPM に比較して，腎障害，痙攣をきたしやすい。
- 吐き気，嘔吐などの消化器症状を呈する場合がある。

② MEPM（メロペン）
- 総合力で最上位に位置するカルバペネム系薬である。

- *P. aeruginosa*，BLNAR，嫌気性菌に対しては，IPM／CS よりも強い。他の細菌に対してはほぼ同等である。
- 髄膜炎治療時の痙攣の出現率の少ないこと，腎障害をきたしにくい点，吐き気，嘔吐の副作用が少ない点で，IPM／CS よりもすぐれている。
- カルバペネム系の中でもとくに大切に用いたい薬剤である。

③ DRPM（フィニバックス）
- 2005 年の発売当初，「成人において 250 mg，1 日 2〜3 回」を基本的な用法用量として安価に治療ができる，との謳い文句で発売されたが，添付文書どおりの用法用量では低い血中濃度しか得られず，とくに肺炎の場合，喀痰中濃度が既存薬に比べて低かった。2011 年，用法用量が「重症・難治感染症には 1 回 0.5〜1 g，1 日 3 回」と変更された。
- 他のカルバペネム系との使い分けは特にないと考えてよい。
- 腎機能低下時，Ccr 30〜50 ml／分では 250 mg，1 日 3 回，Ccr 10〜30 ml／分では，250 mg，1 日 2 回が投与の目安である。重症度に応じて増減する。Ccr 10 ml／分未満はデータがない。

④ PAPM／BP（カルベニン）
- PRSP を意識して発売されたカルバペネム系である。しかし，非髄膜炎では，ペニシリン系の注射薬で十分である。
- *P. aeruginosa* への抗菌力は弱い。*P. aeruginosa* が想定される場合は用いない。

16 アミノグリコシド

◇ スペクトラム
S. aureus ＋ *P. aeruginosa* を含む幅広いグラム陰性桿菌

- 薬剤の効果は"濃度依存的"であり，ピーク血中濃度（Cmax）と最小発育阻止濃度（MIC）との比（Cmax／MIC）に相関する。つまり，点滴終了時の Cmax が十分に高いことが求められる（βラクタム剤の場合は，MIC 以上の濃度の持続時間に相関する）。

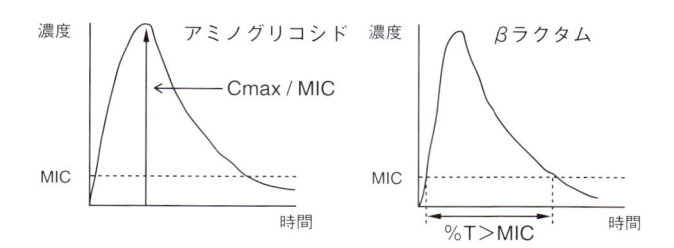

- PAE（post-antibiotic effect）により，投与後，長時間効果が持続する（グラム陽性菌に対して4〜7時間，グラム陰性菌に対して2〜8時間）ため，最低血中濃度（トラフ値）がMIC以下であってもかまわない。
- 1日1回投与法（次頁）が標準的治療法となった。1日2〜3回分割投与や持続投与に比べ，腎毒性も聴神経毒性も少ない。
- 最低血中濃度（トラフ値）が毒性の発現に関連する。
- 筋注と静注は，血中濃度に差はなく，同等の効果が期待できる。
- 副作用
  (1) 腎毒性
  (2) 聴神経毒性
  (3) 神経筋ブロック
- 欠点
  (1) 肺炎球菌，連鎖球菌，腸球菌には弱い
  (2) 嫌気性菌に無効である
  (3) 髄液への移行が悪い
- Ccrの近似式

  $$\text{男性} = \frac{(140 - \text{年齢}) \times \text{理想体重 (kg)}}{72 \times \text{血清 Cr}}$$

  女性 = 0.85 × 男性の値
- 体重：Ccrの計算には理想体重（IBW），投与量の計算には実測体重を用いる。
- 肥満時の調節

  実測体重 ≧ IBW の 30% の場合，投与量の調節が必要である。
  調整体重 = IBW + 0.4（実測体重 − IBW）

表 12-3　1 日 1 回投与法での投与量と目標血中濃度

Ccr	>80	80～60	60～40	40～30	30～20	20～10	<10	
	q 24 hr				q 48 hr			
GM/TOB	5.1	4	3.5	2.5	4	3	2	(mg/kg)
peak	16～24							(μg/ml)
trough	<1							(μg/ml)
AMK	15	12	7.5	4	7.5	4	3	(mg/kg)
peak	56～64							(μg/ml)
trough	<1							(μg/ml)
NTL	6.5	5	4	2	3	2.5	2	(mg/kg)
peak	22～30							(μg/ml)
trough	<1							(μg/ml)

trough は直前に，peak は投与終了 30 分後に採血する（因みに VCM は 2 時間後）

表 12-4　従来法での投与量と目標血中濃度
Ccr>90 のとき：

GM/TOB	初回 2 mg/kg → 1.7 mg/kg　q8h	; peak　4～10, trough 1～2	μg/ml
AMK	7.5 mg/kg　q12h	; peak 15～30, trough 5～10	μg/ml
NTL	2 mg/kg　q8h	; peak　4～10, trough 1～2	μg/ml

Ccr<90 のとき：
Sanford "熱病" を参照いただきたい

① **SM**（ストレプトマイシン）
  - 最も古いアミノグリコシド。一次抗結核薬の 1 つである。
② **KM**（カナマイシン）
  - 結核，腸管内減菌療法，腸管感染症に用いられる。
③ **GM**（ゲンタシン）
  - アミノグリコシド系の第 1 選択薬である。
  - 感受性であれば，NTL，AMK より強力である。
④ **TOB**（トブラシン）
  - GM と並んでアミノグリコシド系の第 1 選択薬である。
  - 感受性であれば，*P. aeruginosa* に対しては，NTL，AMK よ

り強い。

⑤ **AMK**（アミカシン）
- 多くの GM，TOB 耐性菌に感受性がある。ただし抗菌力はやや弱い。抗緑膿菌作用は，GM，TOB に劣る。
- GM，TOB 感受性菌には，AMK はできるだけ使用せず，温存すべきである。
- 用量に注意する。添付文書どおりの 1 回 100〜200 mg，1 日 2 回ではまず効かない。
- 腎機能正常のとき，1 日 1 回投与法では 15 mg / kg を，1 日 2 回投与法では 400 mg / 回（≒7 mg / kg）を用いる。

⑥ **NTL**（ネチリン，ベクタシン）
- 多くの GM，TOB 耐性菌に感受性だが，抗菌力はやや弱い。GM や TOB に感受性があれば，第 1 選択薬としては用いない。
- GM，TOB，AMK よりも，第Ⅷ脳神経毒性，腎毒性の危険が少ないとの報告がある。

⑦ **ISP**（イセパシン）
- 後発の薬剤である。乱用せず，他のアミノグリコシド系の耐性菌用に温存しておく。

⑧ **ABK**（ハベカシン）
- MRSA のみに適応がある。市立堺病院では MRSA への感受性 90% 以上と良好である（p 293 参照）。
- 2008 年，用法が 1 日 1 回投与法に変更された。かつての添付文書では 1 日 2 回投与（1 日量を 2 分割）であった。
- 1 日 1 回 200 mg を短時間（30 分）で投与すると，良好な C_{max} が得られる。ピーク値 9〜12 μg / ml，トラフ値＜2 μg / ml を目標とする。

17 マクロライド：EM（エリスロマイシン），JM（ジョサマイシン），CAM（クラリシッド，クラリス），RXM（ルリッド），AZM（ジスロマック）

✧ スペクトラム

グラム陽性球菌　　　　　*Moraxella catarrhalis*
Mycoplasma spp.　　　　*Chlamydophila* spp.　　　*Legionella* spp.
Rickettsiae　　　　　　*Campylobacter* spp.

① EM（エリスロマイシン），② JM（ジョサマイシン）

- 最も安全な抗菌薬の1つである。
- アレルギーの可能性は，βラクタム剤に比べると，著しく低い。
- 肝代謝である。
- PAE（post-antibiotic effect）の作用を持つ。マイコプラズマに対するPAEは，15時間以上にも達する。他の菌に対しても，3〜4時間のPAEがある。
- *Mycoplasma pneumoniae*，*Chlamydophila* spp.，*Legionella* spp. に有効である。近年，EM耐性 *S. pneumoniae* が増加し，約90%に達する（p 307参照）。EM耐性のメカニズムは"薬剤くみ出しポンプ"による。ペニシリン耐性とは全く異なる。
- 16員環であるJMはEM耐性 *S. pneumoniae* にも有効である。
- 副作用
  (1) 胃腸症状
  　　上腹部不快感，下痢などがある。
  (2) 肝障害（胆汁うっ滞型）
  　　中止すれば回復する。予後良好である。
  (3) Torsades de pointes（トルサー・デ・ポアン）
  　　EMの点滴静注中，稀に心室頻拍の一型である Torsades de pointes を惹起することがある。500 mg／2時間程度で緩徐に点滴投与する。
  　　以下の薬剤併用時に発生しやすい。
  　　　テルフェナジン（トリルダン），シサプリド（アセナリン），MCZ（フロリードF），FLCZ（ジフルカン），ITCZ（イトリゾール），VRCZ（ブイフェンド）などのアゾール系抗真菌剤。

(4) 一過性の難聴

　　高齢者，腎不全患者に高用量を用いたときに起きうる。6〜14日で回復する（可逆性）。
- 相互作用

テオフィリン，ジギタリス，カルバマゼピン（テグレトール），抗凝固剤などの濃度を上昇させる。

③ CAM（クラリシッド，クラリス），④ RXM（ルリッド）

- スペクトラムは EM と同じである。EM 耐性 *S. pneumoniae* はこれらにも同様に耐性である。
- 特徴は，薬物動態にある。
  (1) 半減期が長く，1日2回投与

  EM：1.6時間，CAM：4.4時間，RXM：6.2時間
  (2) 腸管からの良好な吸収性
- 臨床での有効性は，EM，CAM，RXM の3剤ともほぼ同等。
- 胃腸症状などの副作用は，EM と同等あるいは少ない。

⑤ AZM（ジスロマック）

- 薬物動態に最も大きな特徴がある。
  (1) 血中半減期が60時間，組織内半減期が50〜90時間と非常に長い。
  (2) 組織濃度は血中濃度の10〜100倍に達する。
  (3) 白血球の内部に高濃度に浸透する。AZM は白血球によって炎症局所まで運ばれ，そこで放出される。まさに"出来すぎ"ともいえる機序である。
- 肝代謝で，80% が胆汁から排泄される。
- 2 g 単回のドライシロップ（ジスロマック SR）もある。
- 内服薬の腸管吸収率は 30〜40% である。
- 2011年，わが国でも注射薬が発売された。内服薬と比較すると，同用量で最高血中濃度（Cmax）が約3倍，血中濃度-時間曲線下面積（area under the blood concentration time curve：AUC）が約2倍である（添付文書の記載）。
- 抗菌スペクトラムは EM とほぼ同様である。ただし，*H. influenzae* への効力は，AZM＞CAM＞＞EM である。
- EM 耐性菌は AZM にも耐性を示す。EM 耐性 *S. pneumoniae*

はAZMにも耐性である。ただ，白血球内濃度が高いので，臨床的には有効であるとの専門家の意見がある。
- 薬物相互作用は他のマクロライド系薬と比較すると明らかに少ない。ワーファリン，シクロスポリン，メシル酸ネルフィナビルの作用を増強する場合があり，併用時は注意する。ただし，チトクロム P450 による代謝は確認されておらず，前記 3 薬剤との相互作用のメカニズムは不明である。
- 内服薬の適応は，主に以下の疾患である。
 (1) 肺炎，気管支炎，咽頭炎，中耳炎，副鼻腔炎，歯科感染症
 (2) クラミジア感染症，淋菌感染症，軟性下疳
 (3) HIV 陽性者の MAC 症の治療と予防
- 注射薬は重症肺炎で内服が困難な場合に用いる。

18 テトラサイクリン：

MINO（ミノマイシン），DOXY（ビブラマイシン）

◇ スペクトラム

グラム陽性～陰性まで幅広いスペクトラム
MRSA　　　　　　　　　　*Moraxella catarrhalis*
Mycoplasma spp.　　　　*Chlamydophila* spp.　　　　*Rickettsiae*

- 各種のβラクタム薬耐性菌に効果を期待できる。
- *H. influenzae*，*Moraxella catarrhalis* にも有効である。
- *Mycoplasma pneumoniae*，*Chlamydophila* spp. に効果がある。
- 人畜共通感染症では第 1 選択薬になりうる薬剤である。
- 結核菌にもある程度効く（効いてしまう）。INH，RFP，SM などに比べると遙かに効力は弱い。
- MINO（ミノマイシン）は肝代謝である。
- DOXY（ビブラマイシン）は腸管排泄である。腎不全時にも用量を変更せずに使用できる。
- MINO，DOXY ともに腸管からの吸収がよく（90～100％），内服できれば注射薬を用いる必要がない。
- 乳製品，Ca，Mg，Al，Fe，などの含有薬との併用で吸収が低

下するので注意する。
- 主な副作用
  (1) 骨の発育障害，歯の色素沈着
      妊婦，8歳以下の小児には禁忌
  (2) 可逆性の前庭神経症状
      めまい，運動失調，吐き気：33〜50％
  (3) 光線過敏症
      直射日光を避ける。室外で仕事をする患者には処方しないよう注意する
  (4) 食道潰瘍
      十分量の水とともに内服すれば予防できる
  (5) 好酸球性肺炎
      投与開始1週間前後で発症することが多い。BAL（気管支肺胞洗浄），TBLB（経気管支肺生検）で診断する。末梢血の好酸球は0〜63％と様々。

19 グリシルサイクリン：TGC（タイガシル）

✧ スペクトラム

E.coli, Klebsiella spp., Enterobacter spp., Citrobacter spp., Acinetobacter spp.（わが国の保険適用はこの5菌種，かつ他の抗菌薬に耐性を示した株のみ）
嫌気性菌，MRSA，VRE，PRSPにも有効だが，わが国では保険適用外

- 米国では2005年，わが国においては2012年に認可された。
- テトラサイクリン系の第3世代として分類されることもある。
- 多剤耐性グラム陰性菌に対する"切り札"である。例えばESBL産生菌，多剤耐性 Acinetobacter baumannii など。ただし，P. aeruginosa はスペクトラムから外れる。
- 深在性皮膚感染症，手術部位感染を含む腹腔内感染症などに適応がある。
- 注射薬のみで内服薬はない。初回に100 mgをloadingし，以

後12時間毎に50 mgを点滴投与する。
- 胆汁排泄であるため，腎機能低下時の用量調節は不要である。
- 薬剤感受性の結果が得られた後に選択する薬剤である。使用時に届出制や許可制を設けて大切に用いたい。

20 クリンダマイシン：CLDM（ダラシンS）

◇ スペクトラム

グラム陽性球菌
嫌気性菌（*Bacteroides fragilis*を含む）
トキソプラズマ，マラリアの一部

- 臨床的には，以下の5点で意義がある。
  (1) 嫌気性菌（*Peptostreptococcus* spp., *Bacteroides* spp.など）による感染症の第一選択のひとつとして用いる。
  (2) βラクタム剤にアレルギー歴のある場合の，代替薬として用いる。
  (3) 骨髄炎に用いる。骨移行がよいため，遷延性の*S. aureus*骨髄炎などに適している。
  (4) 誤嚥性肺炎，肺膿瘍に適する。
  (5) 原虫にも効果を示す。
- 喀痰，胆汁，骨，胸水への移行がよい。
- 肝代謝である。
- 急速な静脈内投与で心停止を起こしうる。1時間以上かけて投与する。

21 ホスホマイシン：FOM（ホスミシン，ホスミシンS）

◇ スペクトラム

尿路感染症の主なグラム陰性桿菌すべて，および以下の細菌
Enterobacter spp., *Citrobacter* spp., *Serratia* spp.,
P. aeruginosa, *S. aureus*, *Enterococcus* spp.

- 単純な構造式で,抗原性が少なくアレルギーはまずないと考えてよい。
- 抗菌力はやや弱いが, *E. coli*, *K. pneumoniae*, *Serratia* spp., *P. aeruginosa* に加え, *S. aureus* などに効力を持つ。他の抗菌薬と比べ,特異なスペクトラムを持つ。
- *E. coli*(大腸菌)では良好な感受性を保っており,耐性株は市中 7%,院内 9% に過ぎない。幸いなことに ESBL 産生菌やキノロン耐性株に対しても感受性を示す〔2011 年市立堺病院(p 330 参照)〕。
- 海外ではトロメサミン塩,わが国ではカルシウム塩であり,製剤として異なる。前者は腸管からの吸収が良く 3 g 単回投与が推奨されるが,後者は 1 g を 1 日 3 回投与で用いるのが標準である。
- 半減期は,健康成人で約 5 時間,高齢者で約 12 時間と比較的長い。
- 14.5 mEq / g の Na を含有するので,心不全,腎不全患者などでは注意を要する。

22 グリコペプチド:

VCM(バンコマイシン),TEIC(タゴシッド)

◇ スペクトラム

MRSA,MRCNS を含む *Staphylococcus* spp., *Streptococcus* spp. PRSP を含む *S. pneumoniae*, *Enterococcus* spp., *Clostridium difficile*, *Corynebacterium* spp.

① VCM(バンコマイシン)

- 長年,MRSA に対する切り札として存在してきた。
- VCM の効果は time above MIC と AUC / MIC の両方に依存する(p 381 参照)。
- MRSA による重症感染症(菌血症,感染性心内膜炎,骨髄炎,髄膜炎,肺炎,複雑性皮膚軟部組織感染症など)の治療では,AUC / MIC≧400 が求められるため,結果としてトラフ値は

15〜20 μg／ml が必要になる。
- 近年，MRSA の VCM 感受性が「S」であっても MIC 値が高い（≧2 μg／ml）株が徐々に増えているとの報告が相次ぎ，"MIC creep" と呼ばれている（creep：地を這う＝感受性が低下の意）。
- ただし，VCM の MIC 値は検査法の影響を強く受ける。もし勤務する医療機関において，VCM の MIC≧2 μg／ml の株が MRSA 全体の 10％ を越える場合は「濁度計を用いた菌液の調整をしていますか？」と検査室に尋ねてみるべきである。
- 真に MIC 2 μg／ml の株で AUC／MIC≧400 の上記条件を満たそうとすると，トラフ値が中毒域に入ってしまい，VCM による治療は困難となるため，LZD（ザイボックス），DAP（キュビシン）などの代替薬が必要になる場合もある。
- MRSA 株が MIC 2 μg／ml と判定されても，実際には VCM が臨床上有効である症例はよくみられる。その場合は，VCM 投与を続行する。
- 血中半減期は約 4〜8 時間（腎機能正常のとき）。
- VCM 高度耐性 *S. aureus*（VRSA）株が 2002 年に米国で初めて発見された。その後，インド，イランなど米国以外からも報告があるが，幸いにして 2012 年現在，世界で 10 例あまりの報告数にとどまっている。
- 用法・用量の設定は以下のいずれかで行う。
 （1）薬剤師に依頼してシミュレーションソフトを利用する
 （2）1 回量 Ccr×15（mg），1 日 2 回（12 時間毎）
 （3）1 回量 Ccr×15＋300（mg），1 日 1 回（高齢者のとき）
- 腎臓が正常で Ccr が良い場合は分 2 が基本だが，低下すると分 1 あるいはそれ以上の間隔が適当となる。
- 重症の MRSA 感染症では，早く至適血中濃度に到達させるために，初回に 25〜30 mg／kg を投与（loading）することが推奨される（わが国では保険適用外）。
- 薬物血中濃度モニタリング（therapeutic drug monitoring：TDM）
 （1）通常 3 日目または 4 回目か 5 回目の投与前に採血してトラ

フ値を測定する。採血時間が正確に記録されておれば，万一時間がずれて採血しても，真のトラフ値を推定することができる。ピーク値の測定は推奨されなくなった。
(2) 目標値は以下である（表 12-5）。

表 12-5 VCM 目標血中濃度

> トラフ値：10〜15（μg/ml），または 15〜20（μg/ml）※

※重症感染症の場合は，はじめからトラフ値 15〜20（μg/ml）を目指す。

- VCM を使用すべきでない場合（表 12-6）がある。

表 12-6 VCM（バンコマイシン）を使用すべきでない場合

> ① ルーチンの手術時予防投与
> ただし，すでに MRSA の感染や保菌が確認されている患者の手術に際しては VCM を用いた方がよい（p 247 参照）。
> ② 発熱性好中球減少症でのルーチンの使用
> ③ 血液培養 1 セットのみからコアグラーゼ陰性ブドウ球菌を分離したとき
> ④ βラクタム薬耐性のグラム陽性菌が分離されていないにもかかわらず，empiric な投与の継続
> ⑤ MRSA 保菌の除菌目的
> MRSA 保菌の除菌を転院の条件にしている施設が今なお存在する。地域の医師会や保健所は適正な指導を行うべきである。
> ⑥ *Clostridium difficile* 感染症に第 1 選択薬として用いること
> metronidazole（フラジール）が第 1 選択薬である。
> ⑦ 吸入療法，関節内投与，褥瘡洗浄などの局所投与
> VCM の局所投与は行わない。VCM は組織障害性がある。関節腔への血中からの移行はよい。関節腔内投与は行ってはならない。

- 主な副作用
(1) red man 症候群，血圧低下
急速な静注，短時間での点滴静注でヒスタミンが遊離されて起きる。顔面，頸部，体幹が広範に紅潮する。アレル

ギーではない。点滴速度は，0.5 g／1 時間とする。
- (2) 第Ⅷ脳神経障害
  めまい，耳鳴，聴力低下
- (3) 腎障害

② **TEIC（タゴシッド）**
- time above MIC（minimum inhibitory concentration）が効果に相関する。したがって，治療効果を得るにはトラフ値が低すぎてはならない。
- 添付文書の記載には「第 1 日目に 400 mg 1 日 2 回，翌日から 400 mg 1 日 1 回投与する」とあるが，この方法ではトラフ値が 10 μg／ml に到達するのは 3 日目になってしまう。早く至適血中濃度を得るために，loading のスピードを上げて，第 1 日目に 800 mg, 1 日 2 回 または 10 mg／kg, 1 日 3 回を投与する方法（保険適用外）を推奨する専門家の意見がある。
- 血中半減期は約 2 日と長い。
- 薬物血中濃度モニタリング（TDM）（p 434 参照）を薬剤師に依頼する。蛋白結合率が高い（90％）ため，低アルブミン血症では見かけ上，血中濃度が低く算定されるので用量を設定する時に補正が必要である。
- トラフ値 10～20 μg／ml を目標とする。VCM に比べるとトラフ値が 20 μg／ml を越えても腎障害を生じにくい。
- MIC 4 μg／ml の株では代替薬への変更を考慮する。
- 腎排泄である。腎不全時でも loading dose は通常と同じであり，透析患者でも投与開始 3 日目までは腎機能正常者と同じように投与する。その後は，Ccr 10～50 ml／分では 48 時間毎，10 ml／分以下や透析患者では 72 時間毎に投与する。
- 人工透析膜でほとんど除去されない（蛋白結合率 90％）ので，透析中の患者であっても透析のタイミングとは全く無関係に投与してよい。
- 副作用：トラフ値が高いと肝障害が発生しやすい。しかし，腎障害，第Ⅷ脳神経障害，red man 症候群はいずれも稀である。

23 オキサゾリジノン：LZD（ザイボックス）

❖ スペクトラム

S. aureus（MRSA を含む），S. pneumoniae（PRSP を含む），VCM 耐性 E. faecium，他のグラム陽性菌，結核菌
（わが国での保険適用は MRSA，VRE（E. faecium）のみ）

- グリコペプチド系とは全く作用機序の異なる抗 MRSA 薬である。50 S リボゾームに結合し，蛋白合成を阻害する。
- 保険適用は，MRSA とバンコマイシン耐性腸球菌のうち Enterococcus faecium のみである。
- 結核菌にも効いて"しまう"ので注意を要する。
- 半減期は約 6〜7 時間。
- 消化管吸収率は 100％ であり，内服薬でも注射薬と同じ血中濃度となる。
- 600 mg，1 日 2 回を用いる。
- 酸化反応により代謝されるが，代謝部位は不明である。腎機能低下時の用量調節は不要である。
- 院内肺炎の治療において LZD（ザイボックス）が VCM（バンコマイシン）と比較して奏効率が高いとする論文（文献 6）が発表されたが，この論文は研究デザインが十分とは言えず，LZD の優位性は未だ確立していない。一流雑誌に掲載された論文であっても注意深く読む必要がある。
- 副作用では血小板減少が最も重要である。2〜3 週目，約 10〜19％ に発生する。中止数日後に血小板数は最低値となるが，その後回復する。
- ほか神経障害（末梢神経，視神経など），乳酸アシドーシスなどの副作用がある。
- きわめて高価である〔1 日薬価：35,558 円（注射）〕。
- 乱用防止のために，厚生労働省，日本感染症学会からの異例の通知が行われた薬剤である。まさに抗 MRSA 薬の切り札であり，許可制などなんらかのシステムを設定して大切に用いるべきである（p 433 参照）。

24 環状リポペプチド系：DAP（キュビシン）

◇ スペクトラム

S.aureus, CNS, *Streptococcus* spp., *Enterococcus* spp., *Peptostreptococcus* spp., *Clostridium* spp. ほか
（わが国の保険適用は MRSA のみ）

- 2003 年に米国で承認され，わが国では 2011 年，新しい抗 MRSA 薬として登場した。
- VCM の MIC≧2 μg/ml の症例〔ただし，MIC 値が正しい方法で測定されていない場合がある（p 294, p 390 参照）〕，手術部位感染，難治性の糖尿病足病変，感染を伴った褥瘡，骨髄炎や人工関節感染症（わが国では保険適用外）などで用いる。敗血症での成績は VCM と同等である。腎機能が低下した症例は DAP が良いかもしれない。
- グラム陽性菌全般（偏性嫌気性菌も含む）に有効（わが国での適応は MRSA のみ）。ただし，リステリア，アクチノマイセスには無効な場合がある。
- グラム陰性菌には無効である（グラム陰性菌の外膜を通過できないため）。
- 細胞膜にイオンチャンネルを形成し，細胞内カリウムを外部に放出して殺菌する。
- 対象疾患
  ・循環器感染症：敗血症，感染性心内膜炎（右心系のみ）
  ・皮膚軟部組織感染症：複雑性（complicated skin and soft tissue infection：cSSTI[※]）
    [※1] 1）深部に達する，2）手術，外傷に関連，3）サイズの大きい膿瘍，蜂窩織炎，4）感染（＋）の潰瘍，火傷
  ・骨髄炎，化膿性関節炎〔保険適用外（2013 年現在）〕
- 肺炎には無効である！〔DAP がサーファクタント（リン脂質）に結合して失活するため〕
- 腎排泄，半減期：8〜9 時間 （VCM：4〜6 時間，TEIC：2 日）
- 濃度依存性（Cmax/MIC または AUC/MIC）に効力を発揮

する。
- 発売当初,「30分かけて点滴静注」と添付文書に記載があったが, 2013年8月,「緩徐に静脈内注射」の用法も追加して認められた。なお, 治験は10秒間の静注で実施された。
- 用量は4 mg/kgか6 mg/kgのいずれか。
  1) 複雑性皮膚軟部組織感染症　　4 mg/kg　1日1回
  2) 菌血症　　　　　　　　　　　6 mg/kg　1日1回
  3) 右心系心内膜炎　　　　　　　同上
  4) 骨髄炎　　　　　　　　　　　同上
  5) 化膿性関節炎　　　　　　　　同上
- Ccr＜30　では投与間隔を48時間に延長する。
- 薬物血中濃度モニタリングは通常行わないが, 推奨する専門家の意見もある。
- 主な副作用は, 筋痛, 脱力, CK↑, 横紋筋融解（とくにスタチン併用時）, 好酸球性肺炎, ワーファリン使用時の"見かけ上のPT延長", など。

25 キヌプリスチン / ダルホプリスチン：
quinupristin / dalfopristin（シナシッド）

❖ スペクトラム

わが国ではVCM耐性 *Enterococcus faecium* のみ保険適用

- 両剤ともリボゾームに作用し細菌のタンパク合成を阻害する。
- グリコペプチド系との大きな違いはバンコマイシン耐性腸球菌に有効な点である。わが国ではVCM耐性 *Enterococcus faecium* のみに保険適用がある。
- 海外では抗MRSA薬のひとつでもある。
- チトクロムP450の一種であるCYP3A4を阻害するため, 薬剤相互作用が多いので, 必ず併用薬を確認する。

26 クロラムフェニコール：CP（クロロマイセチン）

- 稀とはいえ，"再生不良性貧血"という致死的な副作用があり，アレルギーでβラクタム系がすべて使えないときなど，適応は制限される。
- 再生不良性貧血：25,000〜40,000例に1例。用量には関係なし。投与後，数週から数カ月経って発生することもある。
- 実際に用いてよいのは，中枢神経系の感染症でβラクタム薬アレルギーのときくらいである。

27 ST合剤：ST（バクタ，バクトラミン）

✧ スペクトラム

S. aureus, Streptococcus spp.
H. influenzae, Moraxella catarrhalis
腸内細菌科のグラム陰性桿菌（E. coliなど），Serratia spp.
Shigella, Salmonella spp., S. maltophilia, B. cepacia
Pneumocystis jirovecii, Nocardia spp.

- 米国では，尿路，呼吸器，耳鼻科領域の感染症でしばしば第1選択薬として用いられる。
- 消化管からの吸収が良好で，注射と同等の血中濃度が得られる。
- 緑膿菌には無効だが，セラチア菌やβラクタム薬に耐性の強い S. maltophilia, B. cepacia に有効（第1選択薬）であり，臨床上貴重な薬剤である。
- わが国では「警告」付きの薬剤となっており，「他薬剤に耐性またはアレルギーのため，やむをえない場合のみに用いる」とされている。実際は再生不良性貧血などの血液障害やショックなどの重篤な副作用は稀である。
- ニューモシスチス肺炎の治療（p 99, p 286参照）と予防に用いる。ST合剤の予防内服は，HIV陽性患者ではCD 4＜200／mm^3が開始の目安である。

- ST 合剤内服によって HIV 陽性患者におけるニューモシスチス肺炎はほぼ完璧に予防できる。1 錠（S：400 / T：80）毎日，あるいは 2 錠，3 回 / 週，を投与する。
- ステロイド投与時のニューモシスチス肺炎を予防するための投与基準は確立していない。Mayo クリニックでの研究（文献 7）によると，ステロイド漸減中のニューモシスチス肺炎発症時のステロイド量と時期は，それぞれ中央値が PSL 30 mg / 日，投与開始後 12 週，25 パーセンタイル値（少ない方から数えて 25% 目）は PSL 16 mg / 日，8 週であった。大まかに言えば，ステロイド開始後 2 カ月後に PSL 15 mg 以下に減量できない投与スケジュールの場合，ST 合剤（バクタ）を開始すればよいのかもしれない。
- 主な副作用
  (1) 皮疹，発熱など
    ① 3.5% の患者に見られる。中止すれば回復する。
    ② HIV（＋）の患者では，健常者に比べ 10 倍多い。
    ③ サルファ剤アレルギーの場合，スルホニルウレア剤（経口糖尿病薬），サイアザイド，フロセミドも避けるべきである。
  (2) 高 K 血症
  (3) 重篤な皮膚症状
    TEN（toxic epidermal necrolysis），Stevens–Johnson 症候群などを起こす確率は抗菌薬の中で最も高いが，4.5 件 / 100 万例 / 週，と頻度そのものは高くない。
  (4) ワーファリンの効果増強
    1 錠（S：400 / T：80）/ 日であってもプロトロンビン時間が驚くほど延長することがある。
- 妊婦，授乳中の投与は禁忌である。核黄疸をきたす。
- アレルギーが発生した場合の脱感作の方法に定説はないが，顆粒［1 g（S：400 mg，T：80 mg）］を用い，あるいは 1 錠（S：400 mg，T：80 mg）を粉砕し，それぞれ初回，顆粒 0.005〜0.01 g，または 0.005〜0.01 錠（粉砕）でスタートし，1 日 2 回投与で，毎回倍々に増量して，4〜5 日で目標量に到達させる方法が便利である。

28 メトロニダゾール：metronidazole（フラジール）

✧ スペクトラム

嫌気性菌（*Bacteroides fragilis*, *Clostridium* spp. など）
原虫（トリコモナス，赤痢アメーバ，ランブル鞭毛虫など）
Helicobacter pylori

- CLDM（ダラシン）と並んで，嫌気性菌に有用な抗菌薬である。
- 2012 年，わが国でもようやく *Clostridium difficile*, *Bacteroides* spp. などの嫌気性菌，赤痢アメーバ，ランブル鞭毛虫が保険適用となった。
- 横隔膜より下の嫌気性菌には最適の抗菌薬である。
- 皮膚 / 軟部組織感染症，腹膜炎，骨盤内感染症，細菌性腟炎，さまざまな膿瘍に適応がある。
- *Clostridium difficile* 感染症では metronidazole が第 1 選択薬。重症例では VCM（バンコマイシン）を選択する（p 178 参照）。
- *Helicobacter pylori* 感染症では二次除菌療法に用いる。
- 消化管からの吸収がきわめて良好で，得られる血中濃度は内服と注射で同等である。半減期は約 8 時間。肝代謝（代謝物にも活性がある），腎排泄である。中等度の腎障害では用量調節は不要である。
- 組織移行がきわめてよい。他の多くの抗菌薬が苦手とする骨髄，髄液，さまざまな膿瘍への移行も優れている。
- 飲酒により，disulfiram like reaction をきたすため投与中〜終了後 2 日間はアルコールを避ける。
- 副作用は，消化器症状，長期連用による末梢神経障害，小脳失調など。とくに 10 日間以上の投与期間や 1,500 mg / 日以上の高用量投与時には十分に注意する。
- 脳，脊髄に器質的疾患（脳膿瘍を除く）のある場合，海外で死亡が 1 例，国内で後遺症残存が 2 例あったために，禁忌となっている（米国では注意喚起の扱い）。用量が多い（1,500〜2,000 mg / 日）症例において，投与開始後 5 週以降に見られる。

29 キノロン

✧ スペクトラム

グラム陽性菌～陰性菌に幅広いスペクトラム
P. aeruginosa（緑膿菌），他のブドウ糖非発酵菌，
Mycoplasma pneumoniae，*Chlamydophila* spp.，
Legionella spp.，非結核性抗酸菌，結核菌

- 抗菌スペクトラムの特徴
  (1) *P. aeruginosa*（緑膿菌）に有効な唯一の内服剤である。
  (2) 非定型肺炎の病原体であるマイコプラズマ，クラミドフィラ，レジオネラにも効果がある。
  (3) 後発の MFLX（アベロックス）や GRNX（ジェニナック）は，肺炎球菌にも強いとされるが，最初からこれら"切り札"の薬剤を用いるべきではない。第1選択薬ではなく，"第2選択薬""第3選択薬"である。
  (4) 嫌気性菌に弱い（例外：MFLX，GRNX は少し有効）。
  (5) 結核菌にも効いて"しまう"。
  (6) MRSA のキノロン感受性株は激減した（MRSA 外来株：約 20％，院内株：約 10％）。
- 薬物動態の特徴
  (1) 体内で代謝を受けず，組織移行が良好である。
  (2) βラクタム系に比べると，血中半減期が長い（p 428 参照）。
  (3) PAE（post-antibiotic-effect）を有する。
    ① βラクタム系はグラム陽性菌に対してのみ PAE を示す。
    ② キノロン系はグラム陽性菌，陰性菌双方に PAE を示す。
- 主な副作用，相互作用
  (1) 痙攣の発現：酸性 NSAID との併用は避けた方がよい。アセトアミノフェンやアルカリ性 NSAID を用いる。
  (2) 神経症状：めまい，ふらつき，ねむけ，睡眠障害，頭痛などの軽微な副作用の他に，重篤な精神症状（不安，興奮，せん妄；見当識障害など）の報告がある。

(3) QT 延長
　(4) 光線過敏性
　(5) アキレス腱断裂：MMP（matrix metalloproteinase）の作用増強による。高齢者でステロイド内服中の場合に多い。
　(6) 網膜剥離
　(7) テオフィリン系の薬剤濃度の上昇
　(8) 制酸剤，Ca，Fe，Mg 製剤との同時服用で効力が低下する。
- 耐性化の進行
　(1) 乱用され，耐性化が進んでいる。
　(2) 米国感染症学会／米国胸部疾患学会合同の市中肺炎ガイドラインで，条件付きながら，市中肺炎の第１選択薬の１つとして盛り込まれた。乱用を助長する危険がある。また，外来における単純性尿路感染症や尿道炎などで安易にキノロン系薬が使用される傾向がある。

① NFLX（バクシダール）
- キノロンの中では最古参のひとつである。
- グラム陰性菌に対しては他のキノロンと同様，十分に強いが，グラム陽性菌に弱いのが弱点である。

② LVFX（クラビット）
- LVFX（クラビット）は，OFLX（タリビッド）の成分のうち，薬効のない R-(+)光学活性体を除き，S-(-)光学活性体のみを残した薬剤である。
- NFLX に比べ，グラム陽性菌への効果が強められ，グラム陰性菌に対しては同程度である。
- "レスピラトリー・キノロン"の１つである。
- 2009 年，用法の国際標準である１日１回投与が認められ，成人において従来の「1 回 100〜200 mg 1 日 2〜3 回」から新しく「1 回 500 mg 1 日 1 回」に改められた。
- 血中半減期は 7 時間である。

③ CPFX（シプロキサン）
- NFLX（バクシダール），LVFX（クラビット）と比較してグラム陰性菌には一段と強い。
- とくに，*P. aeruginosa* に強い。

- *S. pneumoniae*（肺炎球菌）に対する効果は弱い．投与中に同菌による菌血症をきたした症例報告もある．
- 内服薬に加えて，注射薬もある．しかし，内服薬の消化管からの吸収はよいので，内服が可能な場合には注射薬を選択する必要がない．

④ LFLX（ロメバクト）
- 半減期が7～9時間と長いのが特徴である．
- グラム陽性菌に弱い．
- グラム陰性菌に対しては，OFLX（タリビッド）と同じである．

⑤ TFLX（オゼックス）
- *in vitro* での抗菌力は優れているが，他のキノロンに比べ，組織移行がよくないのが欠点である．

⑥ SPFX（スパラ），⑦ GFLX（ガチフロ）
- *S. pneumoniae*（肺炎球菌）にも強い"レスピラトリー・キノロン"として登場した．
- 半減期が長く，SPFX：約16時間，GFLX：7～8時間．
- GFLX は有望視されたが，糖尿病患者において重篤な低血糖，高血糖が報告され，発売中止（2008年）となった．
- SPFX は他のキノロン薬に比べて光線過敏症の副作用が多かったことに加え，LVFX の用法用量が国際標準に改定された影響もあり，発売中止（2012年）となった．

⑧ PZFX（パシル）
- CPFX（シプロキサン）注射用と並ぶ，キノロン系注射薬である．
- *S. pneumoniae*（肺炎球菌）に対する MIC がやや高く適応外であったが，重症の呼吸器感染症や敗血症の場合，1日 2,000 mg 分2（従来は 1,000 mg 分2）に用量が引き上げられ，肺炎球菌も適用に加えられた（2010年）．
- ただし，肺炎球菌は注射用ペニシリンで十分に治療が可能であり（p 303 参照），肺炎球菌肺炎での出番は多くない．
- 1回 1,000 mg を投与する場合，1時間以上かける．
- 半減期は2時間弱．キノロン系の中では短めである．

⑨ MFLX（アベロックス）
- "レスピラトリー・キノロン"に属する．尿路感染症には適応

- がない。
- 緑膿菌には弱く，適応がない。
- 半減期は約10時間（CPFX：4時間，LVFX：6〜8時間）と長く，分1投与。
- 消化管吸収率は86〜100%。
- 代謝・排泄は，肝臓50%，腎臓20%であり，腎不全時の用量調節は不要である。
- 「肺炎球菌肺炎の外来治療はレスピラトリー・キノロンの内服薬」と短絡的に考えない。高用量AMPC（250mg）9Cap 分3内服などでも治療が可能である。
- キノロン耐性肺炎球菌はわが国ではまだ1〜2%までの報告にとどまるが，海外では10%を越えた国もある。レスピラトリー・キノロンの乱用は避けたい。

⑩ GRNX（ジェニナック）
- MFLXとほぼ同様の"レスピラトリー・キノロン"である。
- 半減期，消化管吸収率も同様である。腎不全時は半量投与とする。

30 抗結核薬

① INH（イソニアジド）
- 消化管からの吸収はよく，髄液移行もよい。
- 通常，5 mg／kg あるいは 300 mg／日，分1を用いる。
- 通常内服薬を用いるが，注射薬の使用も可能である。
- 副作用のうち最も頻度が高いのは肝臓障害である。ほか，末梢神経障害，溶血性貧血，無顆粒球症，血小板減少，アレルギーなどがある。肝臓障害とアレルギーは別の副作用である。混同しない。
- 飲酒はINHの肝臓障害の誘因となる。治療中は禁酒を奨める。
- 末梢神経障害の予防に，ビタミンB6 30（10〜50）mg，1日1回を併用して内服する。

② RFP（リファンピシン）

✧ スペクトラム

結核菌，非結核性抗酸菌
グラム陽性球菌，幅広いグラム陰性菌
MRSA の多く
Legionella spp., *Chlamydophila* spp.

- 最強の抗結核剤である。
- 一般細菌や *Legionella* spp., *Chlamydophila* spp. にも有効でスペクトラムは広い。
- 重症，難治性の *S. aureus* 感染症で他剤と併用することがある。
- 重症レジオネラ肺炎では，早期の RFP 併用が予後を改善する。
- 10 mg / kg あるいは 450～600 mg / 日，分 1 を用いる。空腹時に内服するのが標準的だが，食後でも構わないとの報告もある。
- 肝代謝である。
- 尿，唾液，汗，涙が，オレンジ色になる。予め患者に説明しておく必要がある。
- 主な副作用
  (1) 胃腸障害
  (2) 肝臓障害
  　　7～8％ に見られるが，多くは，AST，ALT＜100 で，しかも一過性である。そのまま服用を続けていても，正常化することが多い。
  (3) アレルギー反応
  　　インフルエンザ様症状（最も多い），血小板減少，好酸球増多などがある。不規則な服用やいったん中止して再開するときなどに起きやすい。
- 肺結核治療初期の肺陰影の悪化＝"初期増悪"
  (1) 排菌が陰性化して経過順調と思われるのに，胸部陰影が悪化し，ときに胸水貯留，結核腫の形成，リンパ節腫脹を認めることがある。処方を変更しなくても 3 カ月以内に正常に復する。
  (2) RFP を含む治療の比較的早期（1～3 カ月）に，約 10％ で

認められる。免疫学的な機序が考えられている。
- 一般細菌とくに MRSA の治療で併用することがある。特徴は以下のとおり。
  (1) 殺菌的に作用する
  (2) 非発育期の細菌（人工物表面に付着など）にもある程度の効果がある
  (3) 細胞内（とくに白血球）に到達できる
  (4) （VCM が不得意な）骨や髄腔への移行が良好である

③ PZA（ピラジナミド）
- 15〜30 mg / kg / 日，分 1 を用いる。
- 消化管からの吸収はよい。髄液移行もよい。
- 肝代謝である。
- 治療初期の 2 カ月間のみ用いる薬剤である。
- 以下の場合，PZA の使用は避ける。
  (1) 肝障害のあるとき（肝硬変，AST，ALT＞基準値の 3 倍）
  (2) 80 歳以上の高齢者
- 主な副作用は，(1) 肝臓障害，(2) 高尿酸血症である。(1) は用量依存性であり，もともと肝疾患があるときや 60 歳以上でなければまず発生しない。(2) は PZA の代謝産物である pyrazinoic acid が腎排泄において尿酸と競合するために起きる。約半数の患者で見られる。痛風発作を起こすこともある。

④ EB（エタンブトール）
- 15 mg / kg/ 日，分 1 を用いる。
- 腎排泄である。腎不全時は用量を減じる。
- 視神経炎が 15 mg / kg / 日の投与で 1％ 以下ではあるが発生しうる。高齢で腎機能低下があると起きやすい。2 つのタイプがある。中心型が多く，視野のぼやけ，視力低下，暗点，緑色や赤色の色覚低下を呈する。末梢型では，視力低下や色覚異常の自覚はなく，視野狭窄が生じる。片側，両側，いずれもありうる。球後視神経炎であるため，眼底に異常を認めない場合が多い。定期通院の度に，視力低下はないか，緑色や赤色の見え方に異常がないか，新聞を広げたときに端の大きな活字が鮮明に見えるか，などを問診する。幸い，視神経炎が発生しても，

たいていは内服を中止すれば回復する。
- 髄液移行はよくない。結核性髄膜炎では INH, RFP, PZA の3剤を選択する。ただし, 多剤耐性結核菌が予想される場合は, 少しでも効果を期待して EB あるいは SM を追加し, 4剤で治療する。

⑤ SM（ストレプトマイシン）
- 0.8～1.0 g, 1日1回, 筋注
- 第Ⅷ脳神経障害, すなわち, 聴力障害, めまい, ふらつき, 耳鳴などが生じる。聴力障害は不可逆性である。

⑥ rifabutin（ミコブティン）
- RFP（リファンピシン）と同様にリファマイシン系の薬剤である。
- 結核菌, *M. avium-intracellulare* complex（MAC）, *M. kansasii* を含む非結核性抗酸菌に効果がある。
- チトクロム P450 誘導能が RFP と比較して約 50% と低いため, HIV 感染症の治療でプロテアーゼ阻害薬を使用中の場合に適している（投与量を減らした上で）。また RFP 耐性結核菌の一部（約 25%）に感受性がある。
- 肝代謝（RFP と同様）。
- 150～300 mg を1日1回。多剤耐性結核症では 300～450 mg を1日1回。投与量は併用薬剤によって異なるので薬剤師とよく話し合って決定する。
- 注意すべき副作用として, ぶどう膜炎がある。ほか血球減少, 肝障害など。また RFP と同じく, 尿, 便, 皮膚, 唾液, 汗などがオレンジ色となる。

⑦二次抗結核薬
- LVFX（クラビット）, SM 以外のアミノグリコシド系薬, エチオナミド, サイクロセリン, パラアミノサリチル酸などがある。LZD（ザイボックス）も結核菌に有効である。必ず専門医に相談して用いる。

●文献
1. Weinstein MP, et al: Rationale for revised penicillin susceptibility breakpoints versus *Streptococcus pneumoniae*: coping with antimicrobial sus-

ceptibility in an era of resistance. Clin Infect Dis 48; 1596-1600, 2009
2. Rodriguez-Bano J, et al: β-lactam / β-lactam inhibitor combinations for the treatment of bacteremia due to extended-spectrum β-lactamase-producing Escherichia coli: A post hoc analysis of prospective cohorts. Clin Infect Dis 54; 167-174, 2012
3. Antunez C, et al: Immediate allergic reactions to cephalosporins: evaluation of cross-reactivity with a panel of penicillins and cephalosporins. J Allergy Clin Immunol 117; 404-410, 2006
4. Prescott WA Jr, et al: Incidence of carbapenem-associated allergic-type reactions among patients with versus patients without a reported penicillin allergy. Clin Infect Dis 38; 1102-1107, 2004
5. Liu C, et al: Clinical practice guidelines by the Infectious Diseases Society of America for the treatment of methicillin-resistant *Staphylococcus aureus* infections in adults and children. Clin Infect Dis 52; 1-38, 2011
6. Wunderink RG, et al: Linezolid in methicillin-resistant *Staphylococcus aureus* nosocomial pneumonia: A randomized, controlled study. Clin Infect Dis 54; 621-629, 2012
7. Yale SH, et al: *Pneumocystis carinii* pneumonia in patients without acquired immunodeficiency syndrome: Associated illness and prior corticosteroid therapy. Mayo Clin Proc 71; 5-13, 1996
8. Vananuvat P, et al: Primary prophylaxis for *Pneumocystis jirovecii* pneumonia in patients with connective tissue diseases. Semin Arthritis Rheum 41; 497-502, 2011
9. Finch CK, et al: Rifampin and rifabutin drug interactions. Arch Intern Med 162; 985-992, 2002
10. Griffith DE, et al: Ethambutol ocular toxicity in treatment regimens for *Mycobacterium avium* complex lung disease. Am J Respir Crit Care Med 172; 250-253, 2005

抗真菌薬

1. **ポリエン系**　：amphotericin B：AMPH-B（ファンギゾン）
   liposomal amphotericin B：L-AMB（アムビゾーム）
   nystatin（ナイスタチン）
2. **ピリミジン系**：flucytosine：5-FC（アンコチル）
3. **アゾール系**　：miconazole：MCZ（フロリード）
   fluconazole：FLCZ（ジフルカン）
   itraconazole：ITCZ（イトリゾール）
   voriconazole：VRCZ（ブイフェンド）
4. **キャンディン系**：micafungin：MCFG（ファンガード）
   caspofungin：CPFG（カンサイダス）

▶ 抗真菌薬のスペクトラムを表 13-1 に示す。意外な"落とし穴"もある。暗記しようとせず，その都度確認する方が安全である。

表 13-1　各種真菌の抗真菌薬感受性

	FLCZ	ITCZ	VRCZ	AMPH-B	5-FC	Candin
Candida albicans	S	S	S	S	S	S
Candida tropicalis	S	S	S	S	S	S
Candida parapsilosis	S	S	S	S	S	S〜R
Candida glabrata	SDD〜R	SDD〜R	SDD〜R	S〜I	S	S
Candida krusei	R	SDD〜R	S	S〜I	I〜R	S
Aspergillus spp.	R	S	S	S	S〜R	S
Cryptococcus neoformans	S	S	S	S	S	R
Mucor spp.	R	R	R	S	R	R

S：susceptible, I：intermediately susceptible, R：resistant, SDD：susceptible dose-dependent

🟦 ポリエン系

① amphotericin B（AMPH-B）（ファンギゾン）

- *Aspergillus* spp. に有効な抗真菌薬が多く登場したために，役割は小さくなった。侵襲性肺アスペルギルス症では VRCZ（ブイフェンド）に第一選択の座を譲った。クリプトコッカス髄膜炎ではいまなお第1選択薬の一つである。
- 安価である。
- 頻度は低いが，amphotericin B 耐性の真菌も存在する。*Pseudallescheria boydii*，*Aspergillus terreus* などである。
- 真菌の細胞膜を構成する脂質であるエルゴステロールに結合し，細胞膜を破壊する。
- 薬物動態は実はいまだにあまり解明されていない。腸管からはほとんど吸収されない。代謝経路は不明。尿や胆汁からの排泄はわずか数％に過ぎない。
- 内服薬は腸管からはほとんど吸収されない。
- 半減期も不明。血中濃度の測定法そのものが確立していない。
- 髄液への移行は悪い。
- 肝障害や腎障害が存在しても，血中濃度は影響を受けない。腎毒性を有するが，腎不全になっても体内に蓄積しない。したがって，腎不全患者での用量調節は不要である。
- 用法用量，併用薬の要否は感染症，真菌の種類により決まる。
  ① 0.5 mg / kg / 日（例：カンジダ菌血症，カンジダ肺炎）
  ② 1.0 mg / kg / 日（例：侵襲性アスペルギルス症）
  ③ 0.7 mg / kg / 日 + 5-FC（アンコチル）（例：クリプトコッカス髄膜炎）
- 投与法は未だに定説がない。いくつかの方法がある。
  ① テスト量に続いて 5〜10 mg / 日ずつ緩徐に増量する方法
  ② テスト量の後，すぐに1日量を開始する方法
  ③ 初日は1日量を複数回に分けて投与し，2日目からは分1で投与する方法
  ④ 初日にテスト量に続いて目標の半量を投与し，翌日から1日量を投与する方法

- 1〜5 mg / 1〜2 時間のテスト量投与が推奨されている。重篤な血圧低下やアナフィラキシー様の反応が起きる場合があるからである。ただ，意義は乏しいとの意見もある。
- 1 日量は 4〜6 時間かけて投与する。
- 副作用予防のため投与前に生食 500〜1,000 ml を負荷する。
- 腎不全のある場合は透析中に投与する。高 K 血症を起こすことがあるためである。
- 副作用
    ① 腎障害
    ・ある程度の腎障害はやむを得ない。治療を優先する。
    ・投与終了後，数カ月を経て腎機能はたいてい正常化する。
    ② 発熱，悪寒
    ・第 1 週に起きやすい。アセトアミノフェン 600 mg を予防内服してもよい。
    ③ その他，食欲低下，吐き気，嘔吐，貧血，静脈炎などがある。

② liposomal AMPH-B（L-AMB）（アムビゾーム）
- AMPH-B（ファンギゾン）と比較して，副作用としての腎障害が軽減された点に特徴がある。発熱，悪寒なども少ない。
- 抗真菌スペクトラムは AMPH-B（ファンギゾン）と同一である。
- 3〜5 mg / kg，1 日 1 回，120 分以上かけて点滴静注する。
- 低カリウム血症，低マグネシウム血症の出現に注意する。
- 高価である〔アムビゾーム 9,538 円 / バイアル（50 mg），ファンギゾン 994 円 / バイアル（50 mg）〕。

③ nystatin（ナイスタチン）
- 口腔，消化管カンジダ症に用いる内服薬である。
- 1 錠（50 万単位）を 3 回 / 日，口の中で溶かして内服する。そのまま飲み込まないように説明する。

2 ピリミジン系

① flucytosine：5-FC（アンコチル）
- *Candida* spp., *Cryptococcus neoformans* などの酵母様真菌に効果がある。ただし，*Candida krusei* には無効である。

- 臨床で用いるのは，①クリプトコッカス髄膜炎，②重症のカンジダ血症，である。
- 単剤では用いない。いずれも，amphotericin B（ファンギゾン），L-AMB（アムビゾーム）などと併用する。
- 作用メカニズムは，真菌の核酸合成阻害である。
- 消化管からの吸収がよい（90％）。
- 髄液移行もよい（血中濃度の 60〜80％）。
- 半減期は抗真菌薬の中では短い（2〜5 時間）ため，腎機能正常であれば 1 日 4 回内服が必要である。
- 副作用
  ① 肝障害，② 骨髄抑制（白血球減少，血小板減少）

3 アゾール系

- 真菌の細胞膜を構成するエルゴステロールの生成を阻害する。
- アスペルギルス症に効果が期待できるのは，アゾール系では VRCZ（ブイフェンド），ITCZ（イトリゾール）である。
- チトクロム P450 を阻害するので他剤との相互作用に注意が必要である。

① miconazole（MCZ）（フロリード）
- 注射薬と内服用ゲル剤がある。
- 最初に登場したアゾール系である。
- FLCZ（ジフルカン）同様，*Aspergillus* spp. には無効である。

② fluconazole（FLCZ）（ジフルカン）
- 内服薬，注射薬の両方がある。プロドラッグである fosfluconazole（F-FLCZ）（プロジフ）は，注入液量が少なく（1/40），静注が可能で，loading のための倍量投与が保険で認められている。
- 消化管からの吸収がよい（＞90％）ので，内服できるなら，経静脈投与の必要はない。
- 髄液移行は良好で，喀痰，皮膚，眼への移行もよい。
- *Aspergillus* spp. には無効である。
- non-*albicans Candida*（*C. glabrata*，*C. krusei* など）では耐性株が約 50％ を占める。

▶ 投与量
(1) 侵襲性カンジダ感染症（菌血症を含む）
   800 mg loading に続いて，400 mg／日を用いる。
   ただし，non-*albicans* では耐性かもしれないので注意する。
(2) 口腔咽頭カンジダ症，食道カンジダ症
   200 mg／日，次いで 100 mg／日
- 腎不全のときは減量が必要である。

▶ 副作用
- 発疹，吐き気，嘔吐などあるが，重篤なものは稀である。

> **Memo** ワーファリンと抗菌薬・抗真菌薬の相互作用
>
> ワーファリン投与中に抗菌薬や抗真菌薬を投与するときには相互作用の確認が必須である。チトクロム P450 により肝臓で代謝される薬剤〔1-(A)〕はとくに注意を要する。ほか，ビタミンK低下による作用増強〔1-(B)〕，メカニズム不明〔1-(C)〕の場合もある。
>
> 1. **ワーファリンの作用増強**
>   **(A) チトクロム P450 代謝**
>   ・アゾール系（抗真菌薬）
>   ITCZ, FLCZ, VRCZ, MCZ
>   ・マクロライド系：
>   EM, CAM, RXM, JM
>   ・ＳＴ合剤
>   ・メトロニダゾール
>   ・クロラムフェニコール
>   **(B) ビタミンK低下**
>   ・セファロスポリン系（p 370 参照）
>   ・ペニシリン系
>   ・アミノグリコシド系
>   ・テトラサイクリン系
>   ・キノロン系
>   **(C) 機序不明**
>   ・AZM
>   ・DAP
> 2. **ワーファリンの作用減弱**
>   ・リファマイシン系：
>   RFP, rifabutin（RFP よりも作用は弱い）

▶ 相互作用
- 多くの薬剤との相互作用があり，丸暗記は無理である．その都度確認する習慣をつける．安全が最優先である．
(1) 肝臓の代謝酵素チトクロム P450 を阻害するため，併用薬の血中濃度を上昇させる場合がある．
ワーファリン，経口糖尿病薬，抗腫瘍剤，テルフェナジン，シサプリド，フェニトイン，サイクロスポリンなど
(2) 逆に，チトクロム P450 を誘導して，fluconazole の濃度を下げる薬剤もある
RFP（リファンピシン），rifabutin（ミコブティン）

③ itraconazole（ITCZ）（イトリゾール）
- 内服薬と注射薬の両方がある．
- fluconazole とは異なり，*Aspergillus* spp. に効果がある．
- *Candida* spp., *Cryptococcus neoformans* にも効果がある．
- 食事と一緒に内服すると吸収がよい．酸性のジュースなどであればもっとよい．空腹では 30〜40％ しか吸収されない．
- 制酸剤と一緒に内服すると，吸収が阻害され，itraconazole の血中濃度が下がる．
- ほとんどが蛋白に結合（99.8％）している．髄腔にはほとんど移行しないが，他部位への組織移行はたいへんよい．
- 肝臓で代謝される．尿中排泄はないので，FLCZ（ジフルカン）とは異なり，腎不全時の用量調節は不要である．
- 半減期が 14〜28 時間と長い．血中濃度がプラトーに達するのに，約 2 週間かかる．
- 投与量は 200〜400 mg／日，分 1 を用いる．重症例では早く血中濃度を上昇させるために，loading dose として 200 mg，1 日 3 回，3 日間を用いる．
- 副作用の主なものは，消化器症状，肝臓障害，インポテンスなど．
- 相互作用は，アゾール系の中では最も強く表れる．

アゾール系　413

④ voriconazole（VRCZ）（ブイフェンド）

- *Aspergillus* spp., *Candida* spp., *Cryptococcus neoformans* など抗真菌スペクトラムは広いが，*Mucor* spp. には無効，*Candida glabrata* も抵抗性の場合がある。
- 内服薬と注射薬がある。
- 内服薬の消化管吸収率は 96％ と高く，食前でも食後でも無関係である。
- 半減期は約 7 時間。肝代謝。
- 初日 6 mg／kg，1 日 2 回，第 2 日以降 3～4 mg／kg，1 日 2 回。
- 注射薬は，3 mg／kg／時以下の速度で投与する（注射薬の添加物である SBECD の血中濃度の急激な上昇によりアナフィラキシー様の症状が出現することがあるため）。
- 肝硬変では，Child Pugh 分類 A，B では初日は通常量，第 2 日以降は 50％ に減じ，分類 C では慎重投与（表 13-2，13-3）。

表 13-2　Child-Pugh 分類の各スコア

	単位	1 点	2 点	3 点
血清ビリルビン	mg／dl	＜2.0	2.0～3.0	3.0＜
血清アルブミン	g／dl	3.5＜	3.0～3.5	＜3.0
プロトロンビン時間	秒	＜4	4～6	6＜
	PT-INR	＜1.7	1.7～2.3	2.3＜
腹水		なし	少量（制御可）	制御困難
肝性脳症		なし	軽度	中等度＜

表 13-3　Child-Pugh 分類

合計点	Class
5～6	A
7～9	B
10～15	C

- 腎機能低下時の用量調節は不要。ただし，SBECD の蓄積が腎障害を悪化させる恐れがあるため，Ccr＜30 ml／分の場合は内服薬を選択する。

- 血中濃度は個人差がかなり大きいので，血中濃度モニタリングが推奨されるが，測定のタイミングに標準はなく，測定値の解釈も難しい。血中濃度が定常状態に至るのは正常者では2～4日目，肝障害のある患者では6日目が目安である。
- トラフ値1.5～4.5 μg/mlが一応の目安である。トラフ値>1.5 μg/mlで有効率85％，トラフ値>4.5 μg/mlで神経学的副作用が15％に出現したとの報告がある（p 284，文献7参照）。また，無効例はすべてトラフ値が1.4 μg/ml以下であったが，1.4 μg/ml以下でも有効例があり，肝障害の発症例はいずれも4.0 μg/ml以上であったとする報告がある（p 284，文献8参照）。
- 相互作用に注意する。開始時には併用薬のチェックを忘れない。
- 副作用
  - 肝障害
  - 羞明，霧視，色覚変化など。一過性（30分程度）かつ軽症。

4 キャンディン系

- ポリエン系やアゾール系は細胞"膜"の合成を阻害するが，キャンディン系は細胞"壁"の合成を阻害する。
- 臨床上の意義は以下の3点である。
  ① *Aspergillus* spp.に効果のあること
  ② 耐性 non-*albicans* *Candida* に効果のあること
  ③ 作用メカニズムの異なる他の抗真菌薬と併用できること
- *Candida albicans*，non-albicans *Candida* spp.の多く〔FLCZ（ジフルカン）やVRCZ（ブイフェンド）に耐性を示すことがある *C. glabrata* を含めて〕にも有効である。
- 以下のような弱点がある。
  ① *Candida parapsilosis* は耐性の場合がある。
  ② *Cryptococcus neoformans*, *Mucor* spp., *Trichosporon* spp. は耐性を示す。悪性腫瘍の化学療法でキャンディン系を使用中に，これらの真菌のbreakthrough感染症を来たすことがある。

- 副作用：肝障害，消化器症状，頭痛など
- 肝代謝。1日1回投与。腎障害時の用量調節は不要である。

① micafungin（MCFG）（ファンガード）
- 血中半減期は約14時間である。
- 50〜150 mg（最大300 mg）を1日1回点滴投与する。

② caspofungin（CPFG）（カンサイダス）
- 血中半減期は約10時間である。
- 70 mgを第1日目に投与し（loading），翌日から50 mg／日を投与する。

◉**文献**　（p 284「真菌感染症」の頁に記載）

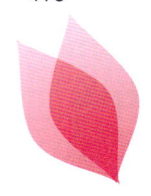

抗ウイルス薬

14

研修医が用いる頻度の高い薬剤だけを取り上げる。

HIV 感染症，ウイルス肝炎などに用いる薬剤については，このマニュアルの守備範囲をこえるため割愛する。

1 抗ヘルペスウイルス薬

① acyclovir（ゾビラックス）
- 単純ヘルペスウイルス，水痘・帯状疱疹ウイルスによる感染症に適応がある。
- Bell 麻痺の一部に対して，ステロイド剤との併用が有効であるとの報告がある（Memo）。

(1) 単純ヘルペス
▶ 陰部ヘルペス
　初回：400 mg，1 日 3 回，または，
　　　　200 mg，1 日 5 回，内服 7〜10 日間
　再発：400 mg，1 日 3 回，内服 5 日間
▶ 脳炎
　10 mg / kg，1 日 3 回，点滴静注 14 日間（21 日間の方がよいとする意見もある）

(2) 水痘・帯状疱疹
▶ 水痘
　20 mg / kg，1 日 4 回，内服 5 日間
▶ 帯状疱疹
　800 mg，1 日 5 回，内服 7〜10 日間

② valacyclovir（バルトレックス）

- acyclovir（アシクロビル）内服薬の経口吸収性を改善させたプロドラッグである。経口吸収：acyclovir：valacyclovir＝20％：80％
- 生体に入った後，速やかに acyclovir に変換される。
- 帯状疱疹のとき内服薬では acyclovir を1日5回内服しなければならなかったが，この薬剤では3回に減じることができる。単純疱疹では2回／日となった。

(1) 単純ヘルペス
　　500 mg，1日2回，内服
(2) 水痘・帯状疱疹
　　1,000 mg，1日3回，内服

③ famciclovir（ファムビル）

- penciclovir のプロドラッグである。
- 単純ヘルペスにも有効であるが，帯状疱疹のみに保険適用がある。
- DNA ポリメラーゼ阻害作用は acyclovir（ゾビラックス）よりも弱いものの，ウイルス感染細胞内で薬剤濃度が長時間（T1／2：7〜20時間），高く維持される。
- 効果は valacyclovir と同等。
- 帯状疱疹に対して，500 mg，1日3回。

Memo

Bell 麻痺と抗ヘルペスウイルス薬

　抗ヘルペスウイルス薬が，Bell 麻痺の一部に対して有効であるとの報告がある。Ramsay-Hunt 症候群（耳や口腔に疱疹を伴う顔面神経麻痺）の約10％が発症時には疱疹を伴わない。また，Bell 麻痺の3〜19％が，実は疱疹を欠く Ramsay-Hunt 症候群（zoster sine herpete）であるとの報告がある。acyclovir（ゾビラックス）とステロイド剤との併用が，プラセボとステロイド剤との併用よりも有意に顔筋運動の回復と部分的な神経変性を予防したとの二重盲検ランダム化試験がある。しかし，valacyclovir（バルトレックス）併用の有効性を否定する別の RCT の結果が近年報告された。現時点ではステロイド単独投与が標準であり，抗ヘルペス薬の併用を推奨するエビデンスはないと考えるべきである。

2 抗インフルエンザウイルス薬

▶ インフルエンザの症状が軽快するまでの期間を短くするが，重篤な合併症を減少させる証拠は得られていない。高齢者，基礎疾患のある患者など，症例を選んで用いる。乱用は耐性ウイルスを増加させる。

▶ 2009 年型 H1N1 による pandemic では，早期の抗ウイルス薬の投与により死亡率，入院，ICU 治療，呼吸不全が減少したとするメタ分析がある。ただし，強いエビデンスではない。全患者を対象とするのか，特定の危険因子を背景に持つ患者のみに投与するのか，定説はない。

① amantadine（シンメトレル）
- インフルエンザ A に用いる。インフルエンザ B には無効である。
- 2012 年現在の流行株である A 香港型（H3N2），2009 年型 H1N1 はいずれも耐性を示し，役割を終えた感がある。
- 発症 48 時間以内に開始する。
- 主な副作用は，①中枢神経症状（不眠，ふらつき，集中力低下など），②消化器症状（悪心，食欲低下など）である。
- 100 mg，1 日 2 回（＞65 歳：100 mg，1 日 1 回），3〜5 日間

② zanamivir（リレンザ）
- ノイラミニダーゼを阻害する吸入薬であり，気道上皮からのウイルス放出を阻止する。インフルエンザ A，B の両方に作用する。
- 発症 48 時間以内に開始する。
- 1 回 2 吸入，1 日 2 回，5 日間

③ oseltamivir（タミフル）
- ノイラミニダーゼを阻害する内服薬である。インフルエンザ A，B の両方に有効である。
- 発症 48 時間以内に開始する。
- 2008 年に A ソ連型（H1N1）が一気にオセルタミビル耐性を獲得したが，きわめて興味深いことに，2009 年型 H1N1 の出現によって A ソ連型（H1N1）株が忽然と姿を消した。

- 2009年型H1N1に有効であり（稀に耐性），A香港型（H3N2），B型への効果も保っている。
- 75 mg，1日2回，5日間

④ peramivir（ラピアクタ）
- 単回投与が原則の注射用ノイラミニダーゼ阻害薬である。
- 300 mgを15分以上かけて単回，点滴静注する。重症化する可能性がある場合は，1日1回600 mgを3日間程度投与できる。
- 米国では2009年型H1N1のpandemicがあった2009／2010シーズンにおいて，重症例に限定して食品医薬品局が許可を与える形で使用された。投与期間は，1日1回600 mgで1～25日間（中央値6日間）であった。92％が人工呼吸器管理という重症例であったこともあり，奏効率は不明であった。
- 腎機能低下時はp 429参照。持続透析中の用量は確立していないが，peramivirは透析膜でよく除去されるので，透析液流量1 L／時の場合は300 mg，2 L／時以上の場合は通常どおり600 mgの投与を推奨する症例報告が存在する（文献5）。

⑤ laninamivir（イナビル）
- 単回投与の吸入薬である。約5日間効果がある。
- 成人および10歳以上の小児は40 mgを単回吸入投与する。
- プロドラッグであり，吸入により上気道に付着し，加水分解を受け，活性型となる。この活性型が長時間にわたって気道に留まり，ノイラミニダーゼ阻害薬として働く。
- 吸入操作が若干複雑である。単回投与であるから，処方医や薬剤師が直接患者を指導しながら，目の前で吸入してもらうのが実際的かつ確実である。

● 文献
1. Engstrom M, et al: Prednisolone and valaciclovir in Bell's palsy: A randomised, double-blind, placebo-controlled, multicentre trial. Lancet Neurol 7: 993-1000, 2008
2. Sara A, et al: Bell's palsy—The effect of prednisolone and/or valaciclovir versus placebo in relation to baseline severity in a randomised controlled

trial. Clin Otolaryngol 37; 283-290, 2012
3. Hsu J, et al: Antivirals for treatment of influenza: A systematic review and meta-analysis of observational studies. Ann Intern Med 156; 512-524, 2012
4. Yu Y, et al: Peramivir use for treatment of hospitalized patients with influenza A (H1N1) pdm09 under emergency use authorization, October 2009-June 2010. Clin Infect Dis 55; 8-15, 2012
5. Scheetz MH, et al: Pharmacokinetic assessment of peramivir in a hospitalized adult undergoing continuous venovenous hemofiltration. Ann Pharmacother 45; e64, 2011

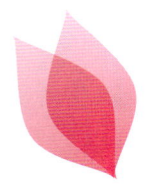

菌種別・有効抗菌薬と第1選択薬

15

■ 抗菌薬感受性の覚え方

▶ タテ（細菌）のポイント
- *S. aureus* は，MSSA = CEZ 感受性，MRSA = CEZ 耐性
- MRSA，MRCNS など，MR- が付くと β ラクタム系はすべて耐性
- PRSP は "第1，2世代 Ceph 系耐性"
- *Enterococcus* spp.（腸球菌）は "すべての Ceph 系に自然耐性"
- グラム陰性桿菌（GNR）は6グループに分類。代表的な薬剤は以下

　#1. *E. coli*, *P. mirabilis*　　　　　　　　1st Ceph　　　　　CEZ
　#2. *K. pneumoniae*　　　　　　　　　　　 2nd Ceph　　　　CTM
　#3. *Enterobacter*, *Citrobacter*, *Serratia*　3rd Ceph・Ps（−）　CTX
　#4. *P. aeruginosa*，他の *Pseudomonas*　　3rd Ceph・Ps（＋）　CAZ
　#5. *S. maltophilia*, *B. cepacia*　　カルバペネム耐性。#4. と同じ
　#6. *Bacteroides*　　　　CMZ, SBT/ABPC, CLDM, metro. など

Ceph：セファロスポリン，Ps（−）：抗緑膿菌作用（−），Ps（＋）：抗緑膿菌作用（＋）

▶ ヨコ（抗菌薬）のポイント
- PCG は *S. pneumoniae* の第1選択薬（髄膜炎を除く）
- PIPC は *P. aeruginosa* に有効。*S. aureus* に対しては約80% 耐性
- CEZ は，MSSA，*E. coli* の第1選択薬
- CEZ, CTM（第1，2世代 Ceph）は PRSP に無効
- CTX, CTRX は，#3. グループの GNR や PRSP のとき選択
- カルバペネム系の落とし穴：*S. maltophilia* で自然耐性

菌種別・有効抗菌薬と第1選択薬

主な細菌 \ 注射用抗菌薬	PCG ペニシリンG	ABPC ビクシリン	SBT/ABPC ユナシンS	PIPC ペントシリン	TAZ/PIPC ゾシン	CEZ セファメジン	CTM ハロスポア、パンスポリン	CMZ セフメタゾン	CTX セフォタックス	CAZ モダシン	AZT アザクタム
PCG感受性 *S. aureus*	■	■	□	□	□	□	□	□	□		□
ペニシリナーゼ産生 *S. aureus*			□		□	■	□	□	□		□
S. aureus（MRSA）											
Streptococcus spp.	■	□	□	□	□	□	□		□		
S. pneumoniae（PSSP）	■	□	□	□	□	□	□		□		
S. pneumoniae（PRSP）	□								■	□	
Enterococcus spp.	■	■	□	□							
E. faecium（VRE）											
Moraxella catarrhalis			■	□			■	□	□	□	□
Haemophilus influenzae		■	■	□			■		□	□	□
E. coli		□	□	□	□	■	□	□	□	□	□
Proteus mirabilis		□	□	□	■	□	□	□	□	□	□
Klebsiella pneumoniae			□	□	□	■	■	□	□	□	□
Proteus vulgaris				□	□				■	□	□
Enterobacter spp.				□	□		□		■	□	□
Citrobacter spp.				□	□		□		■	□	□
Serratia marcescens				□	□				■	□	□
P. aeruginosa				■	□					■	□
S. maltophilia, B. cepacia				□						■	
Bacteroides spp.			■	□	□			■	□	□	

添付文書で適応菌種に含まれていても，日本国内での耐性率が著しく高いものについては，表の中では無効と扱った。DAP（キュビシン）とLZD（ザイボックス）については，感受性菌のうちわが国で保険適用の細菌のみを示した。

IPM/CS チエナム	EM エリスロシン	MINO ミノマイシン	CLDM ダラシンS	FOM ホスミシンS	VCM バンコマイシン	DAP キュビシン	LZD ザイボックス	CP クロロマイセチン	アミノグリコシド系一般	第1選択薬
▨	▨	▨	▨	▨				▨	▨	PCG, ABPC
▨	▨	▨	▨	▨				▨	▨	CEZ
					■	■	■			VCM, TEIC, DAP, LZD
▨	■	▨								PCG
▨										PCG
▨					■					PCG, CTX, VCM
▨										PCG, ABPC
							■			LZD
▨	■	▨							▨	SBT/ABPC, CTM, AZM
▨		▨							▨	ABPC, SBT/ABPC, CTM
▨		▨		▨					▨	CEZ, CTM
▨		▨							▨	CEZ
▨		▨							■	CTM or CEZ ＋アミノグリコシド系
▨		▨							▨	CTX, CTRX
▨		▨							▨	CTX, CTRX
▨		▨							▨	CTX, CTRX
▨		▨							▨	CTX, CTRX
▨				▨					■	PIPC, CAZ（＋アミノグリコシド系）
									■	ST, CAZ ＋アミノグリコシド系
▨		■	■						▨	CMZ, SBT/ABPC, CLDM

■：第1選択薬,　▨：有効抗菌薬

内服用抗菌薬

凡例: ● = 有効（濃い四角）、○ = 中間・感受性あり（薄い四角）、空欄 = 記載なし

主な細菌	PCG バイシリンG	AMPC サワシリン	SBTPC ユナシン	CEX ケフレックス	CXM-AX オラセフ	CFIX セフスパン	CDTR-PI メイアクト	FRPM ファロム	EM エリスロマイシン	CAM クラリシッド、クラリス	MINO ミノマイシン
PCG感受性 *S. aureus*	○	●	○	○	○		○	○	○	○	○
ペニシリナーゼ産生 *S. aureus*			●	●	○						
S. aureus（MRSA）											●
Streptococcus spp.	○	○	○	○	○	○	○	○	●	●	○
S. pneumoniae（PSSP）	○	○	○	○	○	○	○	○			○
S. pneumoniae（PRSP）	○	○					○	○			○
Enterococcus spp.	○	●	○					○			
E. faecium（VRE）											
Moraxella catarrhalis			●		●		○		●	●	
Haemophilus influenzae		●	●		●	○	○	○			○
E. coli			○	●	●	●	○	○			
Proteus mirabilis			○	○	●	○	○	○			
Klebsiella pneumoniae			○	○	●	○	○	○			
Proteus vulgaris						●	●	●			
Enterobacter spp.							●	●			
Citrobacter spp.							●	●			○
Serratia marcescens							●				○
P. aeruginosa											
S. maltophilia, *B. cepacia*											
Bacteroides spp.			●					○	○		●

添付文書で適応菌種に含まれていても，日本国内での耐性率が著しく高いものについては，表の中では無効と扱った。LZD（ザイボックス）については，感受性菌のうちわが国で保険適用の細菌のみを示した。

DOXY (ビブラマイシン)	ST (バクタ)	NFLX (バクシダール)	CPFX (シプロキサン)	MFLX (アベロックス)	LZD (ザイボックス)	第1選択薬
□	□	□	□	□		AMPC
□	□	□	□	□		CEX, CVA / AMPC, SBTPC
□	■				■	MINO, ST, LZD
□				□		AMPC, CAM
				□		AMPC
□	□			□		AMPC（高用量）
		□	□	□		AMPC
				□	■	LZD
□	□	□	□	□		CAM, SBTPC, CXM-AX
□	□	□	□	□		AMPC, SBTPC, CXM-AX
□	□	□	□	□		CEX, CXM-AX
□	□	□	□	□		CEX, CXM-AX
		□	□	□		CXM-AX
□	□	□	■	□		CFIX, CDTR-PI, キノロン
	□	□	■	□		CDTR-PI, キノロン
□	□	□	■	□		CDTR-PI, キノロン
□	□	□	■	□		CFIX, キノロン
			□	■		キノロン
	□	□	■	□		ST, キノロン
□				□		CVA / AMPC, SBTPC, MINO

■：第1選択薬，　□：有効抗菌薬

腎機能障害における薬剤投与量の調節

16

▶ Ccr によって，投与量か投与間隔，あるいは両方を調節する。
▶ Ccr は，蓄尿して求める必要はない。以下の近似式を用いる。

〈Ccr の近似式〉

$$男性 = \frac{(140 - 年齢) \times 理想体重 (kg)}{72 \times 血清 Cr}$$

女性 = 0.85 × 男性の値

▶ 体重：Ccr の計算には理想体重，投与量の計算には実測体重を用いる。

注意：次頁の表に示した用法・用量は，わが国の添付文書と内容の異なる部分があるので注意いただきたい。一般に，わが国の添付文書に記載されている用量は欧米の標準量よりも少ない。その背景には，治験の方法の違いや医療経済的な要因がある。よく欧米人は身体が大きいから投与量も多い，との意見を耳にするが，先入観に過ぎない。欧米人も体格の大きな人，小さな人，さまざまである。因みに，筆者（174 cm）がアメリカの病院で短期研修を経験したとき，多くの人種から成るアメリカ人の男性の中にあっても，どちらかというと身長の高い方であったことを思い出す。

薬剤名	主な代謝排泄経路	T1/2 (時)	正常での投与法 用量(/回)	正常での投与法 間隔(時)	Ccrと薬剤投与量,間隔 50〜90	Ccrと薬剤投与量,間隔 10〜50	Ccrと薬剤投与量,間隔 <10	持続透析
PCG (ペニシリンG)	腎	0.5	p 361 参照	4〜6	100%	75%	25〜50%	75%
ABPC (ビクシリン)	腎	1.0	1〜2 g	6	6時間毎	6〜12時間毎	12〜24時間毎	6〜12時間毎
AMPC (サワシリン)	腎	1.0	250〜750 mg	6〜8	6〜8	8〜12	24	
SBT/ABPC (ユナシンS)	腎	1.0	1.5〜3 g	6	6〜8	12	24	3 g 8時間毎
CVA/AMPC (オーグメンチン)	腎	1.3	375 mg	6〜8	8	8〜12	12〜24	
PIPC (ペントシリン)	腎	1.0	3〜4 g	6	4〜6	6〜8	12	6〜8時間毎
TAZ/PIPC (ゾシン)	腎	1.0	3.375〜4.5 g	6	6	50% 6時間毎	50% 8時間毎	2.25〜3.375 g 6時間毎
CEX (ケフレックス)	腎	0.9	0.25〜1 g	6		12	12	
CEZ (セファメジン)	腎	1.8	1〜2 g	8	8	12	24〜48	2 g 12時間毎
CTM (パンスポリン)	腎	1.1	1〜2 g	6	情報なし	情報なし	情報なし	
CXM-AX (オラセフ)	腎	1.2	250 mg	12	12	12	24	
CMZ (セフメタゾン)	腎	1.2	1〜2 g	6〜8		12〜24	24〜48	
CTX (セフォタックス)	腎	1.0	1〜2 g	6〜8	6〜8	8〜12	24	2 g 12時間毎
CTRX (ロセフィン)	腎+腸管	6〜8	1〜2 g	12〜24	100%	100%	100%	100%
CFIX (セフスパン)	腎	3〜4	200 mg	12	100%	300 mg/日	200 mg/日	
CDTR-PI (メイアクト)	腎+胆汁	1.1	100〜200 mg	8	情報なし	情報なし	情報なし	
CAZ (モダシン)	腎	1.8	1〜2 g	8	8〜12	24〜48	48	2 g 12時間毎
SBT/CPZ (スルペラゾン)	腸管	2〜2.5	1〜2 g	8〜12	100%	100%	100%	
CFPM (マキシピーム)	腎	2.2	0.5〜2 g	8	12	16〜24	24〜48	1〜2 g 12時間毎
FRPM (ファロム)	腎	1.0	100〜200 mg	8	情報なし	情報なし	情報なし	
AZT (アザクタム)	腎	2.0	1〜2 g	8	100%	50〜75%	25%	2 g 12時間毎
IPM/CS (チエナム)	腎	1.0	0.5〜1 g	6〜8	100%	50%	25%	250〜500 mg 6〜8時間毎
PAPM/BP (カルベニン)	腎	1.2	0.5〜1 g	8	情報なし	情報なし	情報なし	
MEPM (メロペン)	腎	1.0	1 g	8	100%	100% 12時間毎	50% 24時間毎	1 g 12時間毎
DRPM (フィニバックス)	腎	1	500 mg	8	100%	p 380 参照	情報なし	情報なし
アミノグリコシド系	p 380 参照							
EM (エリスロマイシン)	肝	1.4	250〜500 mg	6	100%	100%	50〜75%	情報なし
CAM (クラリシッド)	肝+腎	5〜7	200〜400 mg	12	100%	75%	50%	75%
AZM (ジスロマック)	肝	60	500 mg	24	100%	100%	100%	100%
MINO (ミノマイシン)	胆汁	11〜26	100 mg	12	100%	100%	100%	100%
DOXY (ビブラマイシン)	腎+腸管	14〜25	100 mg	12	100%	100%	100%	100%
TGC (タイガシル)	胆汁	27〜42	初回 100 mg, 以後 50 mg	12	100%	100%	100%	100%
CLDM (ダラシン)	肝	2〜2.5	300〜900 mg	6〜8	100%	100%	100%	
FOM (ホスミシンS)	腎	1.7	1〜2 g	8	情報なし	情報なし	情報なし	

薬剤名	主な代謝排泄経路	T1/2 (時)	正常での投与法 用量 (/回)	正常での投与法 間隔 (時)	Ccrと薬剤投与量,間隔 50～90	Ccrと薬剤投与量,間隔 10～50	Ccrと薬剤投与量,間隔 <10	持続透析
グリコペプチド系（VCM（バンコマイシン），TEIC（タゴシッド））					p 389 参照			VCM：1 g 24時毎
LZD（ザイボックス）	不明	5	600 mg	12	100%	100%	100%	100%
DAP（キュビシン）	腎	8	p 394 参照	24	100%	p 394 参照		4～6 mg/kg 48時毎
CP（クロロマイセチン）	肝	2.5	12.5～25 mg/kg	6	100%	100%	100%	100%
ST（バクタ）	腎	S:7～12, T:8～15	S：800, T：160 mg	12	100%	50%	推奨しない	5～7.5 mg/kg 8時毎 (TMP量で表示)
metronidazole（フラジール）	肝	6～14	250～750 mg	6～8	100%	100%	50%	100%
NFLX（バクシダール）	腎（+肝）	3.5	400 mg	12	100%	12～24	24	
LVFX（クラビット）	腎	4～8	500 mg	24	100%	50% 24時毎	50% 48時毎	250 mg 24時毎
CPFX（シプロキサン）	腎（+肝）	4	200～400 mg	12	100%	12～24	24	200～400 mg 12時毎
LFLX（ロメバクト）	腎	8	400 mg	24	100%	75%	50%	
MFLX（アベロックス）	肝＞腎	10	400 mg	24	100%	100%	100%	100%
GRNX（ジェニナック）	肝＝腎	11	400 mg	24	100%	50～100%	50%	情報なし
INH（イスコチン）	肝（+腎）	0.7～4	300 mg	24	100%	100%	100%	100%
RFP（リファンピシン）	肝	1.5～5	450～600 mg	24	100%	100%	100%	100%
PZA（ピラマイド）	肝（+腎）	9	0.8～1.5 mg	24	100%	100%	50%	25 mg/kg 24時毎
EB（エブトール）	腎	4	15 mg/kg	24	24	24～36	48	15 mg/kg 24～36時毎
AMPH-B（ファンギゾン）	?（非腎）	24	p 408 参照	24	100%	100%	100%	0.4～1 mg/kg 24時毎
L-AMB（アムビゾーム）	?（非腎）	7	3～5 mg/kg	24	100%	100%	100%	100%
MCZ（フロリード）	肝	0.5～1	200～400 mg	8	100%	100%	100%	
FLCZ（ジフルカン）	腎	37	200～400 mg	24	100%	50%	25%	400～800 mg 24時毎
5-FC（アンコチル）	腎	3～6	37.5 mg/kg	6	6	24	24～48	12～24時毎
ITCZ（イトリゾール）	肝	35	100～200 mg	12	100%	100%	100%	内服：100%, 注射：推奨しない
VRCZ（ブイフェンド）	肝	3.2～6.4	p 413 参照	12	100%	内服に変更か中止		4 mg/kg 内服 12時毎
MCFZ（ファンガード）	肝	14	50～300 mg	24	100%	100%	100%	100%
CPFG（カンサイダス）	肝	10	p 415 参照	24	100%	100%	100%	100%

薬剤名	主な代謝排泄経路	T1/2 (時)	正常での投与法 用量 (/回)	正常での投与法 間隔 (時)	Ccrと薬剤投与量,間隔 50〜90	Ccrと薬剤投与量,間隔 10〜50	Ccrと薬剤投与量,間隔 <10	持続透析
amantadine (シンメトレル)	腎	12	100 mg	12	12〜24	24〜72	7日	
zanamivir (リレンザ)	—	2.8	10 mg	12	100%	100%	100%	
oseltamivir (タミフル)	腎	6.4	75 mg	12	100%	24	データなし	100%
peramivir (ラピアクタ)	腎	情報なし	300〜600 mg	24	300〜600 mg	50〜200 mg	情報なし	情報なし
laninamivir (イナビル)	肺	74	40 mg	単回	100%	100%	100%	
acyclovir (po) (ゾビラックス)	腎	2.5	400〜800 mg	4.8〜8	4.8〜8	12〜24	24	
acyclovir (iv) (同上)	腎	2.5	5〜10 mg/kg	8	100%	5〜12 mg/kg 12〜24時毎	2.5〜6 mg/kg 24時毎	5〜7.5 mg/kg 24時毎
valacyclovir (バルトレックス)	腎	3.3	0.5〜1 g	8	8	12〜24	50% 24時毎	1 g 24〜36時毎

● 文献

1. Gilbert DN, et al: The Sanford Guide to Antimicrobial Therapy 2013, 43rd ed, Antimicrobial Therapy, Inc., Sperryville, 2013
2. Trotman RL, et al: Antibiotic dosing in critically ill adult patients receiving continuous renal replacement therapy. Clin Infect Dis 41; 1159-1166, 2005

妊娠および授乳中の抗菌薬投与

17

1. 妊娠中の抗菌薬投与

- 不必要な抗菌薬投与は行わない。しかし，妊娠中でも（妊娠中であるからこそ），必要時は十分量を用いる。
- 安全に使用できる代表的な抗菌薬は以下のとおり。
  ① ペニシリン系
  ② セファロスポリン系
  　（①，②，いずれもβラクタマーゼ阻害剤を含めて）
  ③ マクロライド系
  　〔うち EM（エリスロマイシン），AZM（ジスロマック）の2薬剤〕
- 安全のため，そのつどテキストで確認してから処方する。

　妊娠12週まではできるだけ薬剤の投与は避けたい。しかし，妊娠中であっても抗菌薬投与が必要な場合は，各薬剤の危険区分にもとづいて安全かつ十分な投薬を行う必要がある。アメリカ食品医薬品局（FDA）の基準やいわゆる「オーストラリア分類」がとくに有名である。両者は危険性のカテゴリー分類に若干の違いがみられるが，それらのポイントを表17-1にまとめた。通常，AからB2までが比較的安全に投与できる目安と考えればよい。

　妊婦に抗菌薬を処方するときには，安全のため，そのつどテキストを参照することを推奨する。もっとも，① ペニシリン系のすべて，② セファロスポリン系のすべて（いずれもβラクタマーゼ阻害剤を含め），マクロライド系のうち，③ EM（エリスロマイシン）と ④ AZM（ジスロマック）の2剤が安全に投与できることを覚えておけば，ほとんどの臨床の場面では困らない。

表17-1 妊娠中の抗菌薬使用における安全性

ペニシリン系	AB1
セファロスポリン系	AB2
カルバペネム系	
IPM / CS	B3
MEPM	B2
DRPM	B2
モノバクタム系	B1
アミノグリコシド系	D
マクロライド系	
EM	A
AZM	B1
CAM	B3
テトラサイクリン系	D
グリシルサイクリン系	D
クリンダマイシン	A
ホスホマイシン	B(*)
グリコペプチド系	
VCM	B2
TEIC	B3
オキサゾリジノン系	
LZD	B3
環状リポペプチド系	
DAP	B1
クロラムフェニコール	A
ST合剤	C
メトロニダゾール	B2
キノロン系	B3
抗結核薬	
INH	A
RFP	C
EB	A
PZA	B2
抗真菌薬	
AMPH-B	B3
L-AMB	B3
FLCZ	D
ITCZ	B3
VRCZ	B3
5-FC	B3
CPFG	B3
MCFG	C(B3?)(*)
抗ヘルペスウイルス薬	
acyclovir	B3
valacyclovir	B3
famcyclovir	B1
抗インフルエンザウイルス薬	
amantadine	B3
zanamivir	B1
peramivir	情報なし
laninamivir	情報なし

●危険性のカテゴリー分類

A：多くの妊婦に用いられたが，危険性がない。

B1：ヒトでの悪影響は観察されていないが，使用された症例数が限られている。動物実験においても胎仔障害が増加するという証拠はない。

B2：ヒトについてはB1と同様。動物実験のデータが不足している。

B3：ヒトについてはB1と同様。動物実験で毒性が報告されている。しかし，ヒトでの意義は不明である。

C：ヒトでの悪影響がある，あるいはその可能性がある。動物実験で毒性が証明されている。

D：ヒトでの危険性が実証されているが，有用性が危険性を上回る可能性がある。

X：ヒトでの危険性が有用性を上回り，使用してはならない。

文献1より引用〔(*)：文献2より〕

2. 授乳中

ほとんどの薬剤は，授乳中にごく微量の母乳移行が見られるのみであり，臨床的にはあまり問題にならない。しかし，キノロン系，テトラサイクリン系，クロラムフェニコール，アムホテリシンB，フルシトシン，ピラジナミドなどは避けた方がよいとされる。

●文献
1. http://www.tga.gov.au/hp/medicines-pregnancy.htm（抗菌薬の「オーストラリア分類」が検索できるオーストラリア政府のホームページ）
2. Gilbert DN, et al: The Sanford Guide to Antimicrobial Therapy 2013, 43rd ed. Antimicrobial Therapy, Inc., Sperryville, 2013

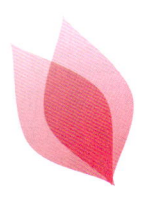

抗菌薬の許可制・届出制

18

　抗菌薬の耐性化を防ぐため，使用頻度を減らして大切に使用したい薬剤がある。各医療機関は，広域スペクトラムの抗菌薬や抗MRSA薬を医師が使用する際には乱用防止のための何らかの仕組みを設けるべきである。最も良いのは，① 使用前に感染症専門医にコンサルトするシステムであるが，次善の策として，② 届出用紙に使用理由などを記載する，③ コンピュータ入力時にチェックウィンドウが出てきて必要事項を記載する，などの方法がある。

　市立堺病院では，12種類の抗菌薬を対象として感染管理医師（infection control doctor：ICD）あるいは感染制御専門薬剤師との

表18-1　使用前コンサルトが義務付けられている抗菌薬（市立堺病院）

A. ICDへの連絡を必要とする抗菌薬
　イミペネム / シラスタチン　　（カルバペネム系）
　メロペネム　　　　　　　　　（カルバペネム系）
　タゾバクタム / ピペラシリン　（超広域ペニシリン系）
　セフェピム　　　　　　　　　（第4世代セファロスポリン系）
　シプロフロキサシン　　　　　（キノロン系（注射））
　レボフロキサシン　　　　　　（キノロン系（注射））
　リネゾリド　　　　　　　　　（オキサゾリジノン系）
　ダプトマイシン　　　　　　　（環状ポリペプチド系）
　ムピロシン　　　　　　　　　（MRSA除菌用軟膏）

B. 感染制御専門薬剤師への連絡を必要とする抗菌薬
　バンコマイシン　　　　　　　（グリコペプチド系）
　テイコプラニン　　　　　　　（グリコペプチド系）
　アルベカシン　　　　　　　　（アミノグリコシド系）

ディスカッションを経てはじめて処方できるシステムを採用している。対象薬剤はカルバペネム系，第4世代セファロスポリン系，超広域ペニシリン系，キノロン系（注射），抗MRSA薬である（表18-1）。前4系統の抗菌薬についてはICDに連絡し，患者の基礎疾患，感染症名，状態，細菌検査結果，当該抗菌薬の必要性を述べた上で，要否，用法用量などを話し合う。抗MRSA薬については薬剤師に連絡し，初期投与設計と薬物血中濃度モニタリングについて相談する。ただし夜間や休日は連絡なしで使用可とし，翌日や週明けに主治医からICD，感染制御専門薬剤師にすでに使用を開始している旨を報告する。

また市立堺病院では感染制御チーム（ICT）による全病棟ラウンドを週1回行っており，この際に上記12薬剤を使用している全症例のチェックを行っている。電子カルテから入手できる「ICT連絡薬剤使用患者リスト」にもとづいて，各病棟リンクナースがあらかじめ症例調べをした上で行うプレゼンテーションを受けて，抗菌薬が適正に使用されているか確認する。

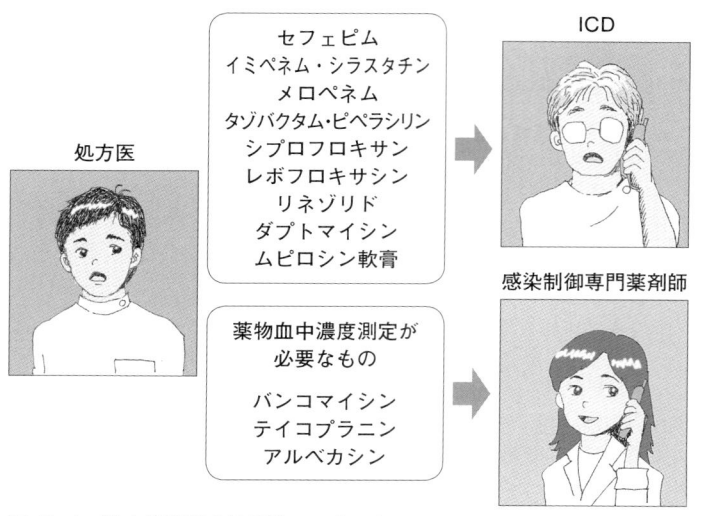

図18-1 特定抗菌薬の使用前コンサルト

一見，主治医の裁量権を制限する"抗菌薬の許可制"のようにみえるシステムだが，あえて言うならば，実際は"抗菌薬のディスカッション制"であると筆者は考えている。重症の患者を目の前にしたとき，より広いスペクトラムの抗菌薬を使用したい，念のため耐性菌もカバーしておきたい，と考える主治医の気持ちはよく理解できる。ただ，そのような場合でも，症例毎に「何故その抗菌薬が必要なのか？」，「他の抗菌薬ではどこが不適切なのか？」を評価して，客観的な根拠を持って薬剤の選択を行いたい。

　抗菌薬を正しく用いて，耐性菌の出現をできるだけ少なくするために，医療従事者間で交わされる真摯なコミュニケーションは他の何ものにも代えがたい。

和文索引

あ

アシネトバクター　322
アスペルギルス感染症　278
アスペルギルス菌球症　280
アゾール系抗真菌薬　410
アデノシンデアミナーゼ（ADA）　259
アマンタジン　83
アミノグリコシド　380
アルコール抵抗性，芽胞と　179
アレルギー性気管支肺アスペルギルス症　281
アレルギー性鼻炎　67
アンギオテンシン変換酵素阻害薬　67

い

イナビル　419
インターフェロンγ（IFNγ）遊離試験　257
インフルエンザ　82
　―― ウイルス　82
　―― の医療関連感染　85
　―― ワクチン　84
インフルエンザ菌　88, 324
医療関連感染　85
　―― 予防の基本　1
胃食道逆流症　67
院内肺炎　102
陰部潰瘍　232

う，え，お

ウロキナーゼ　120
埋め込み型中心静脈ポートの感染症　148
エンテロバクター　339
エンピリック治療　99
壊死性筋膜炎　207
壊死性膵炎　199
オキサゾリジノン　393
オセルタミビル　84
黄色ブドウ球菌　89, 176, 289

か

カテーテル関連尿路感染症　158
カルバペネム　97, 378
カンジダ感染症　274
ガウン　4, 5
ガス壊疽　207
ガフキー号数　256
かぜ症候群　62
化学予防　263
化膿性関節炎　219
化膿性筋炎　206
化膿性脊椎炎　214
仮性嚢胞　200
芽胞とアルコール抵抗性　179
拡張期ランブル　129
肝膿瘍　192
感染経路別予防策　2
感染性下痢症　165
感染性心内膜炎　127
　――，予防　135

感染性動脈瘤　135
関節液　220
環状リポペプチド系抗菌薬　394
眼底鏡　53
眼底の診察　53

き

キノロン　399
　――耐性大腸菌　155, 156
キャンディン系抗真菌薬　414
キャンピロバクター　173, 348
ギラン・バレー症候群　173, 348
木の芽サイン　265
気管支炎　65
気管支音　91
気管支喘息　66
気管内異物　67
気腫性腎盂腎炎　163
奇脈　139
基質拡張型βラクタマーゼ　156, 328
急性咽頭炎　69
急性気管支炎　81
急性喉頭蓋炎　80
急性硬膜外膿瘍　216
急性腎盂腎炎　155
　――, 妊婦の　159
急性膵炎　198
急性中耳炎　65, 74
急性虫垂炎　183
急性副鼻腔炎　65, 78
胸鎖乳突筋の使用　122
胸水　114
鏡検　30, 36
菌血症　131, 145

く

クォンティフェロン第三世代　257

クラブシエラ・オキシトカ　338
クラミジア・トラコマティス　227
クラミドフィラ・ニューモニエ
　　　　　　　　　　　　64, 89
クリプトコッカス感染症　282
クリプトスポリジウム　181
クロストリジウム　315
グラム陰性桿菌
　――・小型　口絵9
　――・中(大)型　口絵8
グラム陰性球桿菌　口絵7
グラム陰性双球菌　口絵6
グラム染色　12, 15, 30, 37, 94,
　　　　　　　　　151, 166, 246
　――の手順　口絵20
　――, 米国で廃れた理由　35
グラム陽性・大型　口絵10
グラム陽性桿菌　口絵5
グラム陽性球菌
　――・塊状形成　口絵2
　――・連鎖形成　口絵4
グラム陽性双球菌　口絵3
グリコペプチド　389
空気感染　254
　――予防策　2, 6
口すぼめ呼吸　122

け

経口セファロスポリン　374
経口ペニシリン　365
経口ペネム　377
憩室炎　188
頸管炎　320
頸静脈圧　139
劇症型A群連鎖球菌感染症　211
劇症摘脾後感染症　302, 304, 305
血液培養　44
　――の汚染率　47

血管内カテーテル関連感染症　141
結核　90, 253
　——, 既感染の再燃　254
　——, 多剤併用療法　260
結核菌　90, 253
結核性胸膜炎　267
結核性心外膜炎　270
結核性髄膜炎　269
結核性腹膜炎　270
結核罹患率　253
検体の保存法　43
嫌気性菌　46

こ

コアグラーゼ陰性ブドウ球菌　290
コクシエラ・バーネッティ　90
コリネバクテリウム　313
コレラ　172
ゴーグル　4, 6
こじれたかぜ　63
呼吸音　91
呼吸数の増加　125
呼吸不全　125
誤嚥性肺炎　90, 110
　——の3大起炎菌　119
好気性菌　46
好酸球性気管支炎　67
抗MRSA薬　433
抗streptolysin O 抗体(ASO)　69, 205
抗インフルエンザウイルス薬　418
抗菌薬
　——の許可制・届出制　433
　——の選択　15
　——の投与法　17
　——変更の判断とタイミング　20
抗菌薬ロック療法　146

抗結核薬　402
　——の副作用　262
抗酸菌染色　36
抗真菌薬　273
抗線維状赤血球凝集素(FHA)抗体　64
抗百日咳毒素(PT)IgG 抗体　64
抗ヘルペスウイルス薬　416
抗緑膿菌用ペニシリン　364
効果判定　19, 21, 22
後期潜伏梅毒　238
高炭酸ガス血症　125
高分解能CT (HRCT)　266
高齢者の肺炎　109
喉頭蓋の観察　80
喉頭結核　268
項部硬直　52
硬膜外膿瘍, 急性　216
骨・関節の感染症　213
骨結核　271
骨髄炎　213
骨盤内炎症性疾患　230

さ

3%高張食塩水　94
サルモネラ　169, 346
ザナミビル　84
細胞内寄生体　346

し

シールチェック　7
シトロバクター　341
シンメトレル　418
子宮頸管炎　224
市中肺炎　87
耳鏡　53, 74
手指消毒　2, 5

手術部位感染症　245
授乳　432
術前の除毛　250
小児用肺炎球菌 7 価ワクチン　58
心外膜炎　138
心雑音　129
心濁音界の消失　122
心不全　67
心膜摩擦音　138, 140
身体診察　8
　──　チェックシート　10
侵襲性アスペルギルス症　279
神経梅毒　236, 238
人工関節の感染症　222
人工呼吸器関連肺炎　106
腎機能障害　426
腎周囲膿瘍　161
腎膿瘍　161

す，せ

ステノトロフォモナス・マルトフィリア　97, 354, 373
水痘・帯状疱疹　416, 417
髄膜炎　50
セラチア　343
　──　集団感染　344
セレウス菌　176
生物学的製剤　263
性感染症　66, 224
精巣上体炎　229
赤痢アメーバ　180
　──　抗体　168, 180, 193
赤痢菌　172
咳エチケット　4
咳喘息　66
接触感染予防策　2, 5
尖圭コンジローマ　239
穿刺液　31

潜在性結核感染症　263
遷延する咳，感染後の　66
前斜角筋の使用　122
前立腺炎　160

そ

ゾビラックス　416
早期潜伏梅毒　238
速乾性アルコール　3
粟粒結核　265, 268
続発性細菌性腹膜炎　190

た

タミフル　418
多剤併用療法，結核治療における　260
打診　115
体位ドレナージ　94
帯状疱疹　416, 417
大腸菌　328
　──，キノロン耐性　155, 156
　──，腸管出血性　173, 329
第 1 世代セファロスポリン　367
第 2 世代セファロスポリン　368
第 3 世代セファロスポリン　370
第 4 世代セファロスポリン　373
濁度計を用いた菌液の調整　294, 390
丹毒　205
単純性膀胱炎　154
単純ヘルペス　232, 416, 417
胆管炎　197
胆道系感染症　195
断続性ラ音　92

ち

チフス 171, 346
―― , キノロン低感受性 171
治療失敗の原因, 抗菌薬による 24
腟炎 231
中枢神経系感染症 50
虫垂炎, 隠れ 185
超広域ペニシリン 365
腸管出血性大腸菌 173
―― O157:H7 329
腸管毒素原性大腸菌 173
腸球菌 309
―― , バンコマイシン耐性 309
腸結核 271
腸腰筋徴候 185
腸腰筋膿瘍 217
腸腰筋の解剖 218
聴打診法 116
直接監視下短期化学療法 261
直腸診 185
―― , 女性の 230
―― , 男性の 160

つ, て

ツベルクリン反応 255
通性嫌気性菌 46
テトラサイクリン 386
手洗い 2, 5
手の温もり 125
手袋 4, 5
低酸素血症 125
低プロトロンビン血症 370
天然ペニシリン 359, 365
伝染性単核球症 71, 285

と

トキシック・ショック症候群 210
トルサー・デ・ポアン 384
トレポネーマ検査 235
ドレーン 251
投与回数 18
投与間隔 18, 427
投与期間 28
投与終了 29
糖尿病 208
―― 患者の足の診察 208
―― の足感染症 209
特発性細菌性腹膜炎 189

な, に, の

波打ち際 口絵 22, 34
軟性下疳 238
ニューモシスチス 90
―― 肺炎 286, 396
二次抗結核薬 405
尿迅速テスト 151
尿素呼気試験 202
尿道炎 224, 320
尿培養結果の解釈 154
尿路感染症 150
―― , 男性の 159
―― , 妊婦の 159
尿路結核 271
妊娠 430
脳膿瘍 60
膿胸 114
―― の原因 119

は

バクテロイデス 356

バルトレックス　417
バンコマイシン耐性黄色ブドウ球菌　290
パラチフス　171
　――，キノロン低感受性株　347
羽ばたき振戦　125
播種性淋菌感染症　225
肺炎　65, 87, 102, 106, 109
肺炎桿菌　89, 335
肺炎関連胸水　117
肺炎球菌　88, 109, 302
　――，キノロン耐性　305
　――，ペニシリン耐性　303
　――　肺炎　302
肺炎球菌ワクチン　78
　――（小児用7価，13価）　306
　――（成人用23価）　305
肺癌　67
肺結核　65, 265
肺の聴診法　91
肺胞音　91
梅毒　233
培養検査　12
培養途中の情報　21
発熱性好中球減少症　240
半減期　427
半合成中域ペニシリン　362, 366
半合成ペニシリンとβラクタマーゼ阻害剤との合剤　363

ひ

ヒト食いバクテリア　211
ビール樽状の胸郭　122
ビタミン B_6　262, 264
ビタミン K　371
ビブリオ・ブルニフィカス　176
ピリミジン系抗真菌薬　409
びまん性嚥下性細気管支炎　111

日和見感染症　286
比較的徐脈　171
皮膚・軟部組織感染症　203
非感染性心内膜炎　130
非チフス・サルモネラ　169
非トレポネーマ検査　235
飛沫感染予防策　2, 5
百日咳　64
標準予防策　2
病原性大腸菌　173

ふ

ファムビル　417
フィットテスト　7
ブドウ糖非発酵菌　351, 354, 373
プレパラート　35
プロスタトディニア　161
プロテウス・ブルガリス　333
プロテウス・ミラビリス　332
不顕性誤嚥　110
副雑音　91
腹膜炎　189
　――，続発性細菌性　190
　――，特発性細菌性　189

へ

ヘリコバクター・ピロリ感染症　201
ペースメーカーの感染症　148
ペニシリナーゼ産生ブドウ球菌用ペニシリン　362, 366
ペニシリン耐性肺炎球菌　75, 303
ペニシリンとβラクタマーゼ阻害剤との合剤　366
ペプトストレプトコッカス　312
ペラミビル　84, 419
閉鎖筋徴候　184

扁桃周囲膿瘍　71
偏性嫌気性菌　46
偏性好気性菌　46
便移植　178
便中 Toxin A/B　168

ほ

ポート，埋め込み型　148
ポートの感染症　148
ポリエン系抗真菌薬　408
蜂窩織炎　203
膀胱炎，妊婦の　159

ま

マイコプラズマ　89
　―― 感染症　63
マキシマル・バリアプレコーション　147
マクロライド　384
マスク　4, 6
慢性閉塞性肺疾患の急性増悪　122

み，む

3日のルール　167, 348
右S3　129
耳の観察　53
無症候性細菌尿　158
　――，妊婦の　159

め，も

メタロβラクタマーゼ産生菌　351
メチシリン耐性黄色ブドウ球菌　291

モノバクタム　377
モラクセラ・カタラーリス　88, 318

や，よ

山羊音　115
薬物血中濃度モニタリング　390
薬価　16
予防的抗菌薬，手術における　249
用法／用量の問題，わが国における　26
溶血性尿毒症症候群　175

ら，り，れ

ラニナミビル　84
ラピアクタ　84, 419
ランブル鞭毛虫　181
リキャップ　4
リレンザ　418
リンパ節結核　268
旅行者下痢症　173, 181
良質喀痰と不良喀痰　口絵11
緑膿菌　103, 157, 350
緑連菌　299
淋菌　225, 320
淋病　225, 320
輪状軟骨～胸骨の短縮　122
レジオネラ　89
連鎖球菌　299
連続性ラ音　93

わ

ワーファリン　411

欧文索引

A

α溶連菌　299
α-streptococci　132
A群β溶連菌　69, 299
ABPA　281
Acinetobacter
　―― *baumannii*　口絵17
　―― spp.　40, 322, 373
acyclovir　416
Aeromonas hydrophila　204
amantadine　83, 418
ASO　205

B

Bacteroides spp.　41, 356
barking sound　129
Bell麻痺　417
benzathine penicillin G　361
BLNAR　56, 75, 325
Blumberg徴候　184
bounding pulse　125, 129
bronchial sound　92
Brudzinski徴候　52
buffy coat　211, 304
Burkholderia cepacia　354, 373

C

Campylobacter
　―― *fetus*　348, 349
　―― *jejuni*　口絵18, 173, 348
　―― spp.　348

Candida albicans　口絵19
Capnocytophaga canimorsus　203
Carvallo's sign　129
Ccrの近似式　381, 426
CD 4値　286
Centor's score　69
cervical motion tenderness　230
CFU　153
Charcot 3徴　197
Child-Pugh分類　413
Citrobacter spp.　341
CLIA 88〔臨床検査改善のための改正法（1988年）〕　35
closing snap　129
Clostridium
　―― *botulinum*　316
　―― *difficile*　177, 315
　―― *difficile*毒素/抗原　167
　―― *perfringens*　176, 315
　―― *sordellii*　316
　―― spp.　315
　―― *tetani*　316
coagulase-negative staphylococci（CNS）　296
colony forming unit: CFU　153
complicated肺炎関連胸水　120
Corynebacterium spp.　313
crackle
　――, 吸期早期　122
　――, 口元で聴こえる　122
　――, early inspiratory　91, 92, 122
　――, early-mid inspiratory　91, 92
　――, late inspiratory　91, 93
　――, pan(holo)-inspiratory　91, 92
crescent sign　279

crico-sternum 122, 124
Cryptococcus neoformans
　　　　　　　　　口絵 15, 204
Cullen 徴候 199
CV 波 129

D

de-escalation 105
DOTS 261
DTP (differential time to
　positivity) 142

E

EBV 71
egophony 115
ELISPOT 257
empiric therapy 99
Enterobacter spp. 339
Enterococcus
　── *faecalis* 310
　── *faecium* 311
　── spp. 41, 133, 309
epidemic 82
ESBL 156, 328
Escherichia coli 328
E to A change 115

F

famciclovir 417
finger test 211
Fitz-Hugh-Curtis 症候群 195, 230
friction rub 91, 93
Fusobacterium
　── *necrophorum* 119
　── *nucleatum* 111, 119

G

Gaenslen 法 185
Gallavardin 現象 129
GDH 抗原 168
GERD 67
Gram variable 40, 318, 320, 322
Guillain-Barré 症候群 173, 348
gull wing 348

H

HACEK 130, 134
Haemophilus influenzae
　　　　　　　　　口絵 17, 324
　── type b 325
halo sign 279
Hib ワクチン 58
HIV 感染症 285
HIV 抗体検査 236
Homans 徴候 204
Hoover 徴候 122

I, J

IFNγ遊離試験 257
IGRA 257
Janeway 病変 128
Jarisch-Herxheimer 反応 237
jolt accentuation 52
JVP 129, 139

K

Kernig 徴候 52
Klebsiella
　── *oxytoca* 338
　── *pneumoniae* 口絵 12, 335

L

laninamivir　84, 419
Lanz 圧痛点　184
Lemierre 症候群　119
Light の基準　117
liposomal AMPH-B　409
local factor　13
LVFX 耐性（キノロン耐性）肺炎球菌（LRSP）　305

M

McBurney 圧痛点　184
Mendelson 症候群　110
MGIT　256
MIC creep　294, 390
Moraxella catarrhalis
　　　　　　口絵 16, 41, 318
MRCNS　297
MRSA　206, 291, 293
MSSA　292
Mucor spp.　407, 413, 414
Murphy 徴候　195
Mycobacterium
　―― *marinum*　204
　―― *tuberculosis*　口絵 19

N

N95 マスク　7
N. meningitides ワクチン　58
narrow down　105
Neisseria
　―― *gonorrhoeae*　320
　―― spp.　41
Nocardia spp.　口絵 15

O

obturator 徴候　184
opening snap　129
OPSI：overwhelming postsplenectomy infection　302
oseltamivir　84, 418
Osler 結節　128

P

P2 亢進　204
pandemic　82
papilledema　52
partial treatment　98
Pasteurella multocida　203
PCG 感受性判定基準　360
　―― の変更　304
pelvic appendicitis　186
Peptostreptococcus spp.　111, 312
peramivir　84, 419
PID　230
polymicrobial pattern
　　　　　　口絵 14, 187, 188, 190
Prehn 徴候　230
Prevotella melaninogenica　111
Proteus
　―― *mirabilis*　332
　―― *vulgaris*　333
PRSP　55
Pseudomonas aeruginosa
　　　　　　口絵 12, 350, 373
psoas 徴候　185

R

Ramsay-Hunt 症候群　417
rattle　91, 94

Reiter 症候群　221
retrocecal appendicitis　185
retro-ileocolic mesenteric appendicitis　186
Reynolds 5 徴　197
rhonchus　91
Rosenstein 徴候　184
Roth 斑　128
Rovsing 徴候　184

S

S1　129
S3，右　129
Salmonella spp.　346
SARS　90
SASH 領域　129
Serratia spp.　343
Short trachea　124
Skoda's zone　115
SSI：surgical site infection　245
Staphylococcus aureus　133, 289
Stenotrophomonas maltophilia　97, 354, 373
Streptococcus
── *anginosus*　120, 300
── *bovis*　127, 132
── *milleri*　120, 300
── *pneumoniae*　口絵 16, 40, 302
── *pyogenes*　69, 299
── spp.　299
── *viridans*　299
stridor　80, 91, 93
subpulmonary pattern　116

T

TDM：therapeutic drug monitoring　390
thumb sign　80
TNF-α 阻害薬　263
toxic shock syndrome　210
toxic shock-like syndrome　211
toxin A / B　168
tree-in-bud appearance　265
tubular sound　92
Turner 徴候　199

U, V, W, Z

uncomplicated 肺炎関連胸水　120
valacyclovir　417
VAP　106
vesicular sound　92
Vibrio vulnificus　204
VRE　309
VRSA　290
water bug　322, 343, 350, 354
wheeze　91, 93
zanamivir　84, 418

■付録1　抗微生物薬　商品名 → 略号　早見表

商品名	略号
ア	
アイラックス	ACV
アクチオス	ACV
アクチダス	ACV
アザクタム	AZT
アシクリル	ACV
アシクロビル	ACV
アシクロビン	ACV
アシビル	ACV
アシロミン	ACV
アスゾール	MNZ
アストリック	ACV
アプテシン	RFP
アベロックス	MFLX
アミカシン	AMK
アミカマイシン	AMK
アムビゾーム	L-AMB
アムリード	MCZ
アメパロモ	PRM
アモキシシリン	AMPC
アモペニキシン	AMPC
アモリン	AMPC
アルベカシン	ABK
アレンフラール	CCL
アンコチル	5-FC
アンスルマイラン	SBT/ABPC
イスコチン	INH
イセシン	ISP
イセパシン	ISP
イセパマイシン	ISP
イソニアジド	INH
イトラコナゾール	ITCZ
イトラート	ITCZ
イトリゾール	ITCZ
イミスタン	IPM/CS
イミペナーム	IPM/CS
イミペネム・シラスタチン	IPM/CS
インダスト	IPM/CS
エアーナース	ACV
エクサシン	ISP
エサンブトール	EB
エブトール	EB
エリカナール	CCL
エリスロシン	EM
エリスロマイシン	EM
エルタシン	GM

商品名	略号
エルパシン	ISP
オーグメンチン	CVA/AMPC
オゼックス	TFLX
オーハラキシン	OFLX
オフテクター	OFLX
オブール	OFLX
オフロキサシン	OFLX
オフロキサット	OFLX
オフロキシン	OFLX
オラセフ	CXM-AX
オルカビット	OFLX
オーレキシン	CEX
オーロライド	RXM
カ	
カシミー	AMK
ガチフロ	GFLX
カナマイシン	KM
カルベニン	PAPM/BP
カンサイダス	CPFG
L-キサール	CEX
キサトロン	OFLX
キサフロール	NFLX
キュビシン	DAP
クラバモックス	AMPC/CVA
クラビット	LVFX
クラフォラン	CTX
クラリシッド	CAM
クラリス	CAM
クラリスロマイシン	CAM
クラロイシン	CAM
クリダマシン	CLDM
クリレール	CCL
クリンダマイシン	CLDM
グロスパール	ACV
クロベート	ACV
クロマイ	CP
クロラムフェニコール	CP
クロロマイセチン	CP
ケフポリン	CCL
L-ケフラール	CCL
ケフラール	CCL
L-ケフレックス	CEX
ケフレックス	CEX
ケミスポリン	CTM
ゲルナート	GM
ゲンタシン	GM

商品名	略号
ゲンタマイシン	GM
ゲンタロール	GM
コリマイシン	CL
サ	
サイクロセリン	CS
ザイボックス	LZD
サラシルト	MCZ
ザルツクラール	CCL
サワシリン	AMPC
ジェニナック	GRNX
シオジニル	CFDN
シオセシン	ISP
シオマリン	LMOX
シーシーエル	CCL
ジスロマック	AZM
ジスロマック SR	AZM
シナシッド	QPR/DPR
シバスタン	CPFX
シプキサノン	CPFX
ジフルカン	FLCZ
シプロキサン	CPFX
シフロキノン	CPFX
シプロフロキサシン	CPFX
シプロフロキサシン DU	CPFX
ジョサマイシン	JM
シンクル	CEX
スタフシリン V	MPIPC
ストレプトマイシン	SM
スパラ	SPFX
スペルゾン	SBT/CPZ
スルタムジン	SBT/CPZ
スルバクシン	SBT/ABPC
スルバクタム・アンピシリン	SBT/ABPC
スルバシリン	SBT/ABPC
スルペゾール	SBT/CPZ
スルペラゾン	SBT/CPZ
セキスパノン	CFIX
セクロダン	CCL
セバダシン	CAZ
セピドナリン	CTM
セファクロル	CCL
セファゾリンナトリウム	CEZ
セファピコール	CTM
セファメジン	CEZ
セファレキシン	CEX
セファレックス SR	CEX

商品名	略号
セフィーナ	CFIX
セフェローム	CTRX
セフェビム	CFPM
セフォセフ	SBT/CPZ
セフォタックス	CTX
セフォチアム	CTM
セフォチアロン	CTM
セフォビッド	CPZ
セフォペラジン	CPZ
セフォン	SBT/CPZ
セフカペンピボキシル	CFPN-PI
セフキソン	CTRX
セフジトレンピボキシル	CDTR-PI
セフジニル	CFDN
セフスパン	CFIX
セフゾン	CFDN
セフタジジム	CAZ
セフトリアキソンナトリウム	CTRX
セフニール	CFDN
セフポドキシムプロキセチル	CPDX-PR
セフマゾン	CEZ
セフメタゾールナトリウム	CMZ
セフメタゾン	CMZ
セフロニック	SBT/CPZ
セポキシム	CPDX-PR
センセファリン	CEX
ゾシン	TAZ/PIPC
ゾビクロビル	ACV
ゾビラックス	ACV
ソフラチュール	FRM
タ	
タイガシル	TGC
ダイフェン	ST 合剤
タイペラシリン	PIPC
タケスリン	CFS
タゴシッド	TEIC
タツミキシン	OFLX
ダラシン	CLDM
ダラシン S	CLDM
ダラシン T	CLDM
タリキサシン	OFLX
タリザート	OFLX
タリビッド	OFLX
タリフロン	OFLX
チエクール	IPM/CS
チエナム	IPM/CS

商品名	略号	商品名	略号
チエペネム	IPM/CS	ハロスポア	CTM
ツベルミン	ETH	バンコマイシン	VCM
テイコプラニン	TEIC	パンスポリン	CTM
デンタ―グル	FRM	パンスポリン T	CTM-HE
ドイル	ASPC	ハンダラミン	CLDM
トキオ	CEZ	バンマイシン	VCM
トキクロル	CCL	ビクシリン	ABPC
トスキサシン	TFLX	ビクロックス	ACV
トスフロ	TFLX	ピシリアント	PIPC
トスフロキサシン	TFLX	ピシリバクタ	SBT/ABPC
トービイ	TOB	ビスコレット	NFLX
トブラシン	TOB	ピスルシン	SBT/ABPC
トラコナ	ITCZ	ビゾクロス	ACV
ナ		ヒドラ	INH
ナイスタチン	NYS	ビブラマイシン	DOXY
ナスパルン	SBT/CPZ	ピペユンシン	PIPC
ナタジール	ACV	ピペラシリンナトリウム	PIPC
ナミマイシン	MINO	ピラマイド	PZA
ニコアゾリン	FLCZ	ビルヘキサル	ACV
ネチリン	NTL	ビルレクス	ACV
ノキサシン	NFLX	ファムビル	FCV
ノフロ	NFLX	ファルキサシン	OFLX
ノフロキサン	NFLX	ファルラックス	ACV
ノルフロキサシン	NFLX	ファロム	FRPM
ハ		ファンガード	MCFG
バイシリン V	PCV	ファンギゾン	AMPH-B
ハイセチン	CP	フィニバックス	DRPM
バクシダール	NFLX	ブイフェンド	VRCZ
バクタ	ST合剤	フラジオマイシン	FRM
バクトラミン	ST合剤	フラジール	MNZ
バクトロバン	MUP	フラゼミシン	FOM
バクファミル	NFLX	フラノス	FLCZ
バクフォーゼ	SBT/CPZ	ブランジン	PIPC
パシル	PZFX	プリモール	CPFX
パズクロス	PZFX	フルカード	FLCZ
バスティーン	NFLX	フルコナゾール	FLCZ
パセトクール	CTM	フルコナゾン	FLCZ
パセトシン	AMPC	フルタンゾール	FLCZ
バナセファン	CPDX-PR	プルテッシン	AMK
バナン	CPDX-PR	フルマリン	FMOX
バフロキサール	NFLX	フロキシール	CPFX
ハベカシン	ABK	フロキン	OFLX
ハリゾン	AMPH-B	フロバール	NFLX
バルトレックス	VACV	フロモックス	CFPN-PI
バレオン	LFLX	フロリード	MCZ
		フロリード D	MCZ

商品名	略号
フロリード F	MCZ
ベガモックス	MFLX
ベストコール	CMX
ベストロン	CMX
ペニシリン G カリウム	PCG
ペリオクリン	MINO
ペリオフィール	MINO
ベルクスロン	ACV
ベルマトン	AMK
ペントシリン	PIPC
ホスカリーゼ	FOM
ホスホマイシンカルシウム	FOM
ホスホマイシンナトリウム	FOM
ホスホミン	FOM
ホスマイ	FOM
ホスミシン	FOM
ホスミシン S	FOM
ホロサイル S	FOM
マ	
マインベース	CAM
マキシピーム	CFPM
マーキシン	CFX
マリオットン	NFLX
マロメール	OFLX
ミコシスト	FLCZ
ミコナゾール	MCZ
ミコブティン	RBT
ミタトニン	NFLX
ミノサイクリン	MINO
ミノトーワ	MINO
ミノペン	MINO
ミノマイシン	MINO
メイアクト	CDTR-PI
メタコリマイシン	CL
メトシリン S	MCIPC
メロペネム	MEPM
メロペン	MEPM
モダケミン	CAZ
モダシン	CAZ
モベンゾシン	CAZ
ヤ	
ヤマテタン	CTT
ユーシオン-S	SBT/ABPC
ユナシン	SBTPC
ユナシン S	SBT/ABPC

商品名	略号
ユナスピン	SBT/ABPC
ラ	
ラセナゾリン	CEZ
ラリキシン	CEX
リアソフィン	CTRX
リクモース	CAM
リファジン	RFP
リファンピシン	RFP
リフタマイシン	GM
リリアジン	CMZ
リンタシン	CLDM
ルリシン	RXM
ルリッド	RXM
レボフロキサシン	LVFX
ロキシスロマイシン	RXM
ロキシマイン	RXM
ロキスリッド	RXM
ロキライド	RXM
ロゼクラート	CTRX
ロセフィン	CTRX
ロミカシン	AMK
ロメバクト	LFLX
ロメフロン	LFLX
ロメフロンミニムス	LFLX
ワ	
ワイスタール	SBT/CPZ
ワイドシリン	AMPC

■付録2　抗微生物薬　略号 → 一般名 → 商品名　早見表

略号	一般名	代表的商品名	その他の商品名	主要頁
ABK	アルベカシン	ハベカシン	アルベカシン	383
ABPC	アンピシリン	ビクシリン		362
ACV	アシクロビル	ゾビラックス	アイラックス, アクチオス, アクチダス, アシクリル, アシクロビン, アシビル, アシロミン, アストリック, エアーナース, グロスパール, クロベート, ゾビクロビル, ナタジール, ビクロックス, ビゾクロス, ビルヘキサル, ビルレクス, ファルラックス, ベルクスロン	416
AMK	アミカシン	アミカシン	アミカマイシン, カシミー, プルテツシン, ベルマトン, ロミカシン	383
AMPC	アモキシシリン	サワシリン	アモペニキシン, アモリン, パセトシン, ワイドシリン	366
AMPH-B	アムホテリシンB	ファンギゾン	ハリゾン	408
ASPC	アスポキシシリン	ドイル		363
AZM	アジスロマイシン	ジスロマック, SR		385
AZT	アズトレオナム	アザクタム		377
CAM	クラリスロマイシン	クラリシッド, クラリス	クラロイシン, マインベース, リクモース	385
CAZ	セフタジジム	モダシン	セパダシン, モダケミン, モベンゾシン	373
CCL	セファクロル	ケフラール	L-ケフラール, アレンフラール, エリカナール, クリレール, ケフポリン, ザルツクラール, シーシーエル, セクロダン, トキクロル	374
CDTR-PI	セフジトレン ピボキシル	メイアクト		376
CEX	セファレキシン	ケフレックス	L-キサール, L-ケフレックス, オーレキシン, シンクル, セファレックスSR, センセファリン, ラリキシン	374
CEZ	セファゾリン	セファメジン	セフマゾン, トキオ, ラセナゾリン	367
CFDN	セフジニル	セフゾン	シオジニル, セフニール	375
CFIX	セフィキシム	セフスパン	セキスパノン, セフィーナ	376
CFPM	セフェピム	マキシピーム		373
CFPN-PI	セフカペン ピボキシル	フロモックス		377
CL	コリスチン	コリマイシン	メタコリマイシン	355
CLDM	クリンダマイシン	ダラシン, S	クリダマシン, ダラシンT, ハンダラミン, リンタシン	388
CMX	セフメノキシム	ベストコール	ベストロン	371
CMZ	セフメタゾール	セフメタゾン	リリアジン	368
CP	クロラムフェニコール	クロロマイセチン	クロマイ, ハイセチン	

略号	一般名	代表的商品名	その他の商品名	主要頁
CPDX-PR	セフポドキシム プロキセチル	バナン	セポキシム, バナセファン	376
CPFG	カスポファンギン	カンサイダス		415
CPFX	シプロフロキサシン	シプロキサン	シバスタン, シブキサノン, シフロキノン, シプロフロキサシン DU, プリモール, フロキシール	401
CPZ	セフォペラゾン	セフォビッド	セフォペラジン	373
CS	サイクロセリン	サイクロセリン		405
CTM	セフォチアム	ハロスポア, パンスポリン	ケミスポリン, セピドナリン, セファピコール, セフォチアロン, パセトクール	368
CTM-HE	セフォチアム ヘキセチル	パンスポリン T		375
CTRX	セフトリアキソン	ロセフィン	セフィローム, セフキソン, リアソフィン, ロゼクラート	372
CTT	セフォテタン	ヤマテタン		369
CTX	セフォタキシム	セフォタックス	クラフォラン	372
CVA/AMPC	クラブラン酸・アモキシシリン	オーグメンチン, クラバモックス		366 367
CXM-AX	セフロキシム アキセチル	オラセフ		375
DAP	ダプトマイシン	キュビシン		394
DOXY	ドキシサイクリン	ビブラマイシン		386
DRPM	ドリペネム	フィニバックス		380
EB	エタンブトール	エサンブトール, エブトール		404
EM	エリスロマイシン	エリスロシン		384
ETH	エチオナミド	ツベルミン		405
5-FC	フルシトシン	アンコチル		409
FCV	ファムシクロビル	ファムビル		417
FLCZ	フルコナゾール	ジフルカン	ニコアゾリン, フラノス, フルカード, フルコナゾン, フルタンゾール, ミコシスト	410
F-FLCZ	ホスフルコナゾール	プロジフ		410
FMOX	フロモキセフ	フルマリン		369
FOM	ホスホマイシン	ホスミシン, S	フラゼミシン, ホスカリーゼ, ホスホミン, ホスマイ, ホロサイル S	388
FRPM	ファロペネム	ファロム		377
GM	ゲンタマイシン	ゲンタシン	エルタシン, ゲルナート, ゲンタロール, リフタマイシン	382
GRNX	ガレノキサシン	ジェニナック		402
INH	イソニアジド	イスコチン	ヒドラ	402
IPM/CS	イミペネム・シラスタチン	チエナム	イミスタン, イミペナーム, インダスト, チエクール, チエベネム	379

略号	一般名	代表的商品名	その他の商品名	主要頁
ISP	イセパマイシン	イセパシン	イセシン, エクサシン, エルパシン, シオセシン	383
ITCZ	イトラコナゾール	イトリゾール	イトラート, トラコナ	412
JM	ジョサマイシン	ジョサマイシン		384
KM	カナマイシン	カナマイシン		382
L-AMB	アムホテリシンBリポソーム	アムビゾーム		409
LFLX	ロメフロキサシン	ロメバクト	バレオン, ロメフロン, ロメフロンミニムス	401
LMOX	ラタモキセフ	シオマリン		372
LVFX	レボフロキサシン	クラビット		400
LZD	リネゾリド	ザイボックス		393
MCFG	ミカファンギン	ファンガード		415
MCZ	ミコナゾール	フロリード, F	アムリード, サラシルト, フロリードD	410
MEPM	メロペネム	メロペン		379
MFLX	モキシフロキサシン	アベロックス	ベガモックス	402
MINO	ミノサイクリン	ミノマイシン	ナミマイシン, ペリオクリン, ペリオフィール, ミノトーワ, ミノペン	386
MNZ	メトロニダゾール	フラジール	アスゾール	398
MUP	ムピロシン	バクトロバン		248
NFLX	ノルフロキサシン	バクシダール	キサフロール, ノキサシン, ノフロ, ノフロキサン, バクファミル, バスティーン, バフロキサール, ビスコレット, フロバール, マリオットン, ミタトニン	400
NFPC	ナフシリン	―		133
NTL	ネチルマイシン	ネチリン		383
NYS	ナイスタチン	ナイスタチン		409
OFLX	オフロキサシン	タリビッド	オーハラキシン, オプール, オフテクター, オフロキサット, オフロキシン, オルカビット, キサトロン, タツミキシン, タリキサシン, タリザート, タリフロン, ファルキサシン, フロキン, マロメール	400
PAPM/BP	パニペネム・ベタミプロン	カルベニン		380
PCG	ベンジルペニシリン	ペニシリンGカリウム		359
PCV	フェノキシメチルペニシリン	バイシリンV		365
PIPC	ピペラシリン	ペントシリン	タイペラシリン, ピシリアント, ピペユンシン, プランジン	364
PRM	パロモマイシン	アメパロモ		180
PZA	ピラジナミド	ピラマイド		404

略号	一般名	代表的商品名	その他の商品名	主要頁
PZFX	パズフロキサシン	パシル	パズクロス	401
QPR/DPR	キヌプリスチン・ダルホプリスチン	シナシッド		395
RBT	リファブチン	ミコブティン		405
RFP	リファンピシン	リファジン	アプテシン	403
RXM	ロキシスロマイシン	ルリッド	オーロライド, ルリシン, ロキシマイン, ロキスリッド, ロキライド	385
SBT/ABPC	スルバクタム・アンピシリン	ユナシンS	アンスルマイラン, スルバクシン, スルバシリン, ピシリバクタ, ピスルシン, ユーシオン-S, ユナスピン	363
SBT/CPZ	スルバクタム・セフォペラゾン	スルペラゾン	スペルゾン, スルタムジン, スルペゾール, セフォセフ, セフォン, セフロニック, ナスパルン, バクフォーゼ, ワイスタール	373
SBTPC	スルタミシリン	ユナシン		366
SM	ストレプトマイシン	ストレプトマイシン		382, 405
SPFX	スパルフロキサシン	スパラ		401
ST合剤	スルファメトキサゾール・トリメトプリム	バクタ, バクトラミン	ダイフェン	396
TAZ/PIPC	タゾバクタム・ピペラシリン	ゾシン		365
TEIC	テイコプラニン	タゴシッド		392
TFLX	トスフロキサシン	オゼックス	トスキサシン, トスフロ	401
TGC	チゲサイクリン	タイガシル		387
TOB	トブラマイシン	トブラシン	トービイ	382
VACV	バラシクロビル	バルトレックス		417
VCM	バンコマイシン	バンコマイシン	バンマイシン	389
VRCZ	ボリコナゾール	ブイフェンド		413